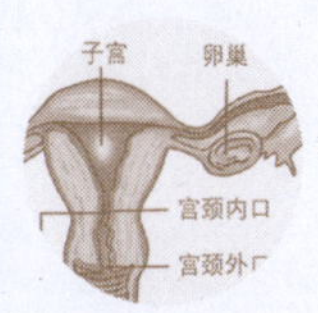

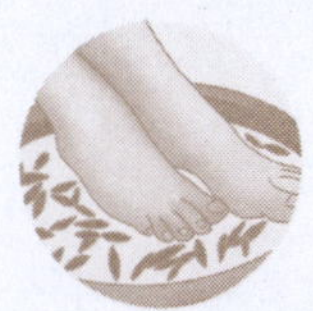

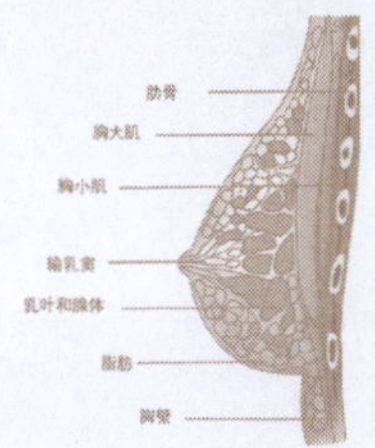

图解中医养生书系

图解白话通解速查

精解、注释、白话等纵向深入，最适合中国人的调心养身健康方案

女性身体实用手册

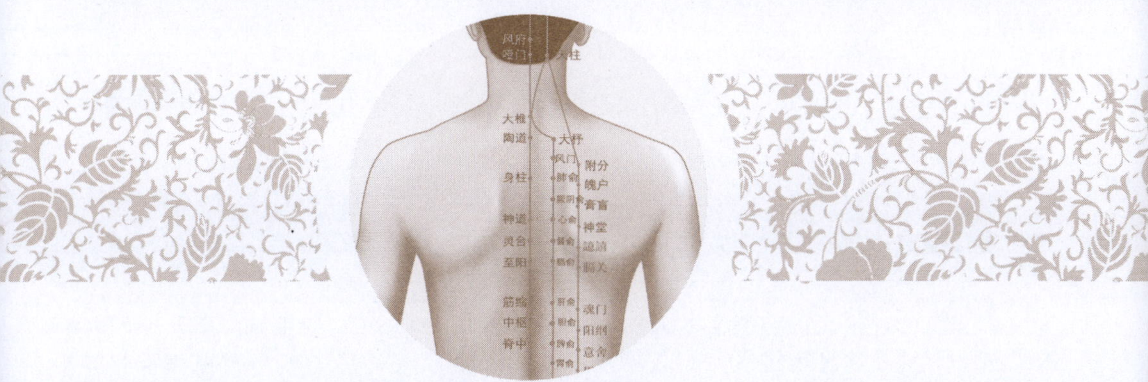

李　杰　王信惠◎编著

长江出版传媒
湖北科学技术出版社

图书在版编目（CIP）数据

图解女性身体实用手册 / 李杰编著 . -- 武汉 : 湖北科学技术出版社 , 2014.12（2018.1 重印）
（图解中医疗法系列）
ISBN 978-7-5352-7436-6

Ⅰ . ①图… Ⅱ . ①李… Ⅲ . ①女性—中医学—保健—手册 Ⅳ . ① R212-62

中国版本图书馆 CIP 数据核字 (2014) 第 311479 号

策　　划：刘　玲　　　　责任校对：蒋　静　张波军
责任编辑：刘　玲　李大林　　　　封面设计：宋双成　王　梅

出版发行：湖北科学技术出版社　　　　电话：027-87679468
地　　址：武汉市雄楚大街 268 号　　　　邮编：430070
（湖北出版文化城 B 座 13-14 层）
网　　址：http：//www.hbstp.com.cn
排版设计：文贤阁

印　　刷：北京凯达印务有限公司　　　　邮编：101116

---

787 x 1092　1/16　　　　250 千字　16 印张
2015 年 3 月第 1 版　　　　2018 年 1 月第 2 次印刷
定价：36.00 元

前言

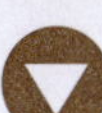

在女性的一生中，要经历不同的时期，同时也要扮演不同的角色。从少年到老年，从恋爱到婚姻，从妻子到母亲，每一个阶段都挑战着女性的身体和心理健康。

对女性而言，在很多时候她关心别人可能要比关心自己来得多，因为女性生来就带有一种母性，家庭中的每一位成员都可以在一名女性的关怀下生活，但是女性常常忽略对自己的关心。这样导致的结果就是当她自己本身遭遇疾病的时候，往往不知从何下手。

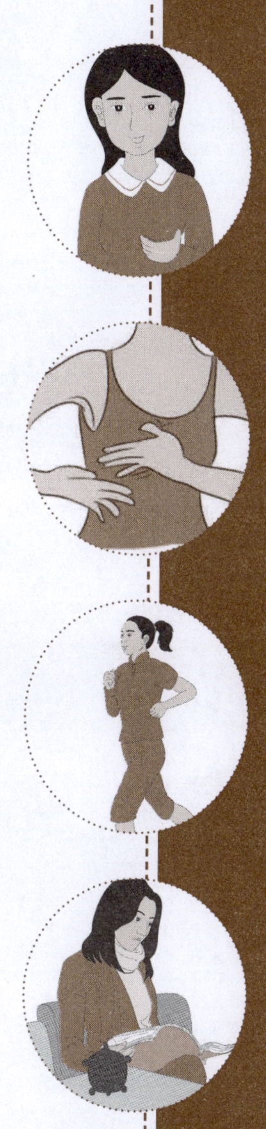

面对自己身体的种种异常，很多女性不知道应该怎样解决，她们不知道导致这种情况的原因，自然也就不知道解决的方法。面对身体的种种问题，只有一颗关爱的心远远不够，这时候的女性应该问一下自己：是否足够了解自己的身体？只有了解了自己的身体，了解女性成长的足迹，用一套专业的健康知识来帮助自己，才能及时预防某些疾病，做到早预防，早发现，早治疗。

作为女性，了解自己的身体，科学保养自己的身体，在生活、工作中采取适当的保护措施，有时候能起到事半功倍的效果。

这本《图解女性身体实用手册》不仅可以作为广大女性的良师益友，男性也可以适当读一下，以更好地关心自己的母亲、妻子与女儿，保障她们的身体健康，提高生活质量。

由于编者水平有限，本书内容难免会有纰漏和不足，望广大读者慷慨赐教，提出您宝贵的意见和建议，以便编者及时改正。

目录

Contents

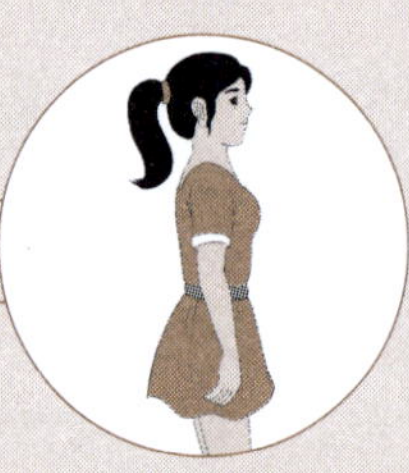

第一章 了解女性

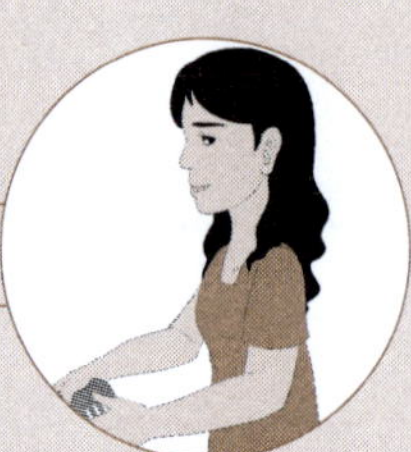

第二章 女性的身体构造

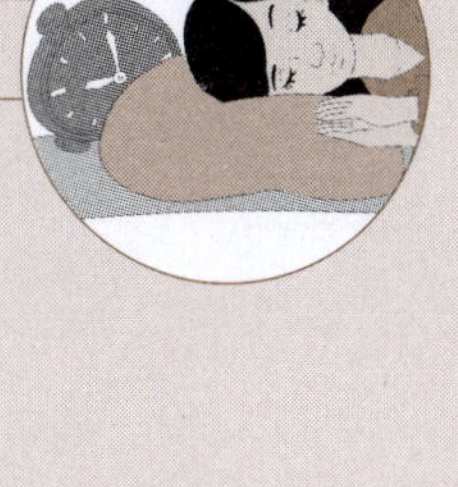

第三章 科学生育

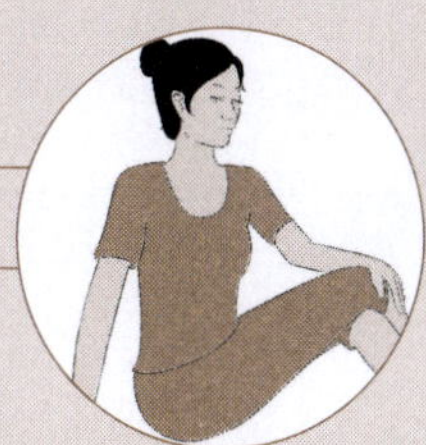

第四章 女性疾病知多少

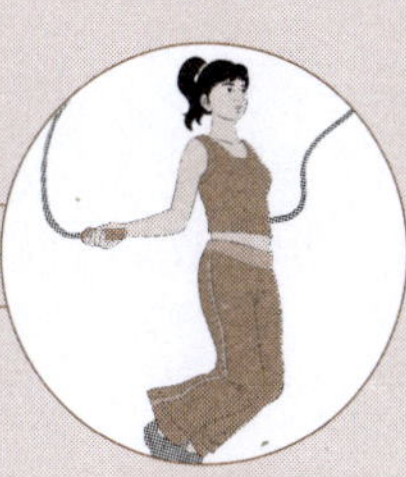

第五章 安全度过更年期

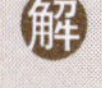

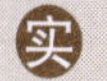

目录

Contents

第六章 晚年安享

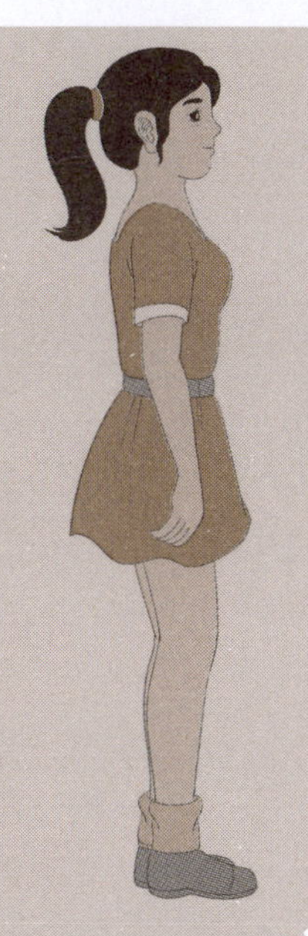

第一章 了解女性

所有人的成长都不是一成不变的，成长轨迹有一定的曲线性。不同时期的女性，身体的发育不一样，所面临的问题也各不相同。了解自己的成长轨迹，了解自己所处的时期，对女性的疾病预防有着不可低估的作用。

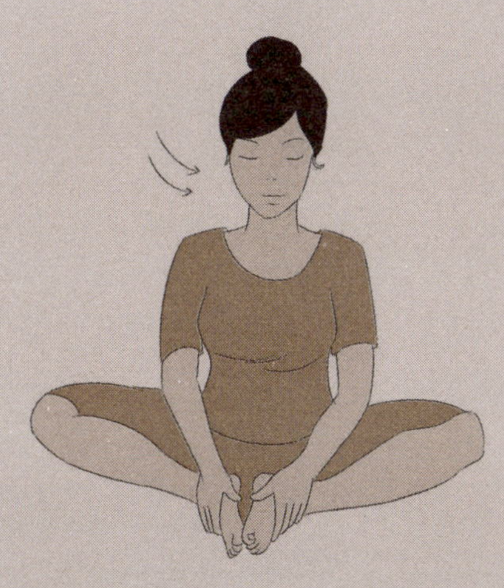

第一节 女性身体的成长历程

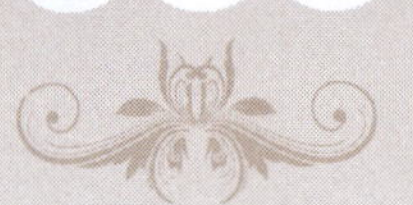

◆青春期

女性体内的激素从8岁起开始工作。

激素直接影响女性的身体。

激素对于女性生长发育起着极大作用，自女性出生时便开始分泌，激素分泌随着年龄的增长而逐渐增多。通常情况下，自8岁起，女性开始发育并逐渐进入青春期，且女性生理特征在雌性激素的作用下渐渐明显起来。

女性特征开始显现

伴有长高；

月经初潮。

女性体态明显时

伴有乳房开始发育，生出阴毛、腋毛，阴道与子宫开始活跃。

注意：不要患上厌食症。

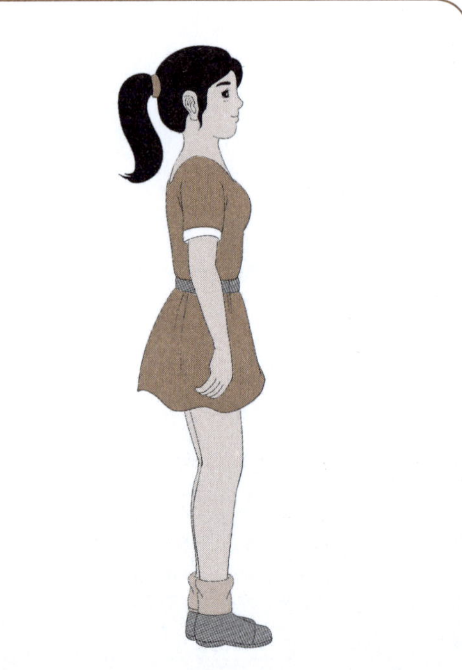

此时的女性对性的了解较少，注意防止意外怀孕以及受到性病感染。

◆ 性成熟期

因卵巢的功能尚未完善，故在月经来潮后刚开始的几年，行经周期尚不稳定。

18 岁后，女性进入性成熟期，体内激素的分泌与身体的发育自这时起渐渐稳定下来。

青春期的少女，心态尚不稳定，在心理上还没有成熟。即使进入了性成熟期，因为就职、考学等诸多因素，人也极易产生精神压力。

自律神经的活动受下丘脑所控制，若精神压力过大便会引发自律神经紊乱，激素的分泌就会立刻受到影响。而月经又直接受激素分泌紊乱的影响，以至于为身体带来各种影响。因此一定要注意精神压力的危害。

各个器官发育成熟，身体已经为怀孕和生产做好了准备，身体的各个器官发育成熟，非常稳定；
25~35 岁为怀孕生产的适龄期，此阶段的女性已参加工作，易积蓄精神压力，因此要尤其注意；
为了乳房和子宫的健康，应当注意对妇科疾病的预防。

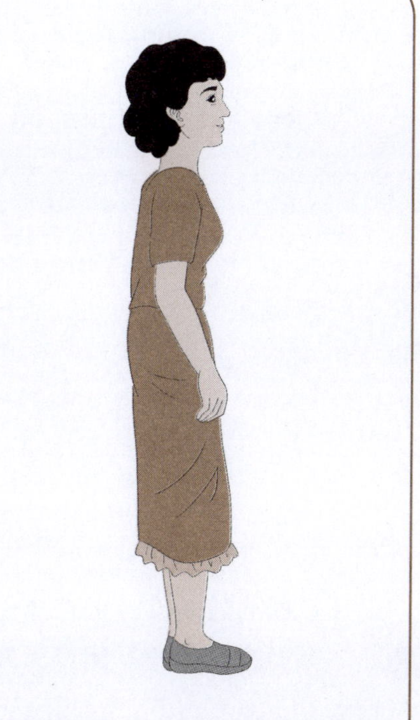

◆更年期

女性身体机能从更年期至老年期逐渐开始退化。

虽然有个体差异存在，但自 30 岁后半段起，女性体内激素的分泌开始减少，身体的各项机能开始减弱。

女性体内激素分泌的减少使得头发及阴毛开始变白，身体与乳房失去弹性。

在激素分泌减少的过程中，自律神经易产生紊乱，精神与身体两方面容易患更年期障碍症，因此必须接受治疗。

对于生活习惯病、更年期障碍及子宫、乳房方面的疾病应当注意。

因女性体内激素分泌的减少所引发的种种更年期不适反应；

机体对钙质的吸收能力下降，骨密度降低；

女性体内激素分泌紊乱，精神易烦躁不安。

45~55 岁之间将迎来绝经。

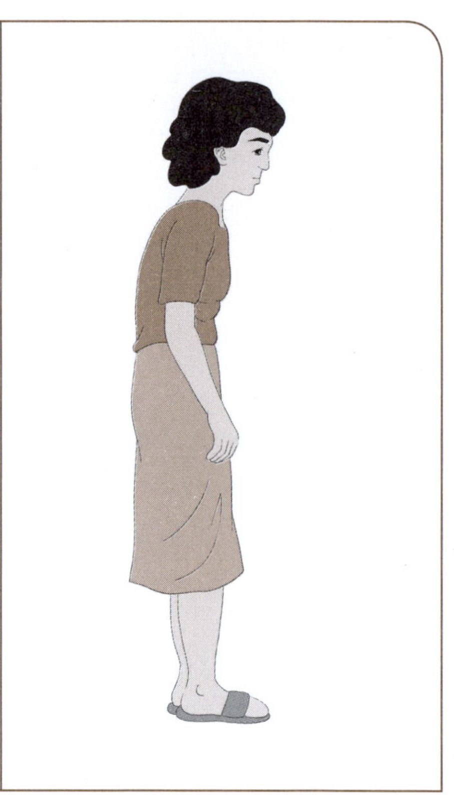

月经周期随着女性的激素分泌的减少进而开始变动，激素分泌一旦停止，月经也将停止。闭经大约是在初潮后的第四十年出现，平均在 50 岁前后。

◆ 老年期

度过更年期后，女性于 60 岁左右步入老年期。

进入老年期，身体各组织、器官的机能均开始衰退，体力会下降，记忆力与判断力开始下降。个人老化的速度不同，这和年轻时生活环境以及保养相关。

身体机能逐渐衰退，要注意保持身体健康。
生殖器开始出现萎缩，重量是性成熟期的 1/3；
肌肤逐渐失去弹力、皱纹开始增多；
肌肉与骨骼逐渐开始衰老，体态也不像年轻时那么挺拔；
头上的白发开始增多；
记忆力出现下降；
听力与视力逐渐减弱。

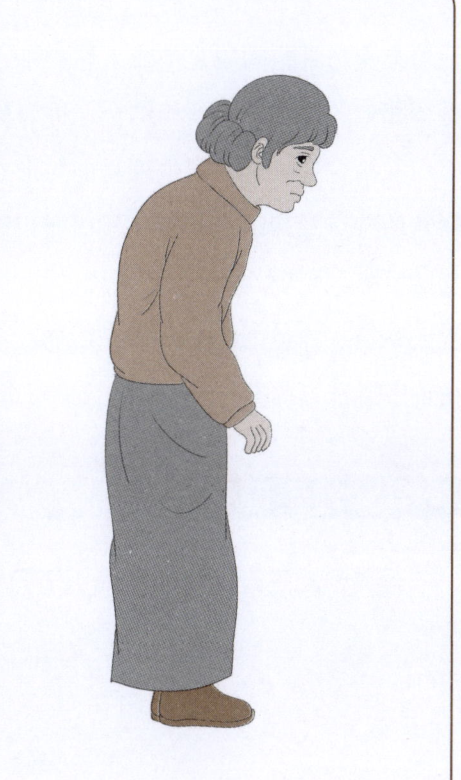

第二节 男性与女性的区别

▶人体结构组成

细胞与细胞间质是构成人体的基本成分。细胞与细胞间质的结构与功能基本相似，它们有机地相结合，进而构成了具有特定功能的各种组织。这些组织又结合成具有一定生理功能与形态特点的器官，如肝、脑、心等器官。器官的特点及其组织结构和其功能相符合。以便可以完成一种或是多种生理功能系统。而人体是由运动系统、循环系统、呼吸系统、消化系统、泌尿系统、生殖系统、神经系统与内分泌系统八个系统功能组成。一个完整的统一体是由许多器官与系统共同组成的，而每个器官均围绕整个系统而生存。

▶男女性生理区别

男女性的生理区别大概有以下几点：

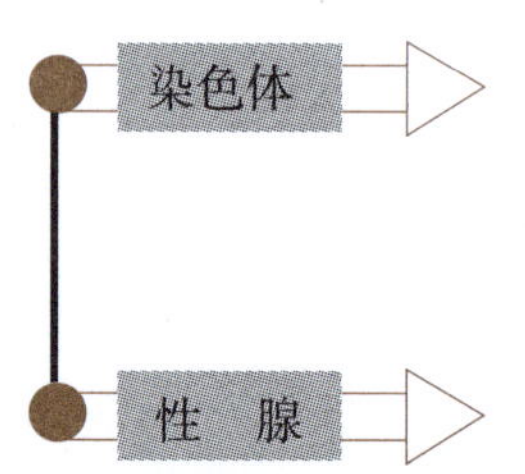

男性是由含有Y染色体的精子和卵子结合而发育形成；女性则是由含有X染色体的精子和卵子结合而发育形成。

男性性腺为可产生精子的睾丸；女性性腺则为发育成熟后可排出卵子的卵巢。

内部器官	男性有前列腺与精囊等，女性则有阴道与子宫。
激　素	男性具有的激素是维持了男性特征的睾酮；女性具有的激素主要是能够维持女性特征的雌激素与孕激素。
外生殖器	男性有阴茎与阴囊等；女性则有阴蒂、阴道口。
身体比例	男女性的臀部、胸部与肩膀的比例均有所不同。
乳房发育	男女性乳房发育无论功能与外观上都具有明显不同，女性乳房不仅能够分泌乳汁、哺育后代，还构成了女性的曲线美。
喉　结	通常男性的喉结比较明显突出。
皮肤脂肪、骨骼、肌肉	对男性来说，比较缺乏均衡的皮肤脂肪，且男性也具有较为明显的骨骼和肌肉系统。

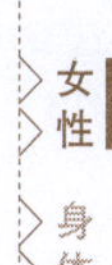

▶男女有别

男女性身体表面具有很多差异，其中大部分的差异要到青春期才较为明显；但性器官的基本不同，在受孕数周后就会有明显区别。

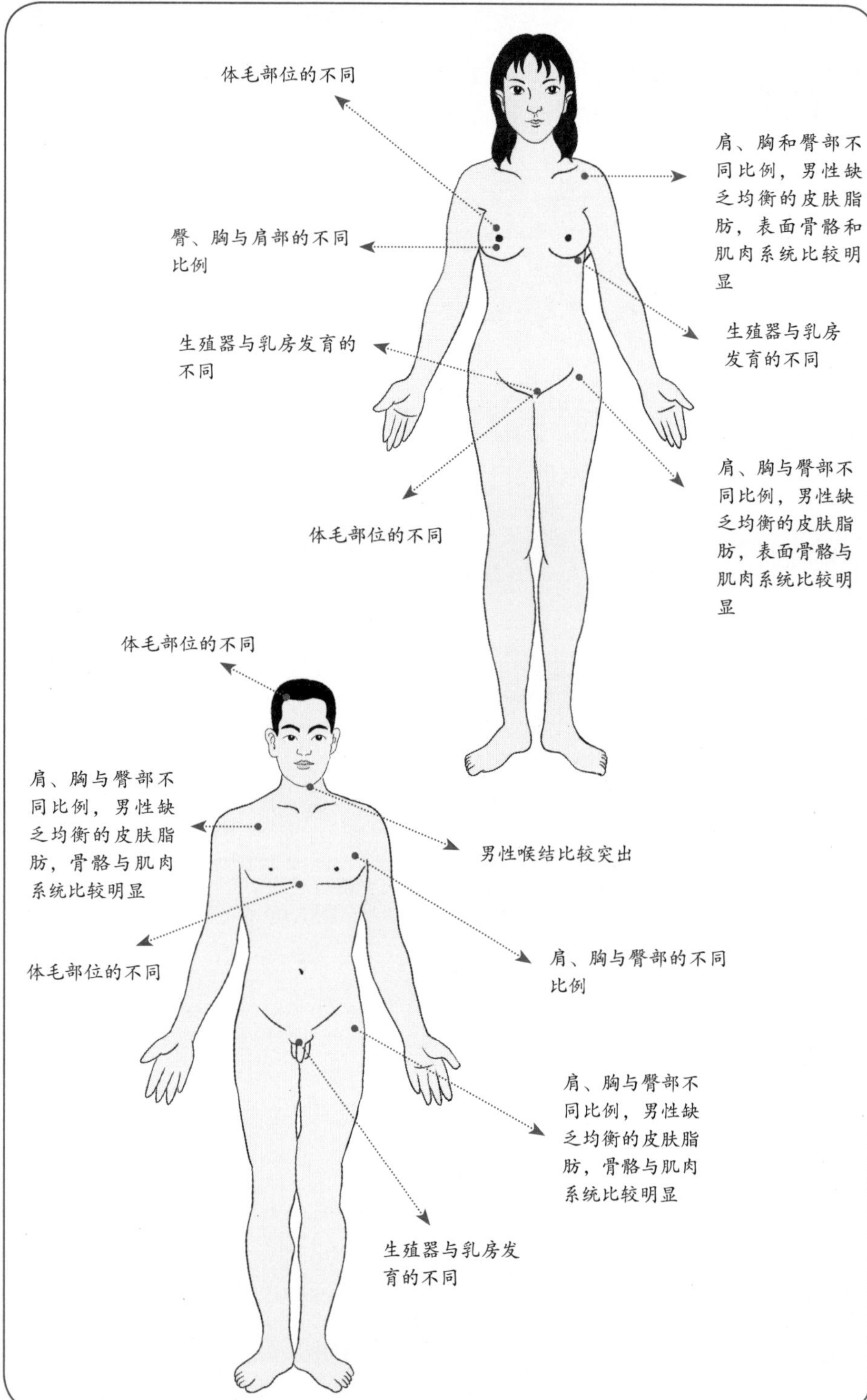
体毛部位的不同
肩、胸和臀部不同比例，男性缺乏均衡的皮肤脂肪，表面骨骼和肌肉系统比较明显
臀、胸与肩部的不同比例
生殖器与乳房发育的不同
生殖器与乳房发育的不同
肩、胸与臀部不同比例，男性缺乏均衡的皮肤脂肪，表面骨骼与肌肉系统比较明显
体毛部位的不同
体毛部位的不同
肩、胸与臀部不同比例，男性缺乏均衡的皮肤脂肪，骨骼与肌肉系统比较明显
男性喉结比较突出
体毛部位的不同
肩、胸与臀部的不同比例
肩、胸与臀部不同比例，男性缺乏均衡的皮肤脂肪，骨骼与肌肉系统比较明显
生殖器与乳房发育的不同

▶生殖系统区别

●男性生殖系统

一个性成熟后的成年男性，会接连不断地产生精子，每月能够产生几十亿个精子；而性成熟后的女性，通常每隔大约 28 天才可成熟并排出一个卵子。所以精子的产生和成熟没有周期性。男性产生精子的时间能够持续至 70~80 岁；而女性排卵是具有周期性的，且卵巢排卵功能仅仅可以维持至 50 岁左右。

男性内生殖器主要包括睾丸、附睾、输精管、射精管、精囊腺、前列腺等。外生殖器主要包括阴茎和阴囊。

生殖腺

即睾丸，能产生男性生殖细胞精子及分泌男性激素，维持男性第二性征。

↓

输送管道

将睾丸产生的精子先贮存于附睾内，当射精时经输精管、射精管和尿道排出体外。

↓

附属腺体

包括前列腺、精囊腺及尿道球腺，它们所分泌的液体参与组成精液，供给精子以营养并有利于精子的活动。

↓

阴　囊

内含睾丸和附睾。

↓

阴　茎

是男性的泌尿和性交器官。

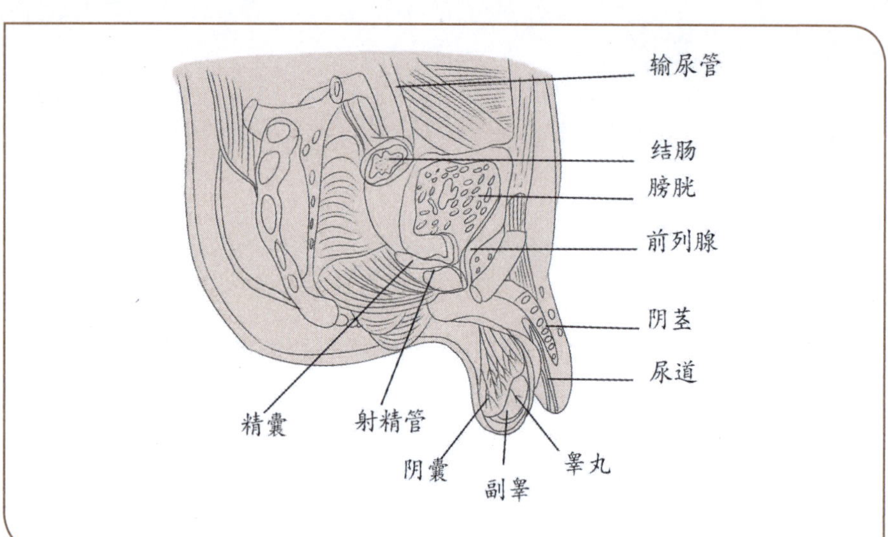

女性生殖系统

女性内生殖器主要包括卵巢、输卵管、子宫和阴道。外生殖器主要包括阴阜、阴蒂、阴唇、处女膜和前庭大腺等。

卵　巢

位于盆腔入口的侧边，是成对的器官，能产生女性生殖细胞卵子和分泌女性激素。

输卵管

是输送生殖细胞卵子的一对器官，一端开口于腹膜腔，另一端开口于子宫由内膜、平滑肌和外膜构成。

子　宫

是单一器官，位于盆腔中央，是精子和卵子相遇受精后生长发育成为胎儿的部位。

阴道

是女性泌尿和性交器官，同时也是排出月经及胎儿娩出的通道。

阴阜

即为耻骨联合前面隆起的外阴部分。至青春期其部位开始长出呈倒三角形分布的阴毛。

阴蒂

位于两侧小阴唇之间的顶端，其内有丰富的静脉丛和神经末梢，感觉十分敏锐。

阴唇

包括大、小阴唇两部分。

前庭大腺

位于阴道口两侧，分泌物有润滑阴道的作用。

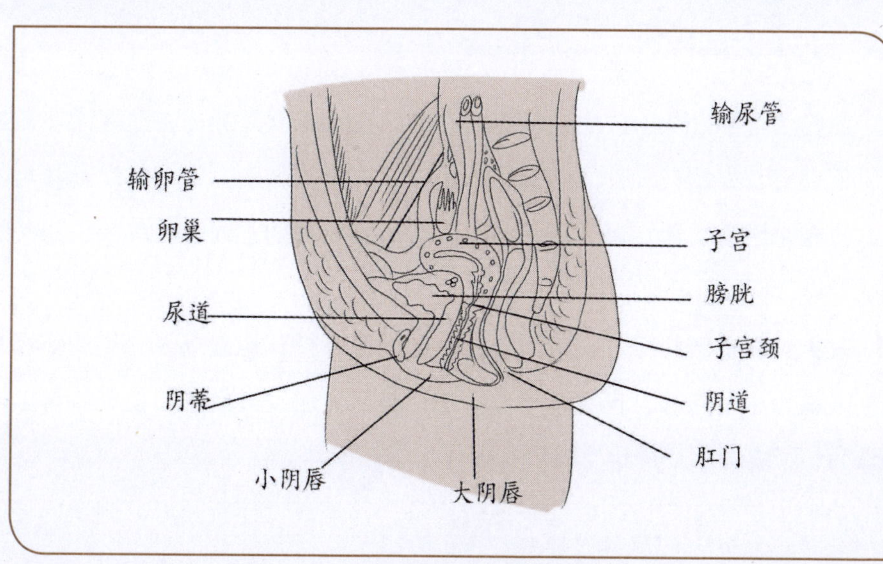

智力与情感

男女在智力、情感方面的差异

从幼童时期起，男女间的不同似乎就已经显现出来。如在对触摸、人脸与声音方面，女婴的反应比较快；而男婴则较为注意感兴趣的东西与身边的玩具。再如，女童通常都是比较听话、乖巧；男童则往往显得比较勇敢，具有探索的精神与比较突出的攻击性。当然也难免有例外。但通常来说，到学龄时，女孩子的语言优势与形象思维比较明显，且学习成绩相对于男孩子要好。此类情况会一直持续至青春期。青春期后，男孩子相对于女孩子而言，在抽象思维能力、视觉空间感等方面则明显要强势得多，尤其是在理工科的优势上，这点更能体现出来。

随着年龄的增大，这种情感与思维的差异会越来越明显，特别是在成年后。一旦他们走上工作岗位，女生则一般会从事护理的职业；而男生的职业范围往往更广，如建筑师、电脑专家、科学家等。一些竞争程度越高的行业其男性也越多；在掌握并控制政治与公司权力方面，似乎男性较女性要更擅长。

造成差异的因素

有些生物学家认为，生理构造的不同是造成男女差异的主要因素。最近有研究表明，男性与女性的脑部结构也存在很大的区别。许多科学家甚至认为，主要是因为大脑在母体子宫内发育时男女体内的不同激素决定了这些结构的差异，所以这些结构存在的差异是不可更改的。

就男女的情感与特性行为而言，不同的激素模式也起到了一定的作用。多数人认为，女性容易产生情绪波动往往是激素波动导致的，但有些科学家则认为，激素对整个情感生活负有责任。

例如，女性之所以相处起来比较容易，其缺乏男性所具有的刺激同伴间竞争性与攻击性的激素为主要原因。

但在人类行为的复杂性方面，并非使用任何纯粹的生物词汇均可做出相关的解释，否则，在性别定势的问题上，就无法避免会有讽刺的效果产生，从而忽视了来自社会预期与社会压力下对性别的影响，以及个人文化与性格的因素。我们通过对不同文化做对比，不难发现，男女在对待同性和异性方式上的不同是由生理和社会因素共同决定的。

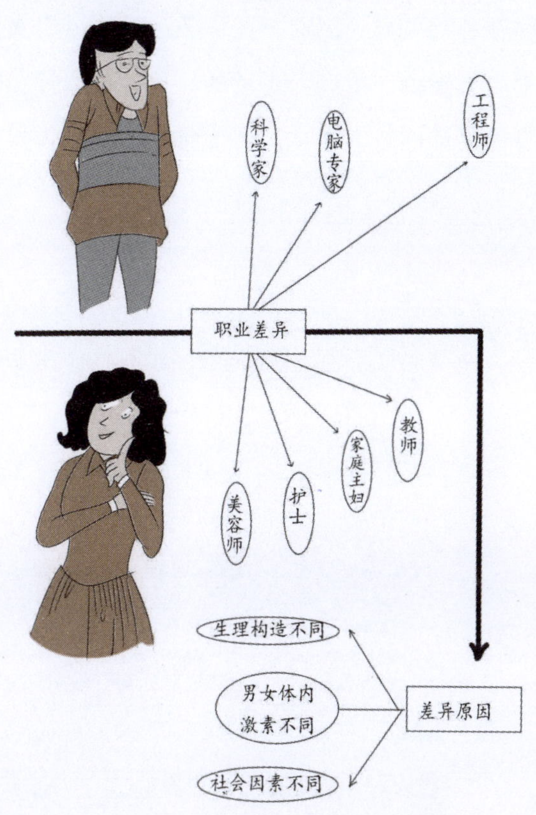

⊙ 男女智力和情感方面的差异

▶运动与耐力

一般情况下，男性较女性而言，个头较大，力气及体重也大得多，通常在不同的体力活动中，此差异的表现最为显著，如在许多体育运动中，有结果表明，在100米自由泳中，女性所用的时间较男性慢12%，在1500米自由泳中慢8%；在跳远及跳高比赛中，所用时间较男性分别慢21%与14%；在100米赛跑中，女性所用的时间较男性慢9%，在3000米赛跑中慢12%；在铅球与铁饼比赛中，女性和男性在成绩上非常接近，但女性所用的重量稍轻。

●男性与女性的区别

由于男女体能存在各种差异，因此，在多数运动中，男女是完全分开进行比赛的。且女性很少有参加“重型”运动的，如足球、摔跤等。但由于女性与男性相比，其身体灵活性较大，在需要优雅与敏捷的体操类运动中，女性通常占据优势。

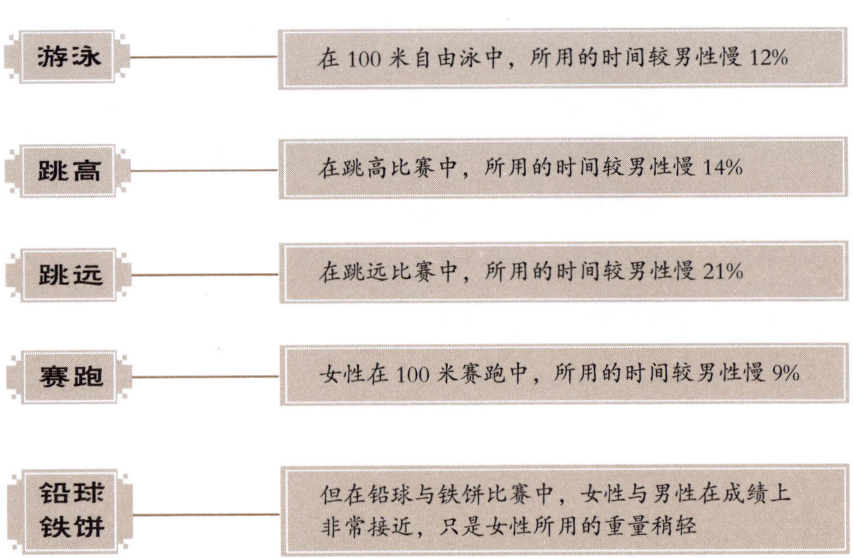

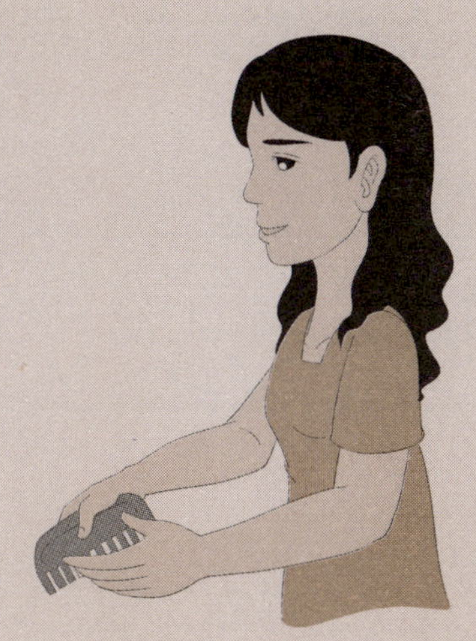

第二章 女性的身体构造

女性要想拥有一个健康的生活环境，拥有一个健康的身体条件，就要对自己的身体器官有一个透彻的了解，同时还要了解身体器官常见的疾病。只有这样，当疾病到来的时候，才能知道病因，减少疾病带来的痛苦。

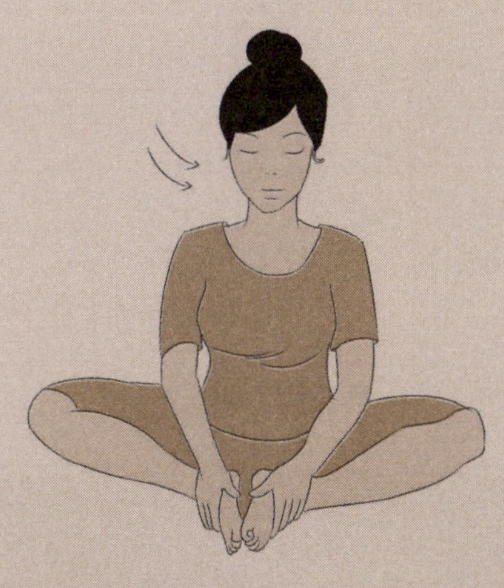

第一节 皮肤

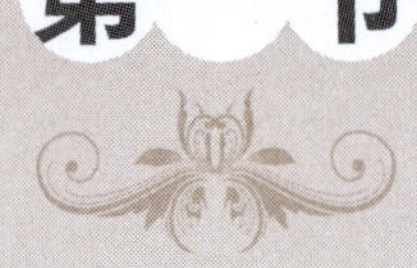

皮肤的构成有表皮、真皮与皮下组织，并含有附属器官（指甲、皮脂腺、汗腺），以及淋巴管、血管、肌肉与神经等。表皮的平均厚度是 0.2 毫米，是皮肤最外面的一层，由内到外可分为五层：基底层、棘细胞层、颗粒层、透明层与角质层。真皮来源于中胚叶，其构成为纤维、基质与细胞。乳头层指的是接近于表皮之真皮乳头；其下叫作网状层，又叫作真皮深层，两者没有严格界限。皮下组织的来源为中胚叶，于真皮的下部，由疏松结缔组织与脂肪小叶构成，其下紧挨着肌膜。

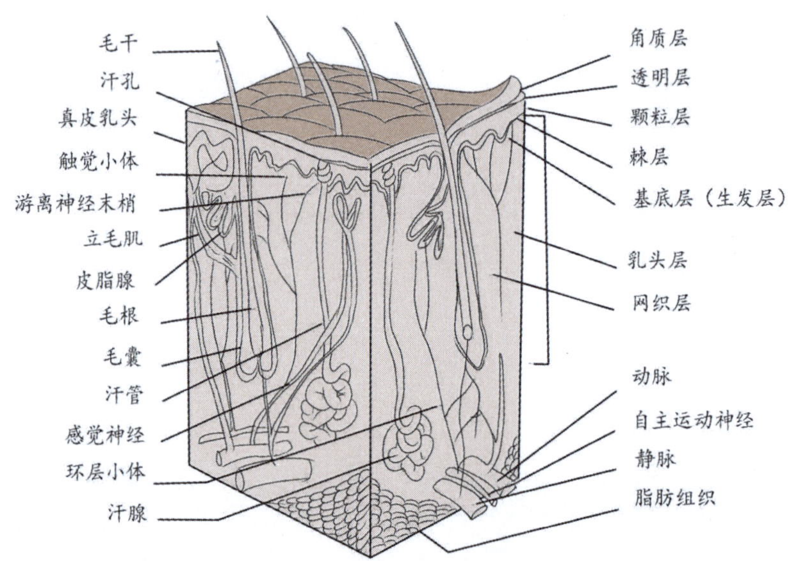

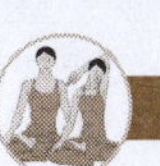

◆ 功能

人的全身都覆盖着皮肤，其通过弹性纤维和皮下组织相连，而皮肤相对具有弹性，关节可自由活动为弹性纤维的主要作用。皮肤可使得体内各种器官与组织免受病原微生物性、物理性、机械性与化学性的侵袭，其屏障作用具有两方面：一方面防止体内电解质、水分与其他物质的流失；另一方面阻止外界有害物质的侵入。

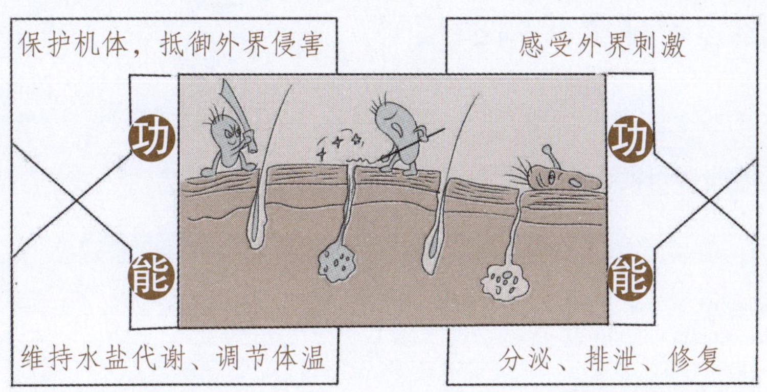

◆ 皮肤类型

人类皮肤大体可分三类，即干性皮肤、中性皮肤和油性皮肤。

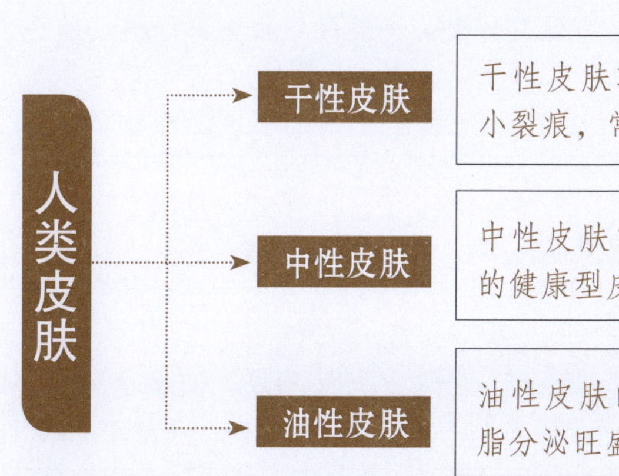

干性皮肤较粗糙、干燥，容易起皱和细小裂痕，常有皮屑。

中性皮肤富有弹性且柔软润泽，是理想的健康型皮肤。

油性皮肤的毛孔较为明显，粗糙，且油脂分泌旺盛。

◆老化原理

皮肤之所以富有光泽与弹性，其支架主要是依靠皮肤内的成纤维细胞分泌胶原蛋白而形成的。伴随人的衰老，表皮的基底层会变薄，真皮的弹力纤维数量会减少，纤维断裂、萎缩，弹力减弱；胶原蛋白的产生减少，皮肤中层塌陷、萎缩，肌肉松弛，汗腺与皮脂腺的分泌减少。因此，皮肤有皱纹、萎缩、松弛、失去弹性与光泽等老年特征出现。

◆异常面容可能是疾病的信号

每个人的脸上多多少少均会有一些小瑕疵，而往往就是这些不易注意到的瑕疵显示着身体可能出现了问题。

脸色	若脸色过于苍白，则说明饮食中缺乏铁质、维生素 B_{12} 以及叶酸等身体必需的成分。
前额痘斑	前额无缘无故有一些豆斑出现，此为肝脏内含有过多的毒素所致。此时必须减少对含糖分过高的食物的摄入，更要避免饮用过多的酒。
太阳穴粉刺	若太阳穴附近有一些小粉刺出现，这表示你的饮食中有过多的加工食品包含其中，有可能造成胆囊阻塞，应赶紧对体内进行“大扫除”。
眼周干涩	若常常感觉眼睛周围非常干涩，或有干纹出现，这表示你有必要加强摄取维生素 B_2 以及维生素 B_6。
脸颊浮肿	脸颊上容易有一些浮肿出现，并经常有清晰的微血管纹路出现，此为皮肤缺氧的讯号，最好的解决办法即尽快戒烟。

嘴角细纹	若嘴角有一些较细微的皱纹出现，则表示你应多补充铁质了。
嘴唇干燥	天气寒冷且干燥，若嘴唇有干燥、脱皮、剥裂现象出现，说明你缺乏B族维生素，则需进行补充。
黑眼圈及眼袋	眼睛下方和肾脏的关系很大，当莫名其妙地有黑眼圈、眼袋以及浮肿现象出现时，表示你喝了过多的茶与咖啡，这时，你有必要对此类饮料进行节制，与此同时还需多饮一些开水。
鼻子两侧黑头粉刺	若鼻子两侧有黑头粉刺、轻微干燥脱皮现象出现，则表示身体的血液循环不良，可适度地进行按摩，对这部分皮肤的血液循环进行加强。或适量补充维生素 B_2、维生素 B_6 及锌，对于改善该部分皮肤的血液循环和油腻具有很大的帮助。
脸颊两侧粉刺	该部分皮肤若常有粉刺出现，表示必须加以节制你的饮食。不能暴饮暴食，需多食用能够帮助身体去毒的食物，如苹果，对身体肠胃自净具有很大的功效。

脸上有一些小问题出现，应先看到它所预示的健康问题，而不是为自己的美丽而烦恼。

◆ 常按九个穴位，养生又防斑

每个女人都梦想着拥有婴儿般光洁的皮肤。随着年龄的增长，几乎每个人的脸上均会变得暗沉，许多人的脸上还会长出黄褐斑与色斑。

相关专家指出，平时坚持对一些穴位进行按摩，对皮肤美白很有好处，且能够帮助治疗面部色斑。经常按的九个穴位分别为：脾俞、地机、肾俞、三阴交、阴陵泉、膻中、关元、气海、足三里。

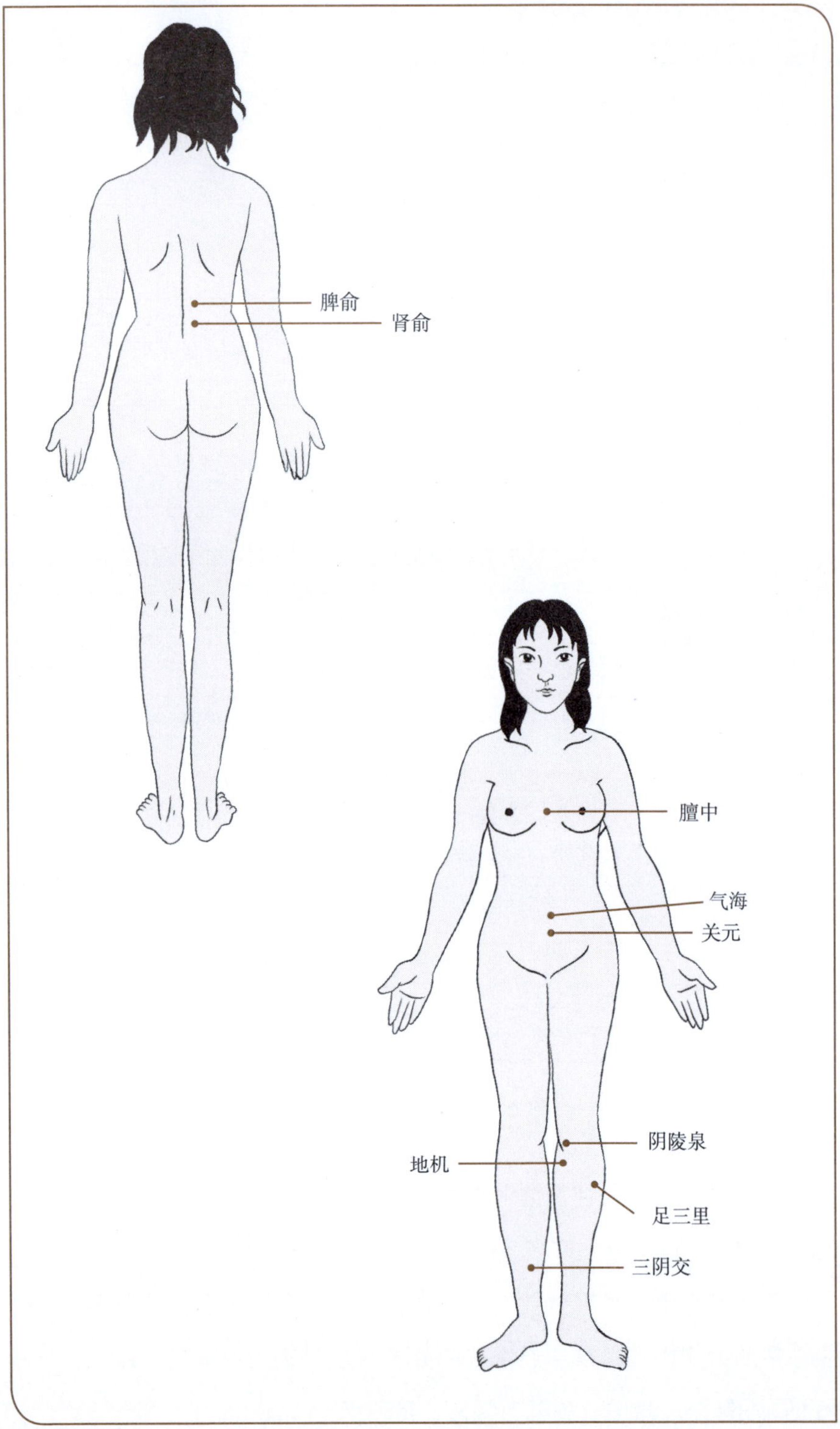

脾俞
肾俞

膻中
气海
关元
阴陵泉
地机
足三里
三阴交

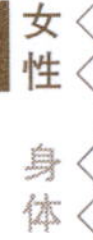

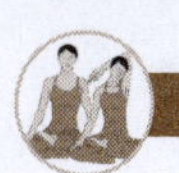

对于有色斑出现的女性而言，还需对长斑的地方进行按摩。中医上有个“阿是穴”的说法，即哪儿有病哪儿便有穴位，对于色斑也是如此。往往产生色斑的地方血液循环都不好，按摩即可行气活血、疏通经络，进而淡化色斑。若与针灸配合则更具效果。

◆ 综合使用面部按摩，成就健康美女

面部按摩是通过对神经产生刺激，进而促进皮肤内血液的循环，使得新陈代谢旺盛起来。这将使皮肤的感受性得以提高，进而促进对化妆品的吸收，从而使角质等分泌物排除。

此外，它能够促进油脂腺的活动与淋巴液的循环，增加皮肤的抵抗力。还能对油脂分泌起到调节作用，平衡皮肤水分与油脂之比。面部按摩还能将肌肉的紧张状态舒缓，使皮肤组织柔软起来，进而达到舒缓紧张情绪、稳定神经的作用。

基本的按摩动作

按摩所需要的方法则依据面部的具体部位及所期待的效果不同而有所不同。

面部按摩在促进血液循环的同时，还能有效地将角质与废弃物排除，补充水分以及营养，进而改善肤色，完全放松皮肤。下面为最基本的面部按摩方法，它会让你变成拥有健康皮肤的美女。

轻擦法 → 此法属于按摩前的准备阶段。以手指尖的略凸部位轻轻地画着长线进行摩擦，其具有的效果为舒缓皮肤、放松与促进血液循环等。

强擦法 → 用手指以轻中带刚的手法在皮肤上画圆圈。它能够促进皮肤的新陈代谢，进而排除废弃物。

柔软法 → 对皮肤及组织进行揉搓，使皮肤废弃物向体外排出，进而增强静脉与淋巴管的作用，使皮肤保持健康状态。

震动法 → 该手法能够使得皮肤震动起来，使知觉神经兴奋起来的同时，能够使血液循环的痉挛与麻痹现象有效地得到缓解。

敲打法 → 此种有节奏地敲打皮肤的方法，能够使得肌肉的收缩力增加，进而使得皮肤的弹性得到提高。

压迫法 → 沿着面部的经络与血脉，用大拇指指尖的柔软部分进行按压。

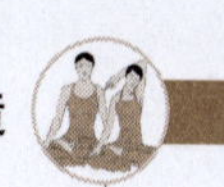

第二节 毛发

在人体中毛发的分布很广，几乎遍布全身。毛发分为毛根与毛干两部分。毛干是露在皮肤外的部分，就是毛发的可见部分，其构成为角质细胞。组织可分成毛髓、皮质与表皮三层。毛干的构成为含黑色素的细长细胞，胞质内含有黑色素颗粒，黑色素能够使毛发呈现颜色。黑色素含量的多少和毛发的色泽相关。毛根是毛发的根部，是埋于皮肤内的部分。

◆ 功能

毛发具有很多功能，它能够帮助调节体温，同时也为触觉器官，当我们与身体表面轻触时，毛发的根部便产生轻微的动作。该动作就会被围绕在毛干四周的神经小分支物立刻所截取，然后经由感觉神经向大脑传送。每根毛发均与一到数个由排列在分泌管的腺泡所构成的皮脂腺相连。

◆ 毛发的分类

通常毛发可分为毳毛和硬毛两类。硬毛比较粗硬，并具有髓质，颜色较深。其分为短毛与长毛两种，短毛通常较短且硬，一般长度小于 10 毫米，如眉毛、睫毛、耳毛、鼻毛等；长毛一般可长到 10 毫米以上，如头发、胡须、胸毛、腋毛、阴毛等。毳毛又叫作汗毛，细软没有髓质，颜色较淡，主要见于躯干部、四肢与面部。

◆ 头发

头发为人体的重要组成部分，其功能为保护头皮，减少与避免外来的化学性与机械性损伤，防止头部遭受强烈的日晒，以及夏季散热、冬季保温等。此外，头发也为外表健美的重要标志之一，浓密漂亮的头发能够引人注目，头发经由人为加工修饰，并佩戴各种能够锦上添花的饰物后，会更增加女性的魅力、美感与风采。头发的生长主要经历四个周期，分别为初生期、生长期、退化期与休止期。

通常来说，每根头发的寿命有3~7年。在正常情况下，每天会脱落50~80根头发，头发死亡优率与出生优选法是相同的，也就是说每脱落一根头发，便会有一根新头发代替。

一个人的一生中大能够生长出的头发大约为100万根。每根头发每天能够生长0.03~0.04厘米或是每月1~2厘米。每根头发能够承受的温度为100℃ ~120℃。

人体最长的毛发——头发

头发为人体的重要组成部分，其主要构成为毛乳头、毛囊、毛根和毛干四个部分。头发的生长周期主要经历四个阶段，分别为初生期、生长期、退化期与休止期。

初生期	生长期	退化期	停止期
头发的生长细胞在毛乳内开始分裂、发芽。	平均每天以0.4~0.5毫米的速度生长。	头发生长速度缓慢并停止生长。	头发的毛发细胞死亡，并自然脱落。

在世界上，因地区与种族的不同，头发有乌黑、红褐、红棕、淡黄、金黄、灰白，甚至还有红色与绿色的。此外，头发还可通过染发将其染成五颜六色。

每个女人梦寐以求的事就是拥有一头美丽的秀发，多数女人为了它做足了“表面功夫”。但是很多人却忽略了头发的健康问题，下面先用几个小方法，来对你的头发检查一下看是否够健康。

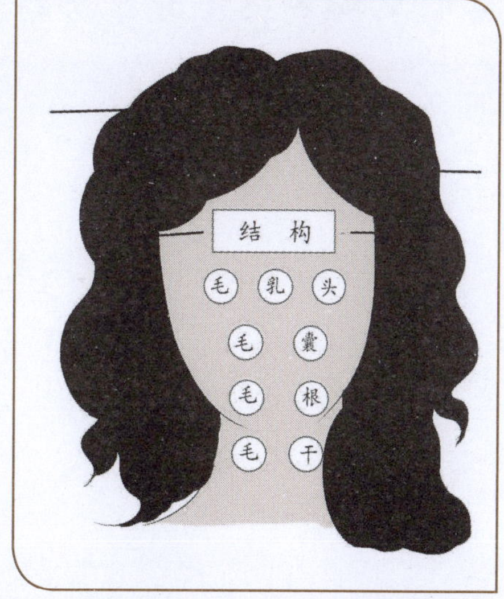

有了健康才会拥有美丽，头发也是如此。为了头发的美丽，请先关注其健康状况。

要想头发更加健康美丽，有必要选择一把好的梳子。尽量不使用塑料梳子，塑料梳子所带来的静电反应会使头发更干枯。最好是选择木质的梳子，这有益于头发的健康。

光泽度测试

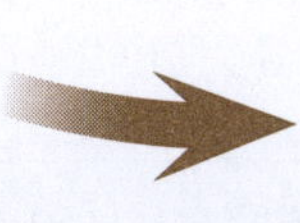

头发洗完后，用梳子分成中分。然后放一面镜子在自己的对面，位置以能看清头顶为宜。将一盏明亮的灯打开，将灯光由头顶射下来，此时，头发上便会有一个光晕出现。仔细观察这个光晕，通常光晕越亮，则你的头发越健康。

韧度测试

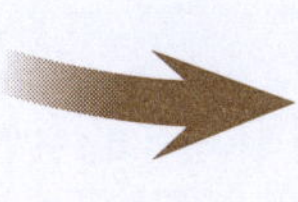

剪下几根约为5厘米长的头发，将其放入水中。仔细观察，易吸水且下沉速度较快为发质较差的头发。若头发呈直线下沉状态，则要注意养护头发了。

顺滑测试

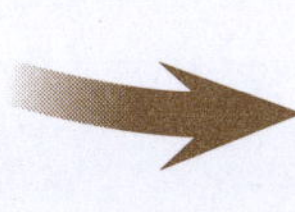

轻轻将一束头发的末梢握住，稍用力进行搓揉，然后看其末梢处是否有断裂与开岔，而头发脆弱的表现为头发末梢的断裂与开岔。然后用梳子反复进行梳理，若梳子总在同一个地方被“挂”住，那该地方的头发则可能是最干燥的，此时就要给头发补充水分了。

◆ “五颜六色”的头发是疾病的征象

你是否并不在意头发的颜色？其实头发的颜色异常可能是身体疾病的先兆。

头发呈枯黄色

这是精血亏损、肾气不足的一种表现，于肝胆系统疾病中常见。若有此情况发现，最好到医院对身体进行全面检查，以便及时对自己的健康状态有所掌握。

头发呈淡黄色或黄褐色

此为身体营养不良、重度贫血、甲状腺功能低下的一种表现，以上三种原因所致的体内黑色素大量减少，使得头发缺乏基本营养物质，因此黑发渐渐便会变为黄褐色。若有此情况出现，加倍关注自己的健康吧，多食用一些含铁、碘元素丰富的食物。

头发呈灰白色

此为身体营养不足的表现，于甲状腺机能失调的人中常见。若在某个早晨，妙龄少女惊讶地发现自己头上无故添了几根白发，此时应先考虑给身体补充营养。

头发呈黄白色

此为身体缺钙的表现。特别是在那些不经常“见到阳光”的女性中常见，由于阳光中的紫外线能够促进身体对钙的吸收，若无紫外线的照射，即使摄入再多的钙片，也不会被身体所吸收，因此当发现类似情况，就得多进行日光浴了。

头发干枯分叉易折断

通常这预示着身体内缺少一些如铁、锌、钙等微量元素，但具体原因还需要到医院做过详细检查后才可确定。在生活中，你所需要做的便是全面均衡地补充营养。

作为女人，要把健康置于第一位，若头发有上述的表现，请多多关注。

洗发时常常用一些质量不好的洗发水，也会造成头发受损发黄。为了头发的健康，使用适合自己发质的洗发水为佳。

◆ 产后脱发，不可忽视

对于女性来说，头发脱落是痛苦的。究其原因，除个别人和遗传因素有关外，多数女人会在产后发生非正常脱发。为什么会有这种现象出现呢?

女人由怀孕、分娩至哺乳均会使身体有气血不足的现象出现，进而造成头发大量脱落。这时，一般要以补血为主，此外，在日常生活中要多补充大枣、当归、何首乌等营养品，让头发也“滋补”一下。

头发不正常脱落的重要原因也包括激素分泌失衡，因为女人的一生要经过怀孕、分娩等阶段，这些均会不同程度地使女性体内激素紊乱，进而对头发的健康产生影响。

此外，用药不当以及一些内科疾病也可能会导致头发掉落，如身体免疫性疾病、甲状腺疾病、贫血、细菌感染、接受抗凝血剂治疗、接受抗癌化学药物治疗等。另外，乱服药物、服用不当或是过量服用镇痛剂、维生素等，会严重使头皮细胞对营养的吸收力造成影响，以致养分无法送到头发根部，导致脱发。

为了头发的健康，要经常吃一些含较丰富铁元素的食物，如此才可以让身体中的养分源源地运输给头发。

◆ 警惕，女人秃顶病因多

中医上说，女性出现秃顶多是由于肾气发散过度所致，想要挽留自己的秀发，则先要关注肾脏健康。

头发和人的肾气及肝血是息息相关的，所以称头发为肾之精华。头发是肾的“花朵”，是肾健康的一种外在表现，故头发健康与否和肾脏的好坏有着密切的关系。“发为血之余，血盛则发润，血亏则发枯”“肝藏血”“肾其华在发”，由此记载中不难发现，一个人的头发的生长、润泽、枯槁、脱落，多和两方面有关：一为肾气足不足；二为气血是否虚弱。其中，肾气是最为关键的。若肾气收敛能力较强，头发则会很滋润，且不易产生脱发，相反，头发会极易脱落。

在日常生活中，针对女性肾亏虚的现象，要多进补何首乌、大枣、当归等。想要头发更加美丽，不妨试试此方：取黑芝麻 2 斤、核桃肉 7 两、何首乌 3 两，混于一起炒干，磨成粉状，每次取半两，然后加以红糖水进行调服。

为什么不能湿头发睡觉？

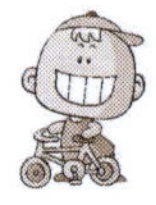

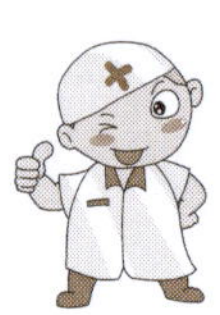

为了身体的健康，尽量不要在头发湿的时候睡觉。因为如果头发还不干就睡觉，很容易引发一些问题，如脱发、头疼，严重时还会导致耳聋等疾病。

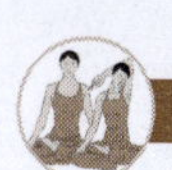

第三节 眼睛

人的眼睛位于眼眶内，近似于球形。正常成年人其垂直径平均是 23 毫米，前后径平均是 24 毫米。最前端受眼睑保护，突出于眶外 12~14 毫米。眼睛是人的视觉器官，其组成为眼球与眼的附属器官，眼球是主要部分。眼球包括血管、神经、眼内腔与内容物、眼球壁等组织。

◆ 功能

在人类感观中，眼睛是最重要的器官，大脑中约有 80% 的记忆与知识均是通过眼睛来获取的。欣赏美景、看人物、看图赏画、读书认字等均要用到眼睛。眼睛能够分辨不同的光线、不同的颜色，再将这些形象、视觉转变为神经信号，然后向大脑传送。

◆ 器官结构

眼球壁

主要分为三层，分别为外层、中层、内层。其外层的组成为角膜、巩膜。前 1/6 是透明的角膜，其余 5/6 是白色的巩膜，俗称“眼白”。眼球外层起到了保护眼内组织与维持眼球形状的作用。中层又叫作色素膜、葡萄膜，具有丰富的血管与色素，其包括三部分，分别为虹膜、睫状体与脉络膜。内层为视网膜，是一层透明的膜，也是视觉形成的神经信息传递的第一站。其具有丰富的代谢与生理功能以及极精细的网络结构。

眼内腔与内容物

眼内腔包括玻璃体腔、后房与前房。眼内容物包括玻璃体、晶状体与房水。三者都是透明的，和角膜一起共称为屈光介质。

视神经、视路

视神经是中枢神经系统的一部分。视网膜所得到的视觉信息，经视神经输送至大脑。视路指的是由视网膜接收视信息至大脑视皮层形成视觉的整个神经冲动传递的径路。

眼副器

包括眼睑、结膜、泪器、眼球外肌及眶脂体与眶筋膜。

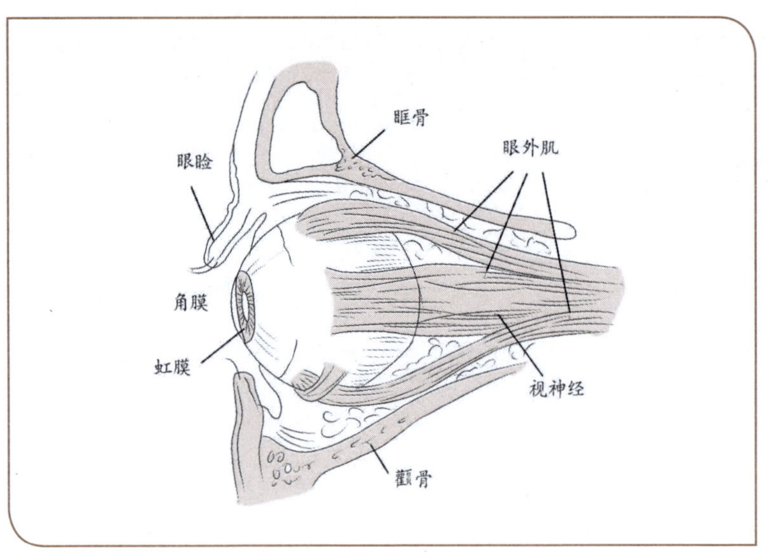

◆成像原理

眼睛通过对晶状体的弯曲程度（屈光）进行调节，进而对晶状体焦距进行改变，从而获得缩小的、倒立的实像。远点指的是眼睛所能看到的最远的点，正视眼所能看见的远点在极远的地方；近点指的是眼睛所能看到的最近的点，正常眼睛的近点在距眼睛约 10 厘米的地方。

眼睛成像

眼睛的晶状体与角膜，使进入其内部的光线产生折射，并以光点的形式将原来物体的影像投影到视网膜上。据此，视网膜上产生了一个缩小、倒立的图像，视网膜将此信息传送到脑部，然后脑部通过对此图像进行处理，最终生成我们所看见的图像。

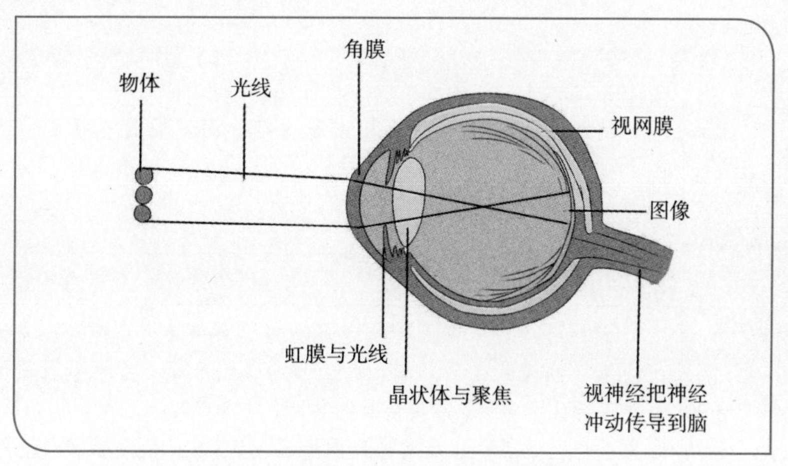

有时，眼皮跳动也是疾病的征兆

大多女性均有“眼皮跳”的经历，这与福祸没有任何关系。从医学上来说，眼皮跳是眼睑内一条很薄的肌肉“轮匝肌”反复收缩所致，学名为“眼睑震颤”，其起因主要为两种：一种是由于休息不充分；另一种是由于烟酒或贫血过度。

其实，在现实生活中，眼皮异常跳动是十分常见的，多数能够在短期内消失。因此，当眼皮有异常跳动出现时，没必要立刻去医院进行治疗，而应首先将作息时间进行调整，多休息，将心情放松，时刻保持良好的心态。与此同时，也要仔细观察，眼皮跳的频率是逐渐增加还是逐渐减少，是否有从眼周围向口角的线状牵拉感以及扩大的趋势。若有的话，便有必要去医院进行检查。

此外，眼皮跳时照一照镜子，自己摸一摸，看一看眼部是否有明显的萎缩之处。若在一周后眼皮仍未恢复正常，就应到专业医疗机构进行检查了。

◆扫除夜盲，让眼睛在黑暗里找到光明

夜盲症指的是处在一些光线较暗的环境下完全看不见东西或是视力变差的现象，而视网膜杆状细胞缺乏合成原料或者杆状细胞发生病变是夜盲症的主要原因。夜盲症主要分成以下三种情况。

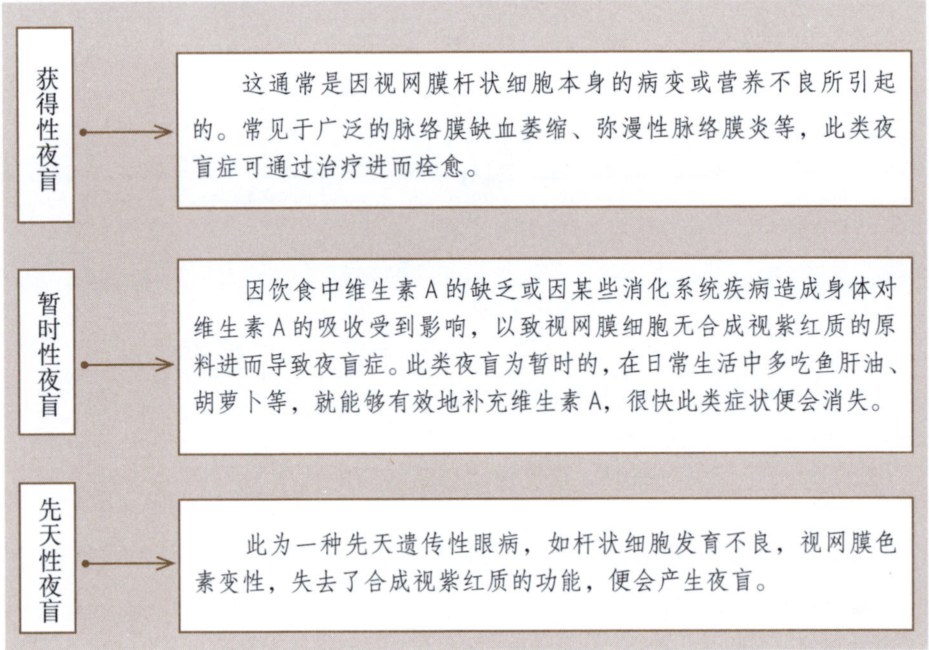

患有夜盲症的人，平时要注意对维生素A、维生素C、维生素E的摄取，如水果、鱼、蔬菜以及坚果类的一些食物，能够有效地使视力退化的速度得到减缓。

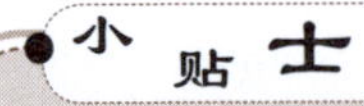

患有夜盲症的人要避免夜间开车，如果真需要开车的话，也需要增加夜间开车的可见度，保持前灯的干净，事先计划好路线，选择交通流量比较小的道路。

◆眨眼过频暗示疾病

眨眼是一种起保护作用的神经反射，能够使得视网膜与眼部肌肉得到暂时休息。其作用是为了让泪水在角结膜的表面均匀地分布，由此来保持眼睛表面的湿润。正常情况下，每次眨眼的时间约为 0.3 秒，每分钟可眨眼 10 次左右。千万不要小看该动作，若没有它，你的眼睛便无法随时保持良好的视力了。

在生活中，很多人会不自觉地眨眼，这种速度较正常的要快，这是什么原因导致的呢？若支配眼睑内肌肉的神经受到刺激或是睡眠不足、过度劳累、屈光不正、肠胃功能不健全、受凉或蛔虫病、患沙眼、角膜炎异物、慢性结膜炎或有神经系统疾病时，可能会造成眼睑内肌肉不规则的反射性收缩，这被称作病理性瞬间运动，就是眨眼过频。

治疗眨眼过频主要为针对原发病，将病因除去，患者就可以痊愈。因此，当发现自己具有眨眼过频的情况时，要到医院进行检查，以便掌握健康情况。

你知道眼睛和睡眠的关系吗？

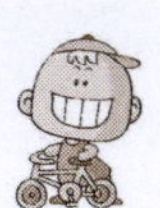

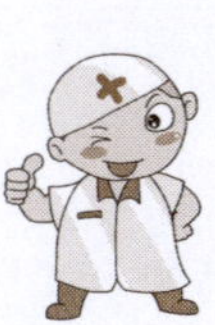

有位奥地利医生发现他的儿子在睡觉的时候眼珠会转动。他感觉很奇怪，连忙将儿子叫醒，儿子对他说刚才正在做梦。那转眼珠与做梦又有什么关系呢？医生百思不得其解，后来他用邻居、家人作为实验对象，经过实验与观察得出：当人处在睡眠时转眼珠，则表明他正在做梦。

第四节

耳朵

耳朵位于眼后，主要由三部分构成，分别为内耳、中耳与外耳。其中内耳包括前庭、半规管、耳蜗、内耳道、颅中窝与颞骨岩部；中耳包括鼓室、咽鼓管、鼓窦与乳突；外耳包括耳郭、外耳道、外耳道神经与血管。

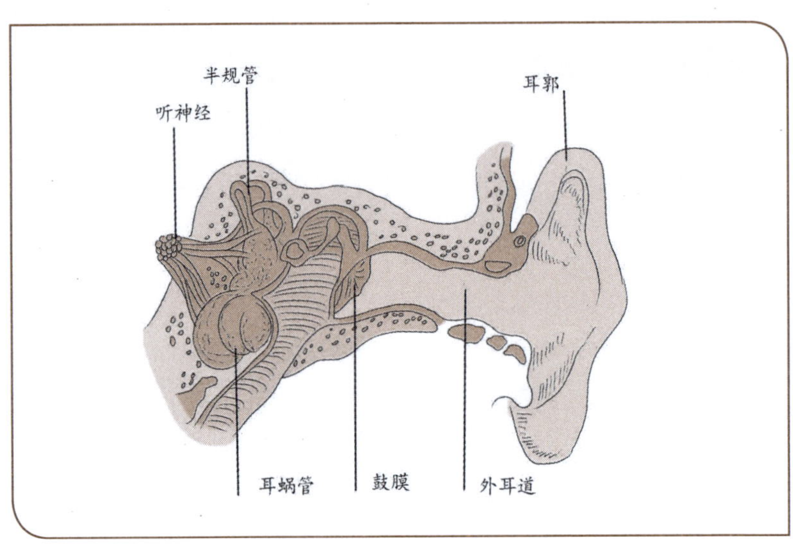

◆ 功能

外耳对外界的声音进行接收，并沿着耳道引起鼓膜振动；中耳鼓膜的振动引起三块小骨——锥骨、镫骨和钻骨上相互振动，将声音传送到内耳；内耳能够产生神经冲动，神经冲动沿着听神经转化为神经能，并将声音的信息向大脑传送；大脑将传送到的信息进行加工、整合成我们能够理解的音乐、

词语及其他声音，便产生了听觉。此外，耳朵还可以帮我们保持平衡。内耳中的半规管的构成为三个相互垂直的小环，专司头部三维空间的平衡觉。当半规管发生问题时，可能导致眩晕的症状产生。

◆听觉产生分两个阶段

声音的传导过程为第一阶段，参与声音传导的结构有内耳的耳蜗、中耳与外耳。而声音向人内耳传入具有两条途径：一为空气传导；二为骨传导，声波能够引起颅骨的振动，将声波能量直接传送至外淋巴进而产生听觉。其中在声音传导过程中最主要的方式为空气传导。

声音的感觉过程为第二阶段，它主要是由内耳的耳蜗来完成的。当骨传导与空气传导的声音对外淋巴产生振动后，也就波动了生长在其内部的基底膜。声波能量使基底膜上的纤毛细胞发生偏转或是弯曲并由此产生了电能，进而传向神经中枢，产生听觉。具体传导路径如下：

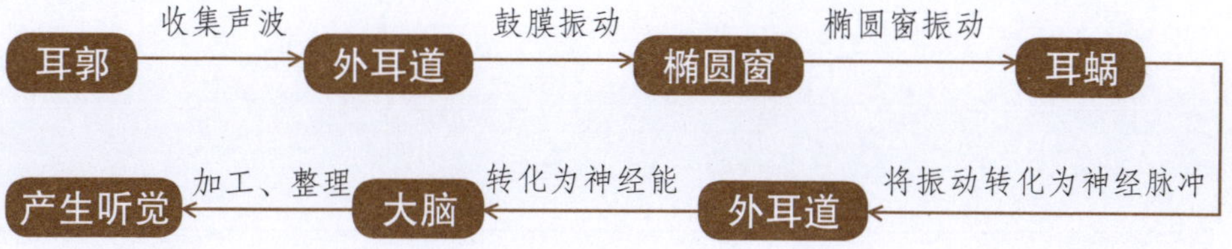

◆听觉产生及听力范围

声音是经过物体振动所产生的，并可以向四周进行传播的一种空气波动。人耳并非任何声音都能听到，只有在20~20000赫兹范围的振动频率的声音才会引起听觉。通常人类的听觉范围是有限的，而声波是由赫兹来进行度量的，人说话的频率范围是500~3000赫兹，大多年轻人的听力范围是20~20000赫兹，到中年后，人的听力范围会逐渐变小。因此年纪较大的人多数听力会下降。

◆从耳朵看自己的健康

耳朵通过五脏六腑和经络发生关联，其中与关系最为密切的是肾、肝、胆。所以通过对耳的观察，能够对机体的健康状况进行推测。

此外，中耳炎的表现为耳内流脓，伴有耳部红肿热痛，听力下降。中医认为，此为肝胆湿热或是风热上扰所引发的。

耳朵的颜色

就耳部整体来说，正常人的耳朵具有光泽且红润，此为先天肾精充足的表现。若耳朵干枯无光泽，就表示机体肾精不足。

耳朵红肿，多是上火的表现。耳朵色淡白，多见于风寒感冒。在耳朵的局部呈片状或是点状红晕、暗红、暗灰等，多见于十二指肠溃疡以及胃炎等消化系统疾病。

耳朵的形态

耳朵薄而小的人，多为肾气亏虚。耳朵厚大的人，肾气较充足。耳朵局部有条索状、结节状隆起，点状凹陷且无光泽的人，可能患有如肿瘤、肝硬化等慢性器质性疾病。耳朵局部血管过于扩张、充盈，可见到条段样、圆圈状等改变，于心肺功能异常的人中常见，如哮喘、冠心病患者等。

◆警惕耳朵的异常反应

想要成为一个耳聪目明的女人，应注意耳朵的各种异常表现。关注自己，从耳朵的诉说开始吧。

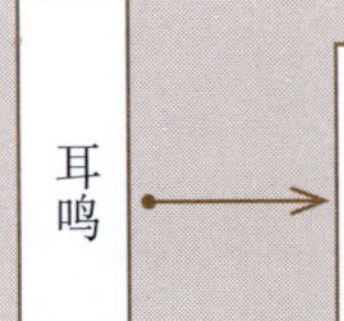

引发耳鸣的病因有很多，如肾虚可引起耳鸣。在如今的生活中，耳鸣的发病明显开始增多，这与精神压力、身体疲劳的关系很大，有时颈椎病患者也会有耳鸣症状出现。

外耳道瘙痒	外耳道瘙痒通常是因细菌感染所引起的，由于外耳道的皮肤内具有许多神经末梢，因此感觉会十分敏锐。因外耳道皮肤角质层软化，使得防护能力丧失，此时，真菌入侵会导致疾病发生。真菌性外耳道炎患者通常感觉耳内剧痒，如果患有细菌混合感染，则可能会有耳流脓、耳痛等症状出现。
听力突然下降	突然发生的感音神经性耳聋经常伴有耳鸣，患者有时甚至会感觉眩晕。其发病主要因素是精神紧张、感冒、病毒感染等。而患有高脂血症、高血压、糖尿病的人也会发生此类状况。
耳郭起包	耳郭软骨膜炎是一种软骨膜的无菌性炎症，耳朵受到摩擦、在睡眠中受压迫等因素会导致耳郭软骨部的黏膜发炎，渗出浆液性液体，堆积在局部。初期很小，之后会逐渐长大，因此，耳朵从表面看起来好像胖了。
耳部堵塞感	这可能是耳屎异常累积所引发的一种现象。通常情况下，在身体运动时耳屎会自动“跑”出来，但有些入耳道较狭窄，就造成耳屎无法正常排出，最终会越堆越多，堵塞外耳道。若水灌入耳朵内，水与耳屎搅和在一起，那便更易于将耳朵堵死。
耳痛	耳部的疼痛多是来自外耳道疖肿。外耳道的皮肤很薄，由于中间无脂肪，骨头与皮肤直接相连，皮下组织较少。所以，外耳道一旦发炎，由于炎性物质没有地方扩散，因此耳朵便会产生剧烈的疼痛感。

耳朵是人体重要的感觉器官，若有异常发生，千万不能大意，应及时进行检查治疗。由于大脑与耳朵的距离较近，不及时进行治疗可能会伤害大脑。

第五节 鼻子

鼻子由三个部分组成，分别是外鼻、鼻腔与鼻窦。鼻的骨架组成为上侧及外侧的软骨。其中鼻腔由鼻中隔分为左、右两个鼻孔，其顶部具有毛发状神经末梢，其能够分辨气味分子，可将嗅觉信息传送到大脑。鼻腔与鼻窦位于颅前窝、颅中窝、口腔以及眼眶之间，其相互之间仅相隔一层薄骨板。

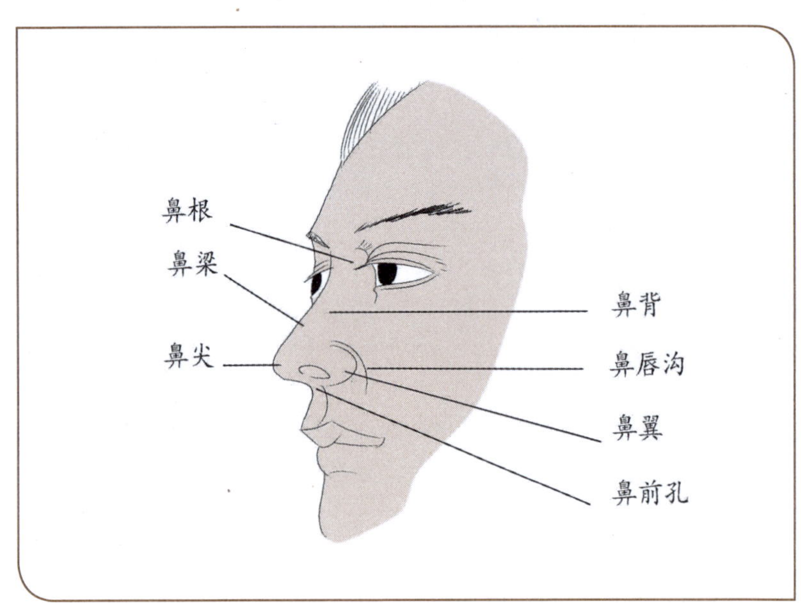

◆ 功能

鼻子是呼吸系统的开口处，其功能为能够将吸入鼻子的空气进行温暖、湿润与洁净；同时又是重要的嗅觉器官，能够区分不同的气味，还可以辅助发音等。

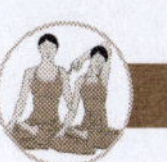

◆呼吸器官

鼻子是外界与人体进行气体交换的入口，且因鼻腔组织构造的特殊性，它还是吸入鼻内空气的“加工厂”；鼻孔里的鼻毛能够将空气中的许多灰尘挡住，有时，外界空气中的物质对鼻腔内的神经组织产生不良刺激时，便会通过打喷嚏的方式将其喷出去；另外，因鼻腔内黏膜上皮纤毛与黏液腺的作用，人体由鼻子吸入的空气基本没有病菌。

◆嗅觉器官

鼻子作为人类所有感官中最灵敏的器官之一，其嗅觉区的嗅球包含了300万个以上的感觉细胞，能分辨出的味道达四千多种。嗅觉分辨的气味种类较耳朵可分辨的声音种类要远远多出很多。同时，嗅觉还是味觉过程的重要组成部分——丧失嗅觉的人无法了解食物的全部味道。

嗅觉具体形成过程：空气中的挥发性物质—鼻子—嗅觉感受器（嗅球）—产生总动—嗅神经—大脑皮层嗅觉中枢—产生嗅觉

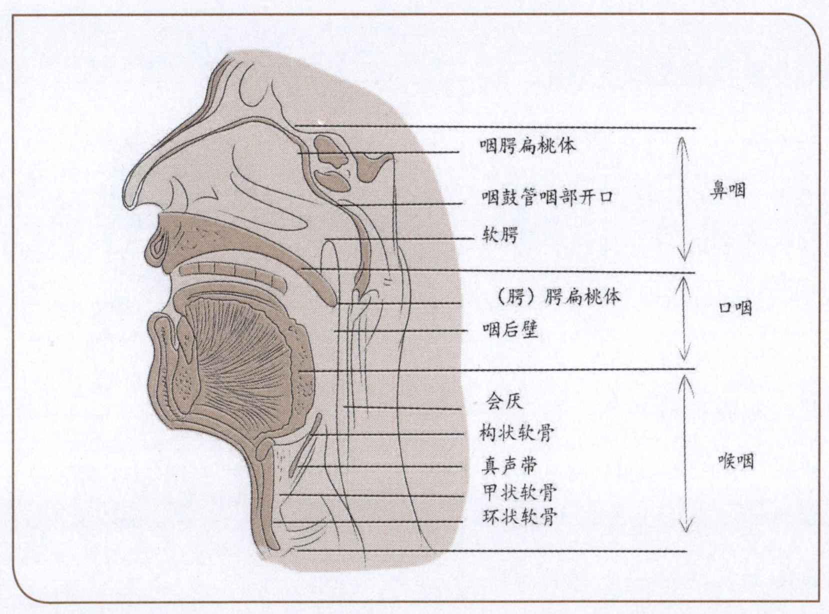

◆鼻科疾病

感冒	感冒的主要症状为有时咳嗽、流鼻涕、味觉减退等，多是因为呼吸系统病毒感染所致。
流鼻血	一般为鼻腔内血管破裂所致，如剧烈运动、受到外力击打或是高血压病症。
鼻息肉	是鼻腔内的良性肿瘤，可造成永久性鼻塞。通常是因感冒引起的。
鼻炎	多是因为发热或是感冒所致的鼻腔黏膜发炎。
酒渣鼻	又叫作玫瑰痤疮，于中老年人中多见，其损害特点是在颜面中部发生弥漫性潮红，伴发脓疱、毛细血管扩张以及丘疹。其病因还没有完全清楚，可能是在皮脂溢出基础上，又因颜面血管运动神经失调，造成毛细血管长期扩张所致。

◆要克服抠鼻孔或拔鼻毛的坏习惯

用手拔鼻毛或是抠鼻孔，不但不雅观、不文明，还有损健康，应当注意克服。由于人的指甲缝中常常有许多污垢，其间的病菌更是数不胜数。指甲坚硬且锋利，抠鼻时，稍不留心便会对鼻前庭的皮肤与黏膜造成损伤，导致出血，并将细菌直接引进伤口，进而引起鼻疖。反复抠挖、揉搓，可导致细菌扩散，甚至会引起海

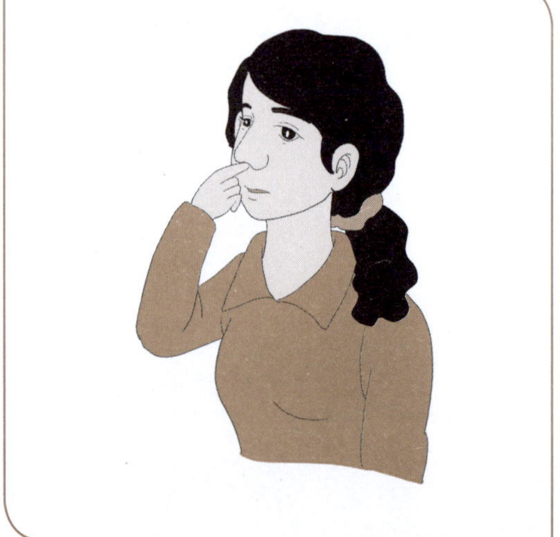

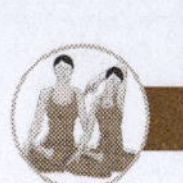

绵窒血栓性静脉炎，最终危害生命。反复地抠鼻孔，会使鼻前庭皮肤反复遭到损伤，局部皮肤会增厚、结痂，非常难受，甚至可能会造成皮肤、黏膜恶变。由此可见抠鼻孔的危害性不可轻视。

◆ 经常清洗鼻子有益健康

作为人体和空气打交道的第一关口，鼻子时刻受到污浊空气的侵扰。虽然鼻腔黏膜具有一定清洁、过滤作用，但若经常洗鼻，可及时将鼻腔内干痂清除，会使鼻腔的过滤、清洁功能能够更好地发挥。洗鼻的方法为：用掌心盛温盐水或是温水，低头用鼻将其轻轻吸入，然后经鼻擤出，反复几次。也可将温生理盐水瓶连接输液器管，然后吊高，管口伸入鼻腔内 2~3 厘米，边冲洗边擤出。

◆ 过敏性鼻炎治疗小妙招

过敏性鼻炎指的是因身体对某种物质过敏而引起的鼻炎，而过敏原或是变应原则指的是引起过敏性鼻炎的各种因素，常见的过敏原有昆虫的皮屑、分泌物、排泄物、灰尘、羽毛、螨虫、花粉等。

预防过敏性鼻炎应当要注意以下几点：

1. 经常对空调防尘罩进行清洗，以防病菌与灰尘引起过敏，且外界的温度和空调的温度不能相差太大。
2. 要常对地毯、沙发、窗帘进行清洗和吸尘，以防织物纤维与螨虫引起过敏。
3. 最好不要养宠物与花草，以防皮毛、寄生虫、花粉、气味等引起过敏。
4. 新装修与有新家具的房屋，要通风一段时间后入住才可，以防苯与甲醛引起过敏。
5. 将卫生弄好，消灭蟑螂，以防蟑螂的排泄物引起过敏。

第六节 口腔

口腔是消化管的起始部分，口腔的前壁是唇，侧壁是颊，顶部是腭，口腔底是肌与黏膜等结构。口腔内具有唾腺、舌、牙齿等器官。其中除下颌与硬腭外，口腔的组成全部为肌肉。口腔的前壁是由口唇构成，分成上、下唇；口腔的两侧壁是由颊构成；固有口腔的顶是由腭构成：其前 2/3 是硬腭，软腭后部斜向后下，其中央具有向下的突起叫作腭垂。舌处于口腔的中央部分，分成上、下两面，上面的舌背后部分是前 2/3 的舌体与后 1/3 的舌根，舌根的黏膜内具有舌扁桃体。牙分别排成上、下牙弓嵌在上、下颌骨的牙槽内。口腔腺为开口于口腔的各种腺体的总称，分成大、小两类，能够分泌唾液。

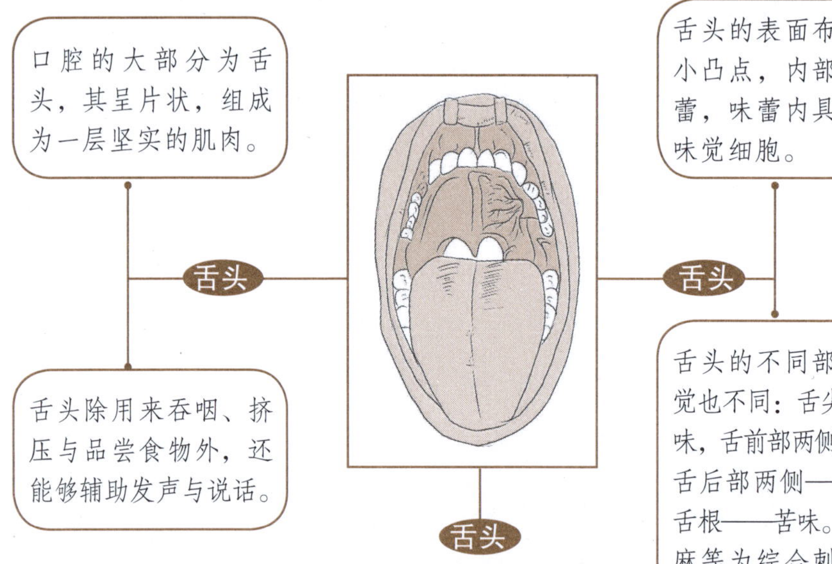

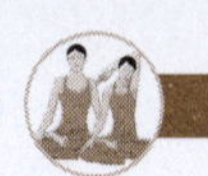

味觉的感觉过程

食物中的化学物质溶于唾液（信息）—刺激味觉细胞—神经—大脑—食物味道

◆ 功能

口腔是呼吸系统的一个开口，也是消化系统的入口。口腔内部的舌头是一个肌性器官，其功能具有感受味觉、协助咀嚼与吞咽食物，以及辅助发音等。

◆ 味觉过程

在品尝前，食物经口腔内的唾液腺分泌的唾液湿润之后，然后部分溶解，并对舌头上的味蕾产生刺激，味蕾将信息传递给大脑，大脑将这些信号诠释为味觉。

嗅觉也是味觉过程的一部分。食物的气味进到鼻腔，对嗅神经产生刺激，可大大增强味觉。

◆ 口腔疾病

口腔极少患有严重疾病。扁桃腺、唾液与黏液的分泌物能够使口腔保持湿润。口腔具有很强的抗感染能力，如果有伤口也会较身体其他部位愈合得快。最常见的口腔疾病主要有口腔溃疡、唇疱疹与口臭病。

口臭	指的是由于机体失调所致的口内出气臭秽的一种病症。多表现为呼气时臭味明显，刷牙漱口很难消除，使用清洁剂、含口香糖都很难掩盖，是一股发自内部的臭气。
口腔溃疡	多在口腔黏膜及舌的边缘发生，常为白色溃疡，四周有红晕，非常疼痛，尤其是遇咸、辣、酸的食物时，疼痛愈加厉害。多数人偶然会患有此类型的小溃疡，一般能够自行痊愈，但口腔溃疡也可能是其他疾病的信号，如癌症、白喉与白血病。
唇疱疹（单纯性疱疹）	常见症状为口腔四周发生炎性小水疱。一般是因潜伏在人体内的病毒所导致的，也可能是其他感染以及天气过热或是过冷所诱发的。

◆ 口腔健康与骨质疏松

头部骨骼包括颚骨、颌，牙齿就附于其上面，若颚骨、颌受到骨质疏松影响，其密度变低，进而变脆弱，牙齿也会遭受影响。此外，颌颚骨骨质疏松可能会对人体防御细菌的能力造成损害，细菌在牙周进行组织、聚集、繁殖，便会引起牙周疾病。

若患有骨质疏松，那么一定要使用牙线洁牙或是认真刷牙。因为一旦有牙周疾病出现，便表示你的骨质可能已经流失了，而牙齿可能会松动。

研究显示，患有骨质疏松的女性较未患该病的其牙齿脱落的风险高三倍。女性特别要注意对钙质和维生素 D 的补充，要健康饮食，经常运动，这样才能预防骨质疏松，预防牙齿脱落。

◆ 保持口腔卫生，预防心脏疾病

美国心脏病学会研究发现，糟糕的口腔卫生状态会使心脏疾患的发病风险增加。而相关专家则认为是细菌引起的炎症反应，以致心血管系统的炎症，从而造成血管受伤后会形成许多斑块，进而引起心血管狭窄。

遗憾的是，无论是心脏科医生还是牙医，均无法完全确定这两者间的联系。因此，在等待更多的研究进展的同时，牙医会建议患者做两件事：使用牙线洁牙与刷牙。

饭后用牙线洁牙或刷牙只需很少时间，但会让你避免许多麻烦。

口腔的健康时刻对全身的健康产生着影响，若你关注自己的健康，一定不要挤掉刷牙的时间。

◆ 口腔健康与吸烟

吸烟会增加牙菌斑、牙垢，它们紧紧地附在牙齿上，需专业洁牙才可祛

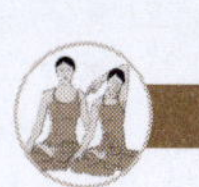

除牙齿与牙龈间出现深深的缝隙，口腔肿瘤，口腔溃疡等。对于女人来说吸烟的危害更大，因此为了自身健康，最好将烟彻底地戒掉。

如何注意口腔卫生?

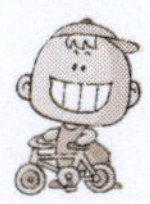

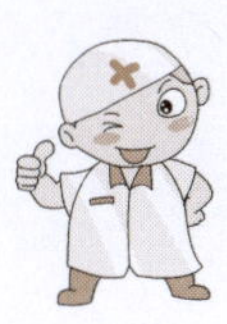

很多人都知道“病从口入”，但要是弄不好口腔内部的卫生，也会对口腔的健康造成影响，如口腔溃疡即因为口腔内的卫生状况不太好而造成的。因此，为减少口腔的毛病，一定要注意口腔的卫生。

首先选购一套合适自己的洁牙器具，然后在饮食上注意不吃太多甜食，最后还要注意要常漱口，如此才能让牙齿更加健康。

第七节

牙 齿

牙齿是人体中最坚硬的器官，分为牙冠、牙颈和牙根三部分，由牙釉质、牙本质、牙骨质和牙髓构成。

牙冠根据咀嚼功能的不同而形态各异。牙根固定在牙槽窝内，支撑着牙体，可分成多根牙与单根牙。牙根和牙冠的交界处叫作牙颈。

牙釉质是牙冠外层的、白色半透明的、钙化程度最高的、坚硬组织感觉的活组织，它没有感觉组织，其新陈代谢的过程缓慢。

牙的本质是构成牙齿的主体，位于牙骨质与牙釉质的内层。牙本质能受外界冷、热、酸、甜等刺激。

牙骨质是包绕牙根的外层，颜色较黄，较薄，具有不断新生的特点。

牙髓位于髓腔及根管内，其主要构成为结缔组织、血管和神经，牙髓神经对外界的刺激尤其敏感。

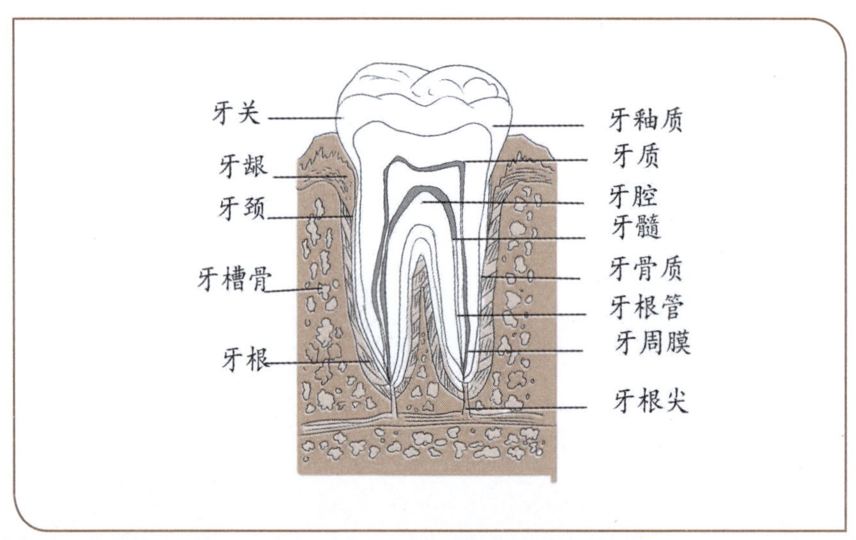

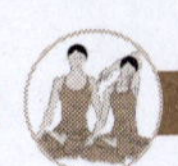

◆ 功能

牙是具有一定形态的高度钙化的组织，其功能为咀嚼、帮助发音与保持面部外形。

牙按形态可分成切牙、尖牙与磨牙。切牙的功能是将食物切断与捣碎，磨牙则可以将食物磨碎。

只有牙槽骨与牙齿的支持，牙弓形态与咬合关系正常，才会使唇颊部显得丰满。而当人们微笑或讲话时，洁白而整齐的牙齿，会显得更美丽与健康。相反，若牙弓发育不正常，牙齿排列紊乱、参差不齐会显得不协调。若牙齿缺失太多，唇颊部会失去支持而凹陷，便会显得消瘦、苍老。因此，人们常常将牙齿作为衡量健美的重要标志之一。

◆ 乳牙和恒牙

人的一生共有两副牙齿——恒牙与乳牙。人的第一副牙齿是乳牙，共 20 颗。自出生后 6 个月左右起长出，至 3 岁时基本长齐。而人的第二副牙齿则是恒牙，共 32 颗。自 6 岁左右乳牙便开始渐渐脱落，恒牙便取代乳牙开始萌出，除第三磨牙外，其余的 28 颗通常在 12 岁左右便会全部萌出。第三磨牙的萌出时间较晚，通常在 18~30 岁萌出，有的部分萌出或是终生不萌出（共 4 颗）。人的最后一副牙齿是恒牙，恒牙一旦脱落后，脱落处将不会再萌出牙。

◆ 牙齿的保健

要想拥有健美的牙齿，必须要注意牙齿的保健，多吃含有丰富钙物质的食物。尤其是在婴幼儿时期就应注意饮食的选择。常吃蔬菜能够使牙齿的硬度与坚固度得到增强，还能预防龋齿。此外，多吃较硬的食物有助于牙齿的健美，如坚果类食物等。

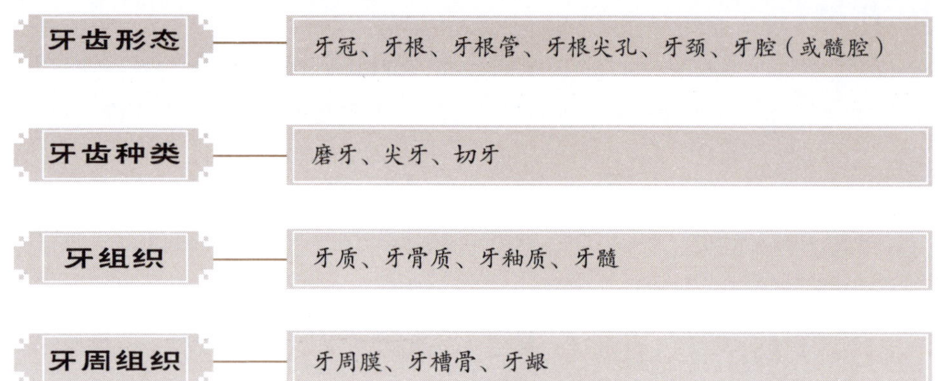

◆ 木糖醇可以保持牙齿健康

木糖醇是一种“糖醇”，从化学上分析，山梨醇、果糖、葡萄糖与蔗糖分子中均有6个碳原子，而木糖醇分子中只有5个。六碳糖的分子易被口腔细菌所消化，而五碳糖分子的化学键较强。

因此，当木糖醇消化时，这些细菌的数量会减少并衰减，此为木糖醇防止蛀牙和牙垢的一方面。木糖醇在相等的甜度下，比蔗糖热值要少40%。

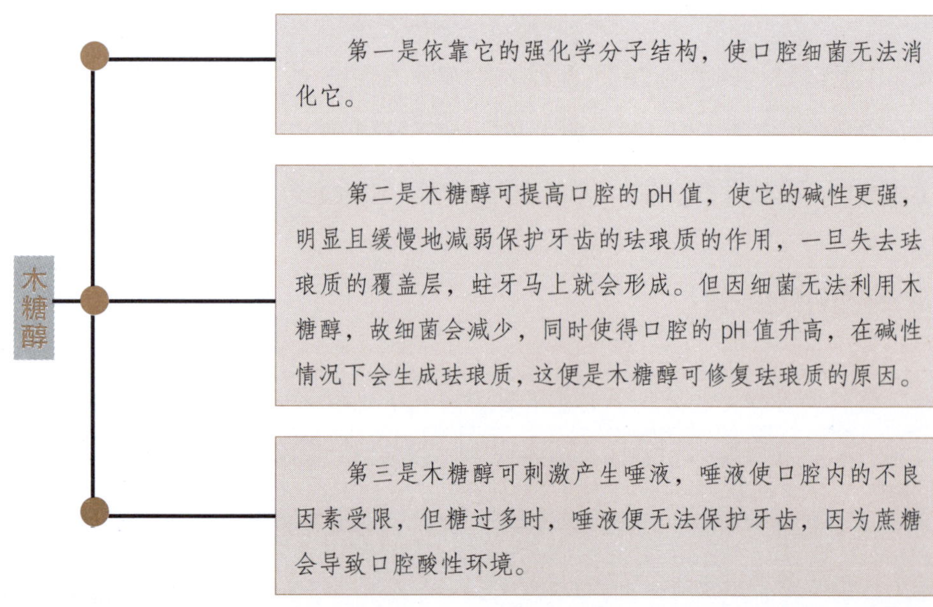

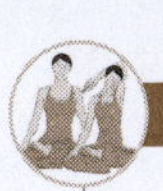

使用木糖醇能够帮助人们保持牙齿健康。另外，木糖醇还可保持谷胱甘肽的活力，它能够保护人们防止辐射。木糖醇能够保持血糖平衡，进而使由糖形成的有害蛋白质得到减少。

常见的牙齿问题有哪些？如何解决？

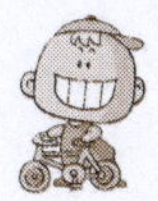

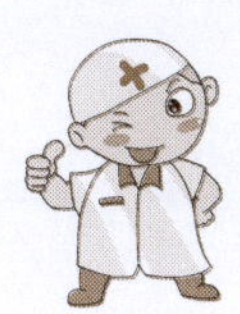

牙龈肿胀：一般是上排左犬齿与前磨牙之间的牙龈。口腔内最往外凸的牙齿是上排的犬齿，其刷牙时受力最多，过度受力会对其造成伤害。

牙斑：主要发生在门牙上，由于这两颗牙齿与唾液腺最接近，而唾液腺中含有的一种蛋白质极易生成牙斑。

预防措施：常吃葡萄干。芝加哥的科学家们发现，葡萄干中含有一种植物化学成分，能够防止牙斑的形成。

第八节 乳房

女性的乳房位于胸大肌上，其范围一般是从第二肋骨延伸至第六肋骨，内侧至胸骨旁线，外侧可达腋中线。乳房分为内、外两部分结构。其中内部结构的构成主要是腺体、导管、脂肪组织与纤维组织等；外部结构的构成主要是乳腺、乳晕与乳头。

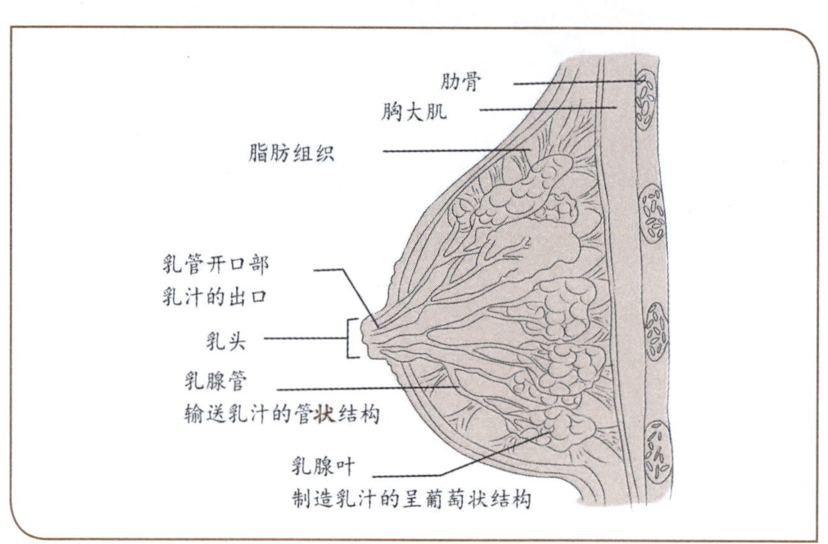

◆ 功能

乳房是分泌乳汁、哺育后代的器官，也是女性性成熟的重要标志。对男性来说乳房是美和渴（欲）望的对象；对孩子来说则是母性的象征。此外，起伏有致、漂亮美观的乳房构成了女性胸部的曲线美，也是女性魅力的表征。

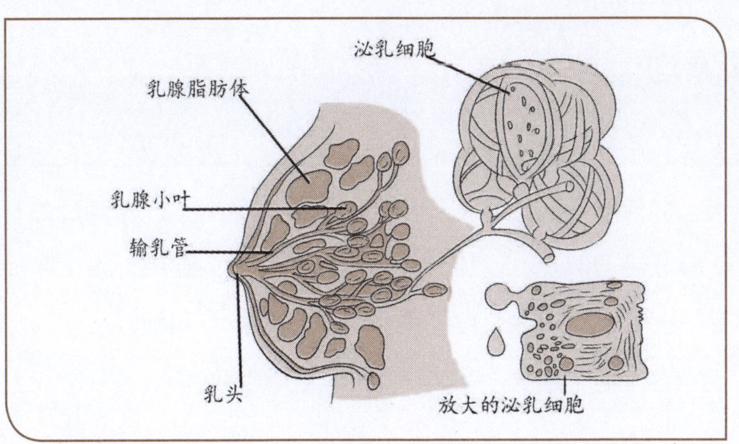

◆乳房发育

女性乳房开始发育的年龄受种族、地区等因素的影响，则各不相同。绝大部分女性的乳房开始发育的时间是8~13岁，完全成熟是14~18岁。乳房发育多是从左侧起，从开始发育至完全成熟，需3~5年的时间。

外观上，整个乳房的形状呈小圆锥状或半球状，匀称、柔韧、丰满且富有弹性，皮肤光泽的乳房形态最具美感。通常成年未产的女性，乳房紧张具有弹性，且呈半球形。妊娠后期与哺乳期，因乳腺增生，乳房会明显增大。当停止哺乳后，乳腺萎缩，乳房变小。而老年妇女的乳房，因弹性纤维的减少而松弛下垂。

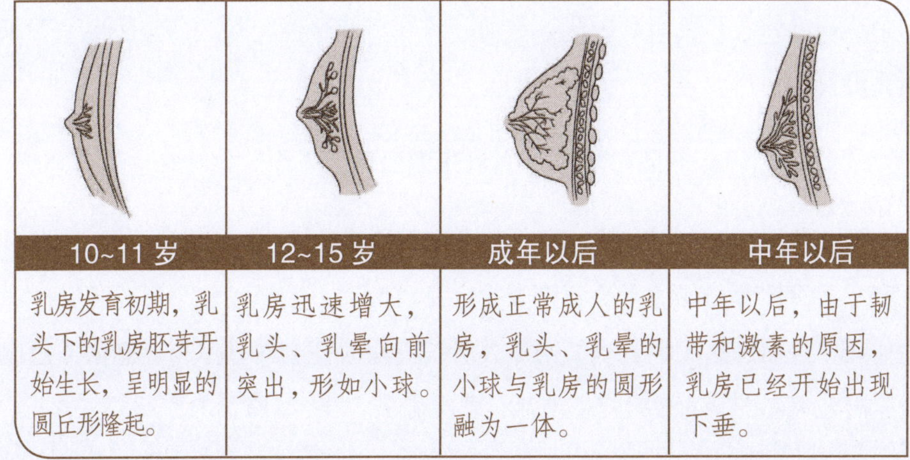

10~11岁	12~15岁	成年以后	中年以后
乳房发育初期，乳头下的乳房胚芽开始生长，呈明显的圆丘形隆起。	乳房迅速增大，乳头、乳晕向前突出，形如小球。	形成正常成人的乳房，乳头、乳晕的小球与乳房的圆形融为一体。	中年以后，由于韧带和激素的原因，乳房已经开始出现下垂。

◆发育原理

影响乳房的生长发育的主要是生殖内分泌轴系的多种激素，如脑垂体分泌的泌乳素、促性腺激素，卵巢分泌的孕激素与雌激素；除此之外，还需肾上腺与甲状腺分泌的激素、垂体分泌的生长激素等的作用，乳房才能充分、完善地发育。乳房发育的大小除了受体内雌性激素作用外，还受环境因素、营养条件、遗传、体育锻炼、胖瘦等多种因素的影响。

◆现代美胸标准

仅就个体而言，胸部并不是越大越好。若胸部的大小和自身三围、身高比例相协调，那便是美丽的。一般意义上的美胸是：乳房内脂肪充足、不干瘪，大、小胸肌发达，乳房发育状况良好，左右对称，总体感觉柔软具有弹性、坚挺、丰满，乳房皮肤细腻、光滑，乳晕、乳头大小合适。

◆乳房知道身体的秘密

月经前乳房会胀痛

月经前，女性体内的雌性激素会产生变化，其中黄体素的分泌开始旺盛，这会造成乳腺管与乳腺叶肿胀，进而导致乳房的整体肿胀，有时甚至会有胀痛感出现。

怀孕后乳房的变化

怀孕期间，黄体素与雌激素对泌乳激素产生抑制作用，所以不会分泌乳汁。生产后，黄体素与雌激素会急剧减少，泌乳激素占主导地位，便对乳腺叶产生作用，进而制造大量乳汁。当婴儿吸吮乳头时便会对母体产生刺激，进而产生出名为催产素的激素，使乳汁自乳头流出。

◆ 温柔呵护乳房，告别下垂外扩

具有丰胸功效的食物能够促进乳房第二次发育，使乳房挺拔、丰满且富弹性，花生、红枣、芝麻、青木瓜、猪蹄、大豆等均是不错之选。

合适的文胸能够促进乳房血液循环，对乳房具有保健功效。选择文胸时要对款型、尺寸、透气性等因素进行考虑。

对乳房经常进行温柔的按摩能够促进乳房血液循环，预防各类疾病。同时还能够使乳房变形、外扩等问题得到改善。

◆ 如何选择胸罩

● 不选贵的，只选对的

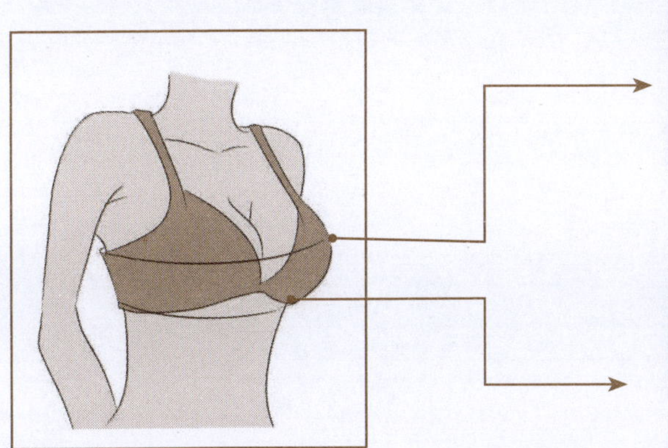

上胸围：自然站立，软尺紧贴乳房隆起最高处的水平一周距离。

下胸围：自然站立，软尺紧贴乳房下缘根部的水平一周距离。

● 正确穿文胸，让乳房感受贴心呵护

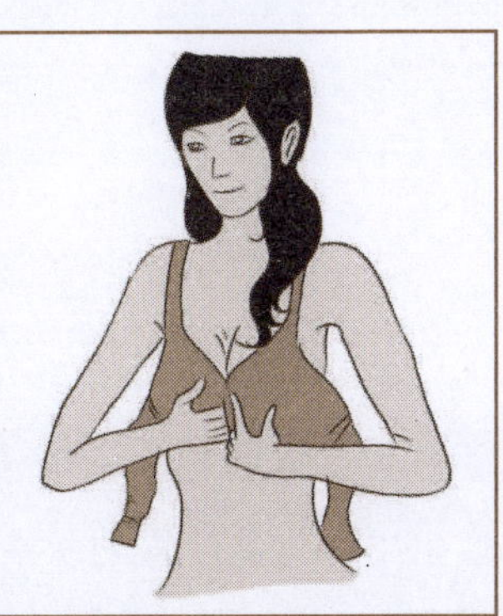

1 双手手臂从胸罩肩带中穿过，将其挂在双肩上，双手将罩杯下方托住。

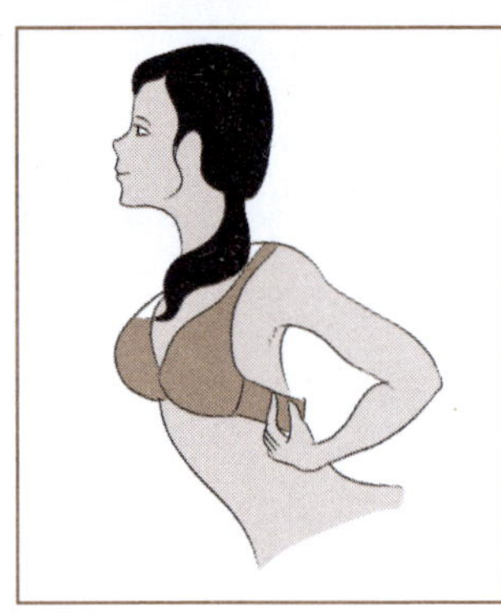

2 身体前倾，将乳房完全套入罩杯内，将扣子扣好。

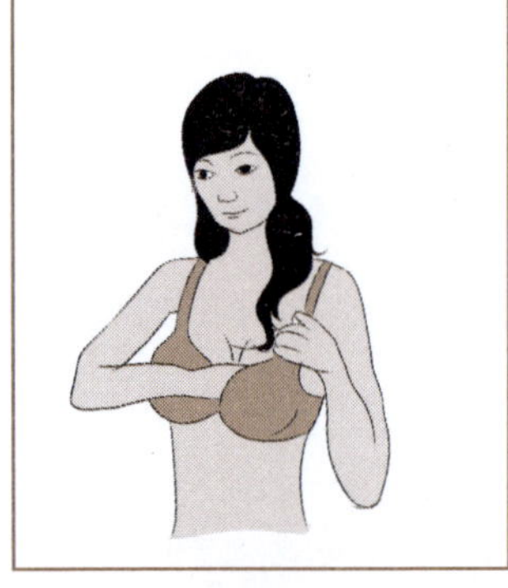

3 扣好后，一只手将同侧钢圈托住，另一只手将腋下以及上部胸肌与脂肪拢入罩杯内；另一侧同样方法。

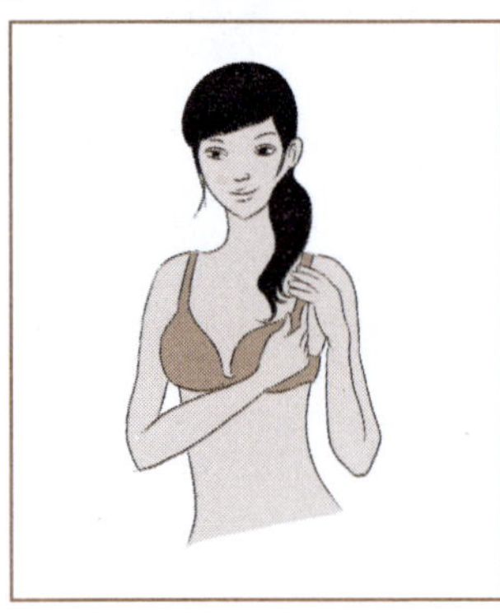

4 将左右肩带进行调整，松紧度为伸进一指为佳，使之不会太松或太紧。

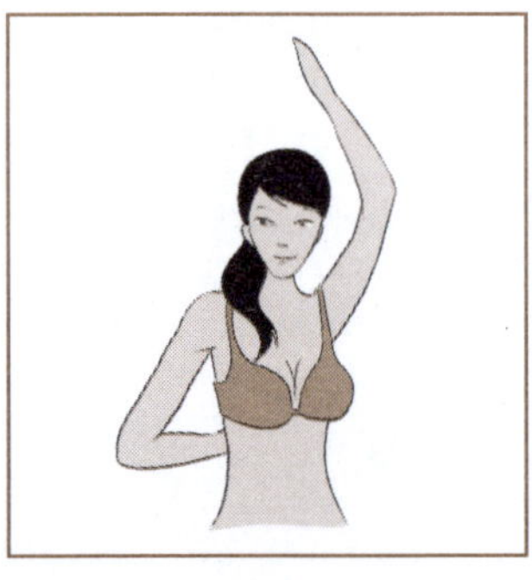

5 对文胸钢圈进行检查，看是否在乳房根部，将胳膊伸直看文胸是否会滑动，若没问题，就戴好了。

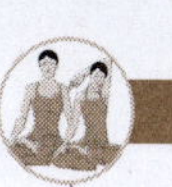

◆温柔按摩，快乐丰胸

对乳房进行按摩的最佳时间为洗澡之后。将适量的胸部保养品涂抹于胸部，如天然丰胸霜，然后进行按摩，更具效果。

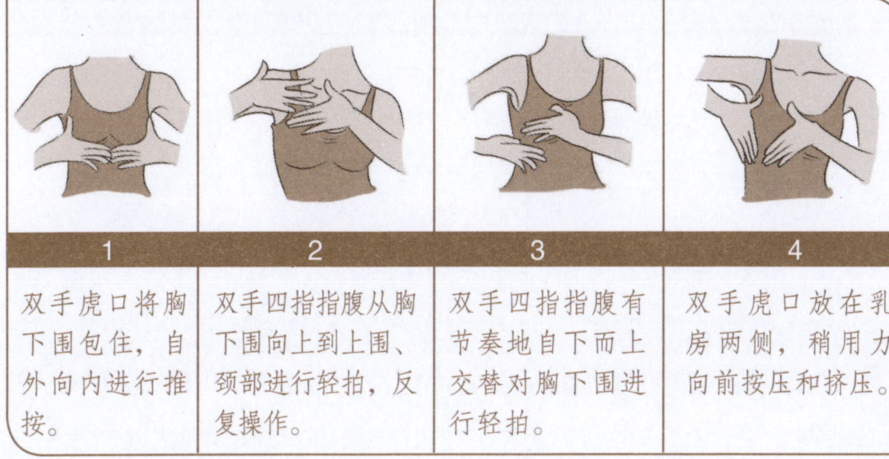

1	2	3	4
双手虎口将胸下围包住，自外向内进行推按。	双手四指指腹从胸下围向上到上围、颈部进行轻拍，反复操作。	双手四指指腹有节奏地自下而上交替对胸下围进行轻拍。	双手虎口放在乳房两侧，稍用力向前按压和挤压。

乳房越大分泌的乳汁就越多吗?

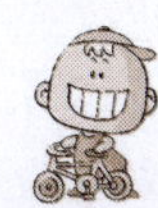

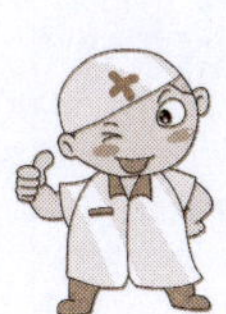

乳汁分泌量的多少与乳房的大小无关，并非乳房大的人其乳汁的分泌就越多，同样道理，乳房小的人乳汁的分泌也不一定少。乳房内部的脂肪组织决定了乳房的大小，乳房内部的乳腺结构则决定了乳汁的分泌量。有些人的乳房很大，但乳腺组织并不发达，因此乳汁的分泌就很少；而有些人的乳房虽小，胸部虽较平，但乳腺的发育良好，因此乳汁特别丰富。

第九节 呼吸系统

呼吸系统包括肺与呼吸道（鼻腔、咽、喉、气管、支气管）。

鼻是气体进出的门户，并对吸入的空气起到了温暖、湿润、清洁的作用。

气管位于颈前正中、食管之前，上连着喉的环状软骨，下进入胸腔，在平胸骨角的高度分为左、右支气管。支气管由肺门进入左、右肺。

肺是最主要的呼吸器官，也是进行气体交换的场所，它位于胸腔内，左右两边各一个。在呼气时，膈肌舒张，膈顶部回升，胸廓的上下径会缩小。吸气时，正好相反，横膈膜会收缩，膈顶部会下降，胸廓的上下径也会增大。血液的气体运输即将肺吸入的氧气经动脉血向全身各组织细胞运送，又向肺部运送各组织细胞所产生的二氧化碳。

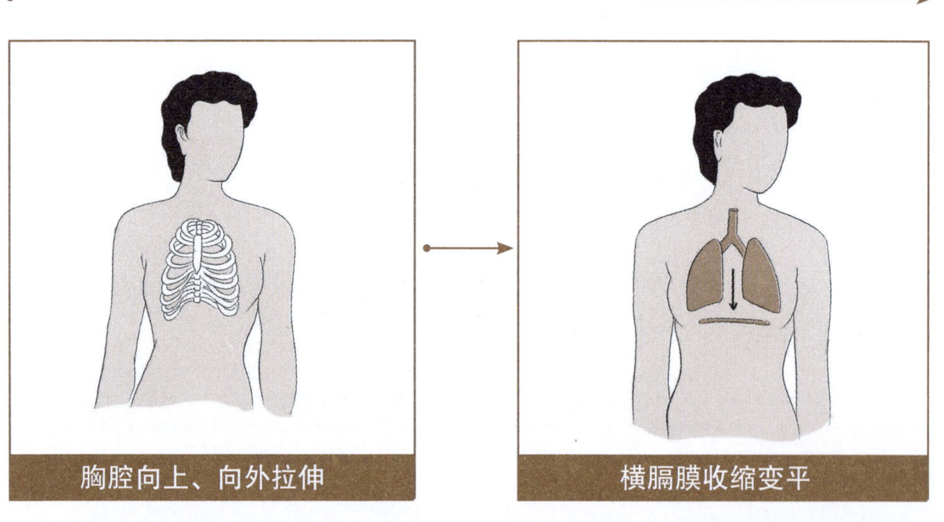

吸气运动：胸廓扩张时，将肺向外方牵引，空气进葡萄牙肺。

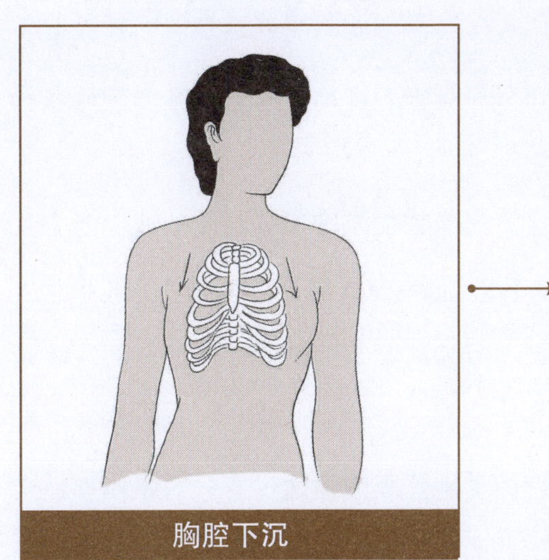
胸腔下沉

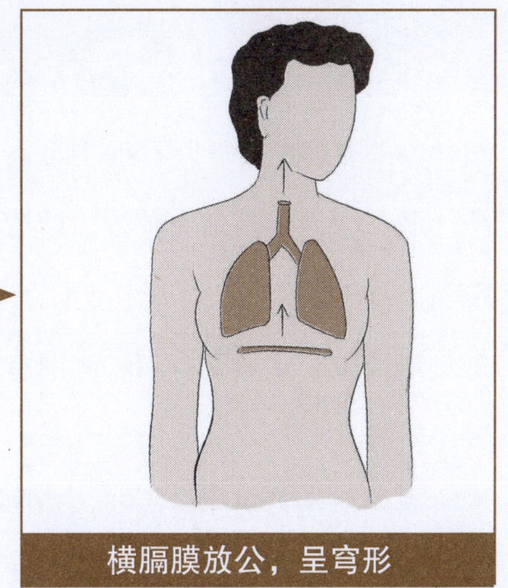
横膈膜放公，呈穹形

呼气运动：胸廓回缩时，肺内空气被排出体外。

◆ 功能

呼吸系统主要是机体和外界环境间进行气体交换的功能器官，它经呼吸从大气中摄取机体新陈代谢所需的氧气，并将所产生的二氧化碳排出。因此，由人体呼吸系统所进行的呼吸是机体新陈代谢与其他功能活动进行维持所必需的基本生理过程之一。因此，一旦停止了呼吸，生命也将终止。一个成年人其自身所需的氧气为 2400 升，则每日至少需吸入 1.2 万升的空气才能维持正常生命。

◆ 呼吸运动

随着胸廓的回缩与扩张，空气经过呼吸道进入肺部叫作呼吸运动。肺的舒缩完全依靠胸廓的运动。胸廓回缩时，肺内空气被排出体外，此为呼气运动。胸廓扩张时，将肺牵引至外方，空气进入肺部，此为吸气运动。因呼吸运动的不断进行，使肺泡内气体成分的相对恒定得到保证，进而使肺泡和血液内气体间的气体交换得以不断进行。

肺一次通气的最大范围为肺活量，其能够反映肺通气功能的适应能力及储备力量。通常来说，成年女性的肺活量约为2500毫升。肺活量的大小和人的健康情况、年龄、身高、胸围有关。但肺活量与肺内所容纳的全部气体量并不等同。

呼吸运动是诸多呼吸肌的协同性活动。呼吸中枢通过有关的躯体神经支配着呼吸肌的活动。正常人的有节律性的、自动的呼吸是受呼吸中枢的反射性进行调节的。如果呼吸中枢的兴奋状态发生改变，则呼吸的深度与节律性也会随之改变。

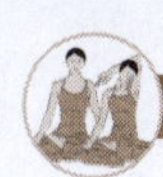

第十节 心血管系统

心血管系统是一个由心脏和血管组成的封闭的管道系统。

心脏是个肌肉成分很高的位于胸腔内、两肺之间的重约 280 克的器官。心脏内部主要分为左右两部分，中间一层很厚的隔膜把来自肺部并进入心脏左半部分的含氧血液与心脏右半部分、来自身体其他部位的去氧血液分隔开来。心脏的每一半分为心室和心房两个腔室，即左心室、左心房、右心室、右心房四个部分。右房室口周围附有三尖瓣，左房室口周围附有二尖瓣，其主要作用是防止血液从心室倒流回心房。由大血管进入心脏的血液汇集在心房，当通向心室的膜瓣打开后，心房将血液排入心室。心室通过收缩，将血液排出，或者由右心室进入肺动脉或者由左心室进入主动脉。主动脉和肺动脉的起始处的主动脉瓣和肺动脉瓣，能防止血液从动脉逆流进入心室。

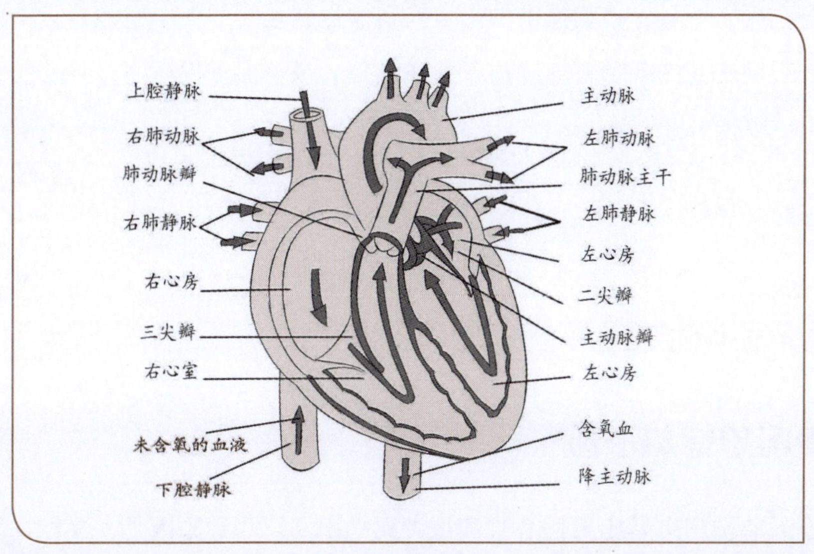

女性
身体

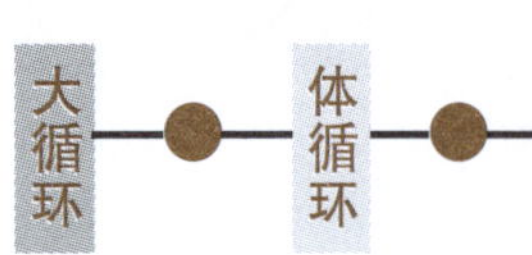

由左心室搏出的血液，经主动脉及其分支到达全身毛细血管，其为血液与周围的组织、细胞进行物质和气体交换提供了场所，再通过各级静脉，最后经上、下腔静脉及心冠状窦返回右心房。

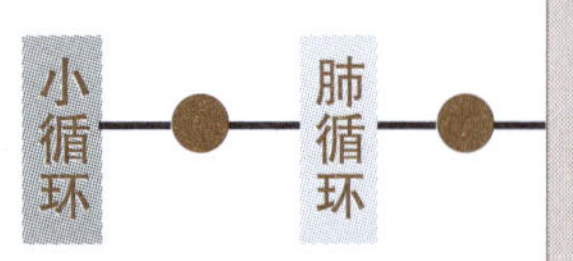

由右心室搏出的血液，肺泡毛细血管为经肺动脉干及其各级分支进行气体交换提供了场所，最终经肺静脉进入左心房。

体循环和肺循环同时进行。体循环的路程长，流经范围广，全身各部被动脉血滋养，并将全身各部的代谢产物和二氧化碳运回心脏。肺循环路程较短，只通过肺，主要将静脉血转变成氧饱和的动脉血。

◆ 功能

心脏是泵血的肌性动力器官，血管系统就是运输血液的管道系统。它布散全身，无处不至，心脏搏出的血液被其输送到全身的各个组织器官，以满足机体活动所需的各种营养物质，并通过肺、肾等器官将运回心脏的代谢终产物（或废物）排出体外。

人体主要肌肉类型

在神经体液调节下，血液沿心血管系统循环不息。根据循环途径可分为大（体）循环和小（肺）循环。

◆ 请呵护你的心脏

女人心脏病患者比男性心脏病患者死亡率高。可能原因是，女性在更年期前受雌激素保护，所以女人平均比男人晚 10 年患上心脏病，55 岁以后为心脏病的高发期，所以女人心脏患病后复原较差，比较危险。

因为女性在更年期后，身体内的雌激素大幅减少，女性身体突然间失去保护，由于心脏血管缺乏缓冲适应力，所以心血管病的发生概率增大。

所以，女性朋友除做好日常保健外，还应定期进行血脂、血压、心功能测定等检查，从而保证自己心脏健康。做到无病早防，防患于未然，这对健康很有益。

体重对心脏病的影响很大，研究表明：人体体重增加 10%，患冠心病的危险增加 38%；体重增加 20%，患冠心病的危险增加 86%；有糖尿病的高血压病人比没有糖尿病的高血压病人冠心病患病率增 1 倍。由此可见，肥胖对于心脏的危害很大。所以女性朋友一定要将体重控制在合理范围，从而保证自己的心脏健康，提高自己的生命质量。

◆ 心脏急救

心脏病发作快，所以心脏病人应做好万全的准备。

家中必备血压计

家中准备的方便测量的血压计可在心脏病发作时判断血压高低，指导用药。如有条件，最好准备一些制氧装备，如小氧气瓶、氧立得等，它们都可在急救中发挥重要作用。

常备药物

应随身携带硝酸甘油（硝酸甘油是扩张血管的药物）或速效救心丸、消心痛，因为硝酸甘油容易潮解、失效，预备一些消心痛有备无患。虽然消心痛的降压作用不如硝酸甘油强，但是药效比较缓和，适合于血压偏低的心肌梗塞病人；阿司匹林可溶解血栓，疏通堵塞的血管。

犯病了怎么办

首先要平躺来减轻心脏的负担，然后含服硝酸甘油，并嚼服 300 毫克阿司匹林。

如果是自己一个人在家犯病，应立即躺下测血压，然后含服硝酸甘油或消心痛，并嚼服 300 毫克的阿司匹林。

如果心脏不好，一定要做好准备，以免犯病时手足无措。

什么样的女性易患心脏病?

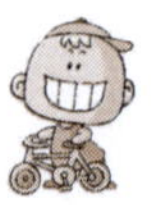

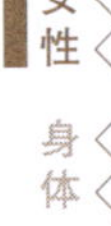

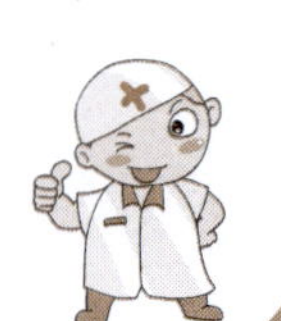

除遗传因素无法控制外，良好的生活习惯有利于远离心脏病，下列人群易患心脏病：

1. 抽烟的女性。
2. 有心脏病家族病史的女性。
3. 超过 54 岁，过完更年期而又未补充激素的女性。
4. 运动量不足的女性。
5. 体重超过标准体重的 30% 的女性。
6. 患有糖尿病或高血压等病症的女性。

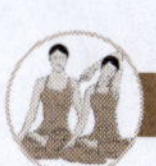

第十一节 消化系统

消化系统分为两部分，分别为消化管和消化腺。消化管由口腔、咽、食管、胃、小肠（十二指肠、空肠、回肠）和大肠（盲肠、结肠、直肠、肛管）组成。上消化道是指口腔到十二指肠的这一段，下消化道是指空肠及以下的部分。消化腺分为小消化腺和大消化腺。小消化腺散布于消化管各部的管壁内，大消化腺有肝、胰和三对唾液腺（腮腺、下颌下腺、舌下腺）。它们均借助导管将分泌物排入消化管内。消化腺由唾液腺、胃腺、肝脏、胰脏和肠腺五个部分组成。

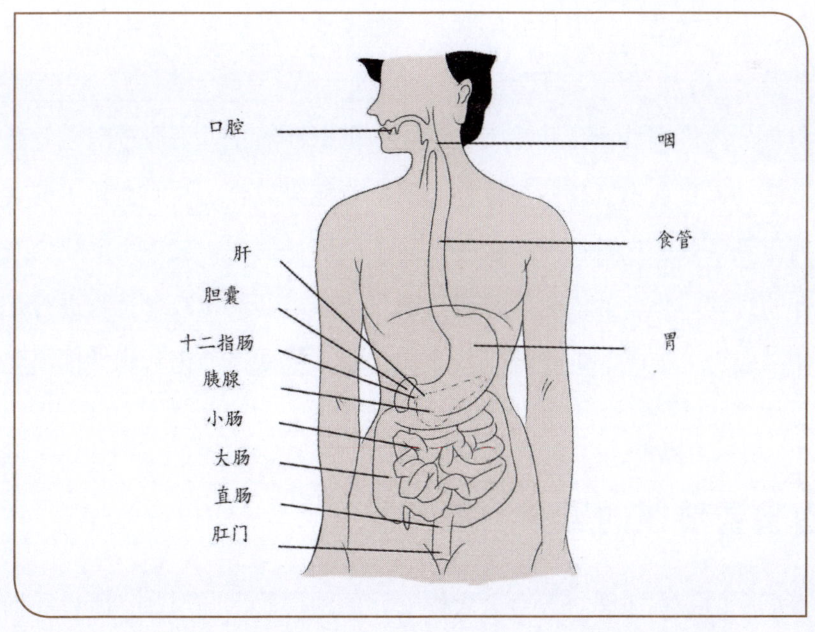

◆ 功能

消化系统主要有三大功能，分别是对食物进行分解、消化和吸收，为人体提供所需的物质和能量。为了满足人体发育、生长、生殖、组织修补等一系列新陈代谢活动的需要，人体在整个生命活动中，必须从外界摄取营养物质作为生命活动能量的来源。把从外界摄取的食物进行物理性、化学性的消化，需要人体消化系统各器官协调合作，通过消化吸收其营养物质，排出食物残渣。它是保证人体新陈代谢正常进行的一个重要系统。

◆ 食物的消化与吸收

消化系统中各个器官共同协调合作，从而完成了食物的消化和吸收。我们日常所吃的食物中的营养成分中，除维生素、水和无机盐可以被人体直接吸收、利用外，蛋白质、脂肪和糖类等物质均需在消化管内被分解为结构简单的小分子物质，才能被机体所吸收和利用。消化就是食物在消化道内的分解过程。吸收就是经过消化后的食物，通过消化管黏膜上皮细胞进入血液循环的过程。

消化分为机械性消化和化学性消化。机械性消化就是通过消化管壁肌肉的收缩活动，将食物磨碎，使食物与消化液充分混合，并使消化了的食物成分与消化管壁紧密接触而便于吸收，使不能消化的食物残渣由消化道末端排出体外的过程。化学性消化就是通过消化腺分泌的消化液对食物进行化学分解，使之成为可被吸收的小分子物质的过程。机械性消化和化学性消化在正常情况下同时进行，共同完成消化过程。

◆ 有害胃健康的五个“恶习”

生活中的一些“恶习”会大大影响胃的使用效率和寿命，所以我们要改正这些“恶习”，不让胃部受伤害。

吃消夜

夜晚，身体大部分组织器官代谢缓慢，开始进入“休整”的状态。这时吃消夜，胃肠道就会被迫处在紧张的“工作”状态中，分泌大量胃液，此时的分泌非常“不理智”，胃会被过量分泌的胃液腐蚀黏膜，产生胃部糜烂、溃疡等。

餐桌边的不良情绪

温馨的餐桌、吃饭时愉快的话题、用餐中的背景音乐……这些可帮助胃部的消化。反之，一些不良的情绪会导致消化神经紊乱，胃酸和胃蛋白酶大量分泌，从而腐蚀胃黏膜，并收缩胃血管、降低胃动力，使食物在胃内停留过久，造成胃疲劳。

餐后立即活动

餐后，食物集中在胃，需要大量消化液和血液来消化。即使此时只是进行散步等轻微的活动，血液也要被运送到全身各处，这样胃肠血液供应就会相应减少，食物就得不到充分的消化。另外，消化液由吃进食物的条件反射产生，胃部饱满，胃液才能分泌旺盛。所以要想食物营养得到充分消化和吸收，餐后应休息一会儿。

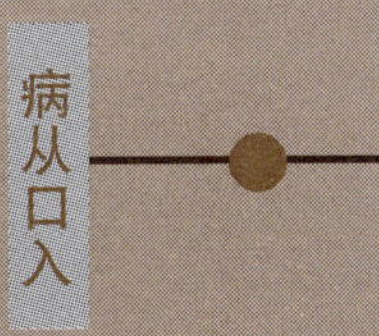

说起胃病，不得不提幽门螺旋杆菌，大量研究表明，80%的胃溃疡是由幽门螺旋杆菌感染导致的，它甚至是胃癌的罪魁祸首。这种细菌主要通过食物感染，寄生于胃及十二指肠黏膜中，使黏膜逐渐失去保护作用、组织发炎坏死，引发胃病。要想降低感染幽门螺旋杆菌的概率可采取分餐制。

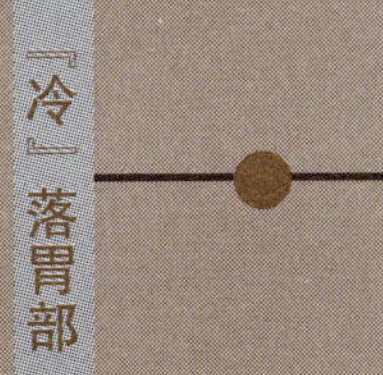

因为胃的外面没有肌肉、脂肪，受包围最少，所以最容易受到外界气温变化的影响。胃痛、消化不良、呕吐、腹泻等情况是因为人体受到冷空气刺激后大量分泌胃酸，胃肠发生痉挛性收缩导致的，所以秋、冬季应做好胃部的保暖工作。

传统医学对此有很深的认识，“气血虚寒，不能营养心脾者，最多心腹痛证，然必以积劳积损及忧思不遂者，乃有此病。”《内经》有“思发于脾而成于心”“脾主思”等论述。为了对疾病的诊治，现代中医医生非常注重对胃病患者的心理情感状态反应进行谨慎询问和体察。

除此之外，相关医学研究证实，一些脑力劳动者，尤其是大脑高度紧张的白领女性，易患心脑血管疾病和消化道溃疡病，这和“思虑损伤心脾”理论是一致的。因此，为了肠胃健康、身体健康，要想办法让自己快乐起来。

◆生活好习惯保养你的胃

现代女性在快节奏的生活中为如何“养胃”伤透了脑筋。相关专家建议，有胃部疾病的人应“三分治七分养”；对于一个正常人来说，要想使胃部健康必须进行合理的膳食，因其为健康胃部的基础、“养胃”的前提。相关专家就合理的膳食结构列出了五个字：“红黄绿白黑”。

所谓“红黄绿白黑”，是五种对胃部健康大有益处的食物：

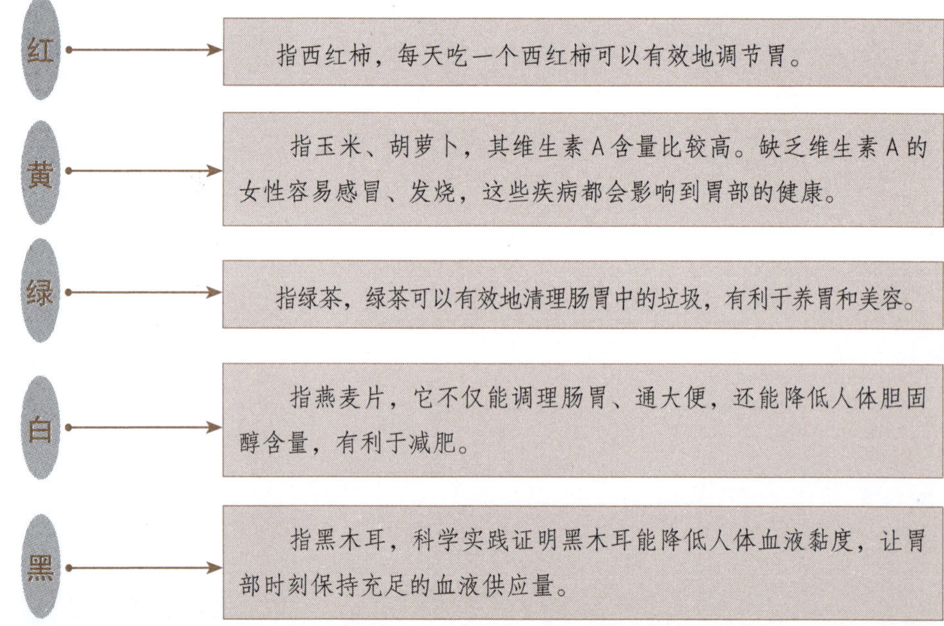

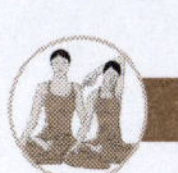

第十二节

泌尿系统

泌尿系统分为四部分，分别为肾、输尿管、膀胱及尿道。

肾脏有两个，其构成主要是皮质、髓质与肾盂，分别位于脊柱的两侧，呈豌豆形，长约 10 厘米，宽 6 厘米，厚 3.8 厘米。在肾脏内，血液中的废物在压力下，从 200 多万个称作“肾单位”的过滤单位中滤出。所产生的废液称为尿液。因为尿液中所含的具有水溶性和挥发性的物质和异物种类很多，量也很大，所以肾脏是排泄的主要器官。

输尿管有两个，是长约 25 厘米的肌肉管道，从肾脏出来到达膀胱。膀胱是位于小骨盆腔内的连接输尿管和尿道的器官。为气球状肌肉袋，是尿液的贮存所。

排尿管道的最后一段为尿道，长约 3.8 厘米，由膀胱下口开始，末端直接开口于体表。

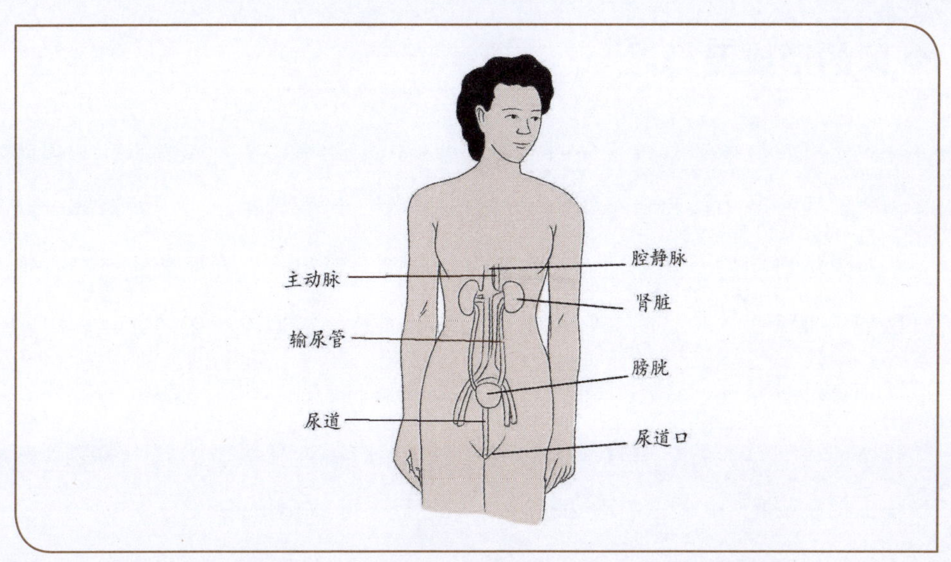

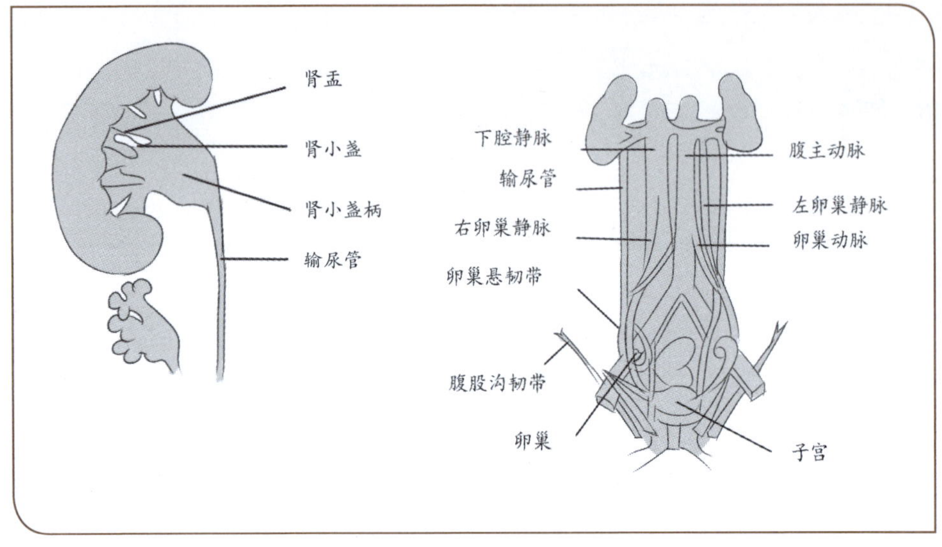

◆功能

泌尿系统的主要功能是排泄。机体代谢过程中所产生的各种不为机体所利用或者有害的物质向体外输送的生理过程就是排泄。排泄物分为两部分，分别为营养物质的代谢产物、衰老的细胞破坏时所形成的产物。此外，排泄物中还包括一些随食物摄入的多余物质（如多余的水和无机盐类）。

◆尿的形成及排泄

原尿就是血液流经肾小球时，其中的尿酸、尿素、水、无机盐和葡萄糖等物质，通过肾小球和肾小囊内壁的过滤作用，过滤到肾小囊中的液体。原尿中对人体有用的全部葡萄糖、大部分水和部分无机盐，在尿液流经肾小管时被肾小管重新吸收，回到肾小管周围毛细血管的血液里。尿液就是原尿经过肾小管的重新吸收作用，剩下的水和无机盐、尿素和尿酸等组成的液体。之后尿液进入肾盂，经过肾盂的收缩进入输尿管，再经过输尿管的蠕动进入膀胱，并在膀胱中贮存，当贮积到一定量之后，才排出体外。

人体每天形成的原尿大约有 150 升。尿液中含有 96% 的水分和 4% 的溶解后的固体物质。摄入体内的水分中，一般情况下，只有 60% 以尿液形式排出，其余的作为汗液、粪便或通过肺部排出。尿液通常为淡黄色。24 小时内，成年人通常分 4~6 次排出 0.8~1.4 公升的尿液，一般不在睡眠时间内排尿。

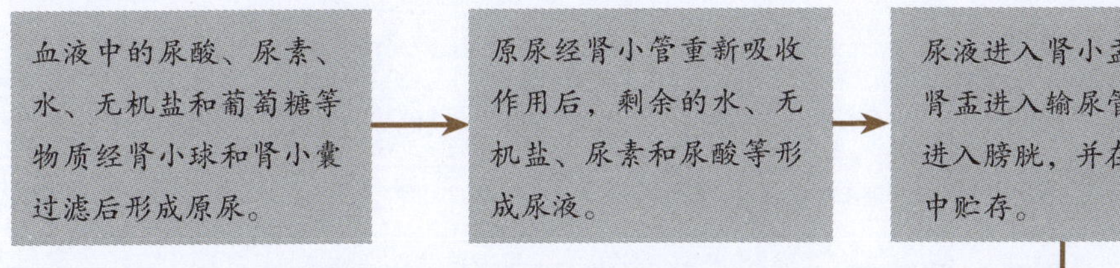

◆ 预防肾结石，喝水很重要

肾结石是泌尿科常见病，人体代谢水平、环境、饮食、疾病等因素均可导致肾结石，所以任何年龄段的女性均有患病可能。到底是什么原因让石头进入体内的呢？

日常生活中，喝水太少是罹患肾结石的主要诱因。繁忙的工作、快节奏的生活，使许多人经常无暇喝水。每天喝 2000~3000 毫升（相当于 10~12 大杯）水可以有效避免肾结石。因为人体内的水分会随时随地从不同途径丧失，所以即使不特别口渴，也应随时补充来保持平衡。可分别在晨起、餐间、睡前饮水。清晨时饮水量可达 500~1000 毫升。为了保持夜间尿量，睡前应饮水 500 毫升，排尿后再饮水 300~500 毫升，余下水分别于餐间饮服。

为了避免尿液过分浓缩，防止尿中晶体沉积，大量运动、出汗后应多饮水。最好以少量多次的形式在运动时补水，可以每次喝 120~240 毫升，每 20~30

分钟喝一次。大量饮水不仅能有效地阻止结石的形成，还能帮助排泄出那些体积比豌豆小的结石。

虽然果汁、牛奶都能作为辅助饮料，但是最好选择清水来补充身体水分。

◆肾虚损害生育能力

中医认为“肾藏精”，主生殖发育，女性生殖系统就是在精气的呵护下逐渐发育成熟的。肾精不足会影响生殖能力。不加以好好调养的话，怀孕计划就会落空。

可多摄入一些鸭肉、甲鱼、藕、莲子、百合、枸杞子、木耳、葡萄、桑葚等食物。这样就可以一夜安眠、注意力集中。

两手掌搓热后，分别放至腰部，至感到热为止，早晚各数次，可以补纳肾气。鹅肉、兔肉、鲤鱼、粳米、糯米、小米、大枣等补气食物对身体也有益处。

女性肾虚的“罪魁祸首”是什么呢？

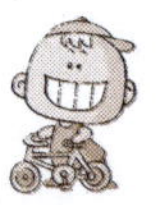

免疫力差

一些自身免疫性疾病，如皮肌炎、红斑狼疮等，其发病常见于年轻女性。当免疫系统遭受损害后，肾脏也无法避免地遭受损害。此外，因女性尿道较直、较宽，直接通向膀胱，易引起感染，尿道炎、膀胱炎等患病比例也异常高，若在慢性发病期得不到控制，就会逆向导致肾炎。

办公室环境

办公室白领长期处在不通风的空调环境中，空气中的二氧化碳、有毒粉尘等有害物质含量过高，使得肾等脏腑器官的免疫功能下降，长期发展下去，就可能形成肾炎。

补救措施：睡前少喝水，等车、排队时做做强肾操。

一般女性在50岁左右出现更年期，女性肾虚的话就会早早表现出闭经、性欲低下、烦躁、焦虑、多疑等更年期症状。

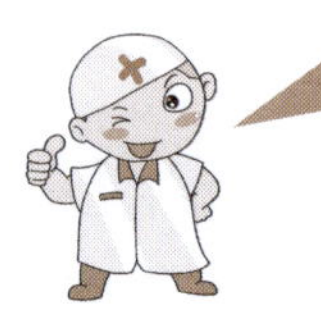

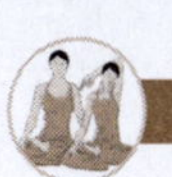

第十三节 手

一般人有左、右两只手，每只手有五个手指，除了天生有畸形或有增生，其中食指、中指、无名指、小指有三节，拇指有两节。五指之尖有长短不一的指甲，其长于手掌之端。掌心是手掌的中心，掌纹在掌心中。老年人总会比初生婴儿有更深的掌纹，是因为掌纹会随着时间而加深。手掌心与手指头的一方长有指纹，而手背则没有。五指能各自向内弯曲，并能左右轻微摆动。

和其他身体部位一样，手在最外层的皮肤之下有血管（提供养分）和神经（与大脑沟通）以及肌肉（通过收缩及放松来做出动作），肌肉之下是骨头，肌腱将肌肉与骨头连接。手指之间及手腕等各个关节是由骨头与骨头连接的部分形成的。手部骨骼主要分为三部分，分别为手腕腕骨、手掌掌骨和手指指骨。由于手较细而且关节多，手的骨骼一般比身体其他部位的小（脚趾骨除外）。手的关节主要分为五部分，分别为桡腕关节、腕骨间关节、掌指关节、腕掌关节、指间关节。

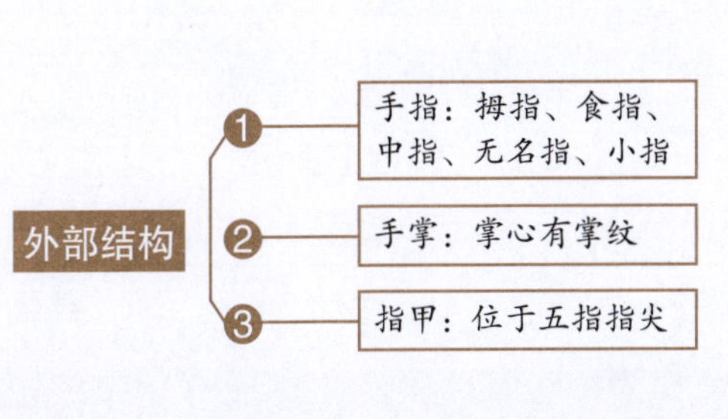

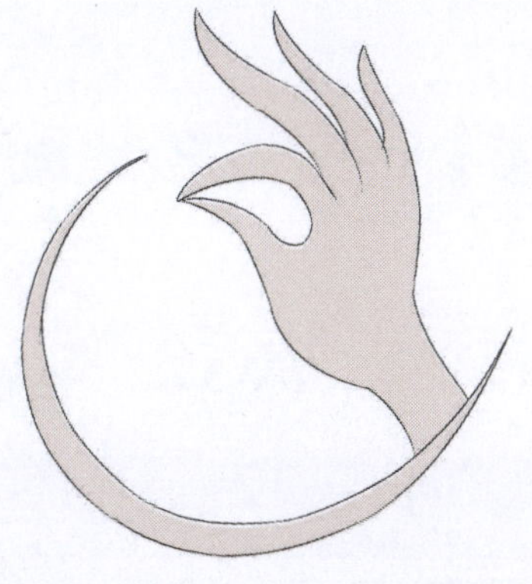

◆ 功能

手能根据大脑的指令灵活地做出相应的动作，并能通过皮肤感受周围环境温度和外物的质感，再通过神经网络，向大脑"汇报"。人的手与眼睛（可感受三维空间）、大脑（能处理手、眼传来的信息）共同构成了认识世界的三大重要器官。

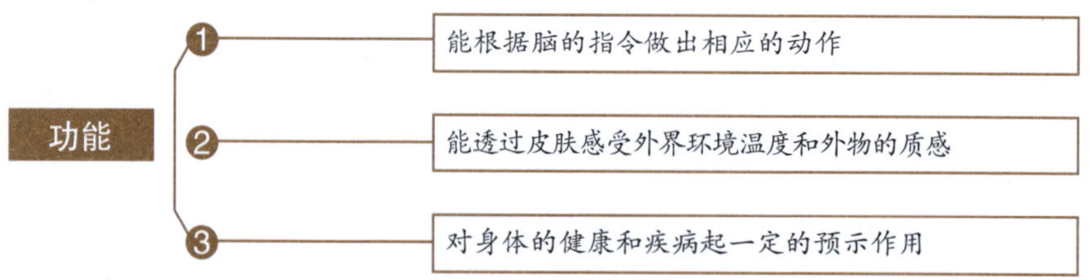

◆ 手与身体健康

通过观察手，可以检测出一个人健康与否：

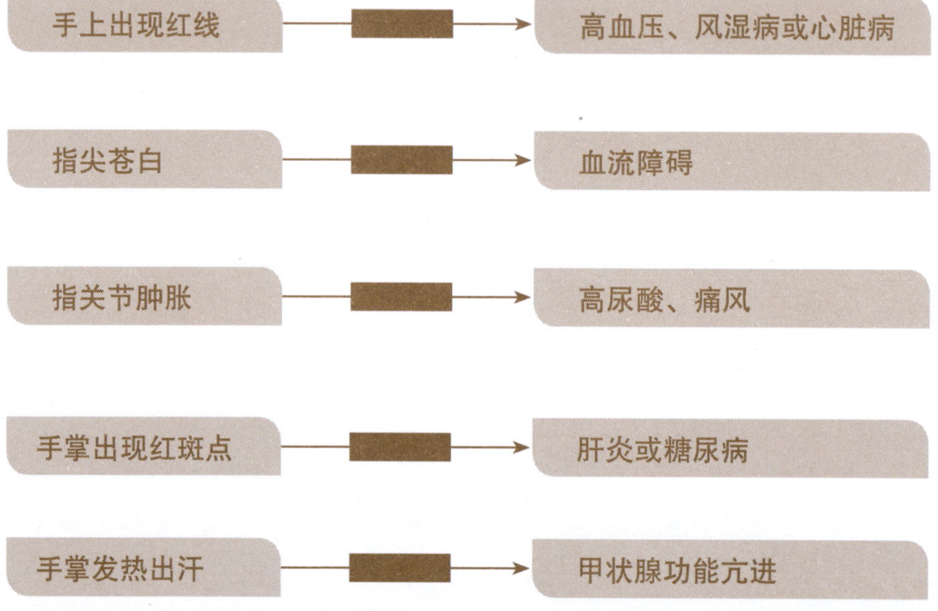

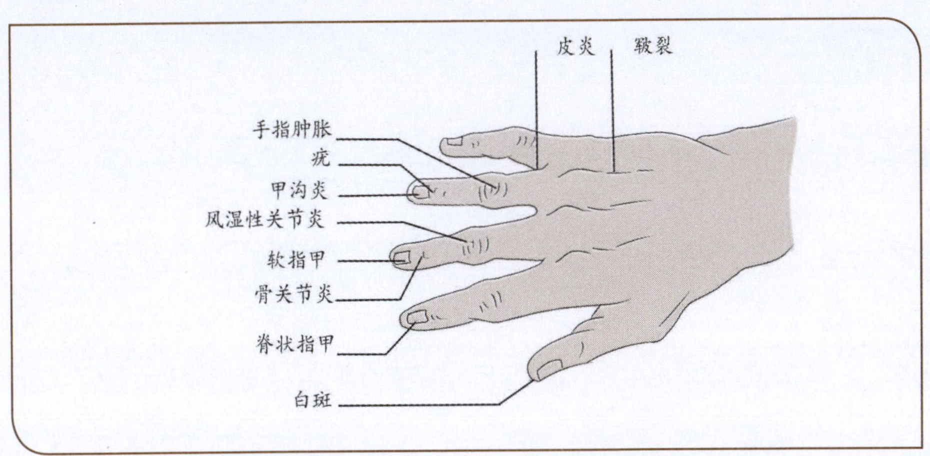

◆ 手部护理

手是女人的第二张脸，一个女人的身份、修养和生活品质都可通过手体现出来。别人会从你的手上看到岁月的痕迹，如果你不精心养护你的双手，手上岁月的痕迹就很容易被别人看出来。

勿频繁洗手；做家务时戴橡胶手套；为防烫伤或冻伤，勿把手裸露在过热或过冷的环境中；可擦拭护手霜等护手产品来滋养、呵护双手。

◆ 指甲预测疾病

指甲作为人体皮肤的一部分，可以表露出身体的营养状态。营养好坏决定其生长速度。如果指甲生长良好，指甲底部新月般的白色部分则较大；反之，则变小，甚至消失。因此，当我们发现白底部分比平时小的时候，就预示了我们的身体素质在下降，这时就应该尽量避免过度劳累，同时保持正常饮食，一般来说，新月形的部分就能够恢复原状。

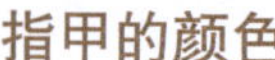

如果指甲呈淡红色，说明身体情况良好。

如果指甲呈现为其他颜色，说明身体机能失调。

如果贫血或末端循环有障碍，那么指甲所呈现的淡红色会慢慢减退，并略带蓝白色。

如果患有慢性肾脏病和糖尿病，指甲会由蓝白色变成白色。

如果患有糖尿病，指甲有时会在无痛的情况下自然剥落。

如果有心脏或肺部方面的疾病，因动脉中的氧气缺乏，指甲就会变成蓝紫色。严重时连皮肤也会呈蓝紫色。

◆ 手指预示健康

下列一些常见病可引起手指麻痛：

末梢神经炎

中毒、感染、手指供血障碍等引起手指末梢神经起炎症反应，可产生手指麻痛。两手的手指大多同时发生，原因除去后通常可恢复，口服或注射维生素 B_1、针灸等治疗可促使其恢复。

尺神经损害

前臂和上臂的尺神经（肘后部尺神经沟处较易受损伤或压迫）受损伤、压迫或息肿瘤时，可引起同侧的小指和无名指麻痛及部分手指活动障碍。多数在损伤后半年左右会逐渐恢复，但如息肿瘤、完全断裂或严重受压通常要进行手术治疗。

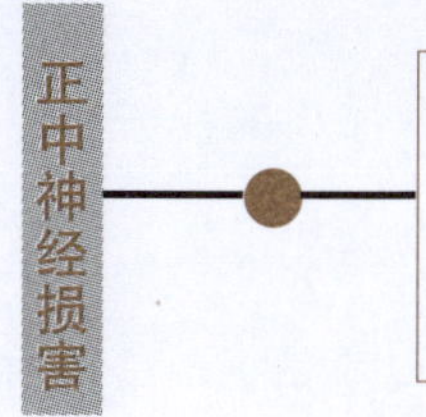

正中神经损害

掌面、大拇指、食指、中指麻痛是由前臂和上臂的正中神经因外伤、肿瘤、受压导致的。腕部最易受损伤或受压，称腕管综合征，治疗原则同前。

桡神经损害

大拇指、食指的背面麻痛及手指、手腕下垂是由上臂外侧的中下段处桡神经受损伤导致的。

臂丛神经损害

尺、正中、桡神经全部或部分损害的混合症状是由腋窝部或颈前部的神经发生病变或损伤导致的。治疗原则同前。

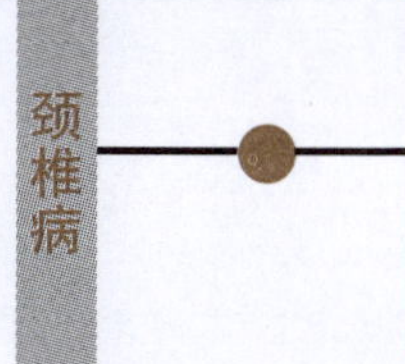

颈椎病

单侧或双侧手指麻痛，并逐渐发展至上臂、前臂，甚至上肢活动障碍，是由于颈椎肥大增生或颈椎间盘变性突出等压迫颈神经根或颈髓导致的。

◆ 手部按摩

长时间不运动也会导致手指麻木，所以空闲时，应多运动手指。

梳理手心可让自己健康。据中医经络学记载，在人体最重要的 12 条正经中，与手相关的就有 6 条，手部与此相关的穴位有 23 个。此外，手上还分布有经外奇穴34个，其中“全息穴”42个。通过按摩或按压人体手部的99个穴位，几乎可以治疗全身的疾病。

先在手心上涂一层护肤油脂，选一把圆头（勿用尖利梳齿的梳子，以免把手心划破）的梳子，然后按一定顺序（一般来说，先从上往下梳，再从右往左梳，继而顺时针梳一圈，第二遍相反）来梳。要想强身健体，可每天坚持做这个按摩。

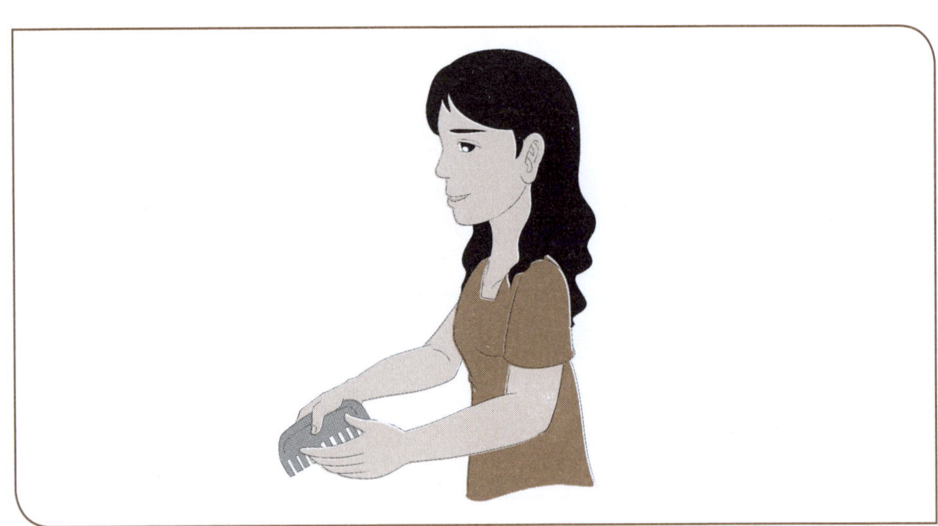

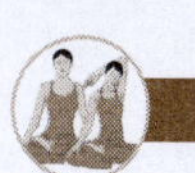

第十四节 腿

人的腿部由大腿和小腿构成，腿部骨骼主要分为三部分，分别为位于大腿的股骨和位于小腿的胫骨及腓骨。

股骨上端与髋骨会合在可以使腿自由运动的球窝关节处，股骨下端与胫骨上端则在只能向一个方向运动的膝关节处会合。股骨与胫骨连接处有一层可形成缓冲层的软骨。股骨下端的正面和根部与滑膜（滑膜为一个里面充满润滑液的囊状物）相邻。膝盖骨覆盖和保护着膝关节。

弯曲膝盖需用到大腿肌肉，移动脚和脚趾则需用到小腿肌肉。体内最长、最厚的坐骨神经覆盖了腿的大部分区域。大腿的血液主要靠股动脉的供应，然后经两个静脉系统（深静脉和浅静脉）流回心脏。

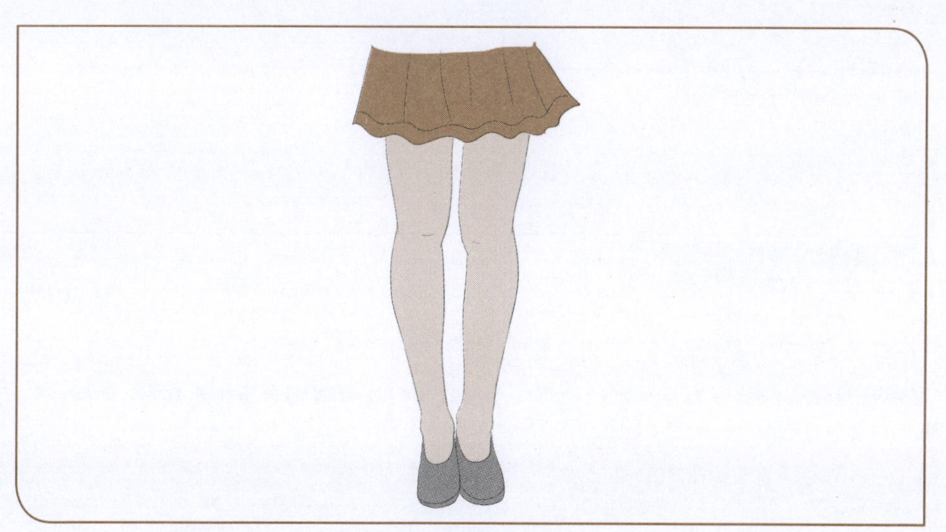

◆ 功能

腿作为人体的一个重要承重器官，还可以让人类自由地运动和行走。

◆ 腿部疾病

髋关节错位

分先天性和后天性的。可导致起步迟缓、举步蹒跚，引发骨关节炎等。

膝盖囊肿

膝盖骨前端的滑液囊发炎可导致此病，常见症状为膝关节组织肿胀、痛，膝盖弯曲时疼痛。

风湿性关节炎

常见于髋关节、膝关节、踝关节和脚等部位。关节疼痛性肿胀是由关节损伤、错位导致的。

坐骨神经痛

多由坐骨神经发炎（如椎间盘滑动可能压迫而造成腿和后腰背剧痛）所引起。

静脉曲张

指腿部静脉膨胀，突出腿部表面，可能剧烈疼痛或造成静脉出血和溃疡。多是由于腿部静脉不能阻止血液回流（如长时间站立及腹部肿胀）造成的。

◆腿部护理

女性的腿可以像面容一样说话，健康的腿部彰显着自信。可以从运动、养护两方面进行腿部养护，以运动为主、养护为辅。腿部的线条和肌肉可通过赤足走路或骑车来锻炼。

腿可以最明显地表明人体气血的盛衰。常言道："人老腿先老"，我们可以用以下四招来锻炼腿部，从而使"人老腿不老"。

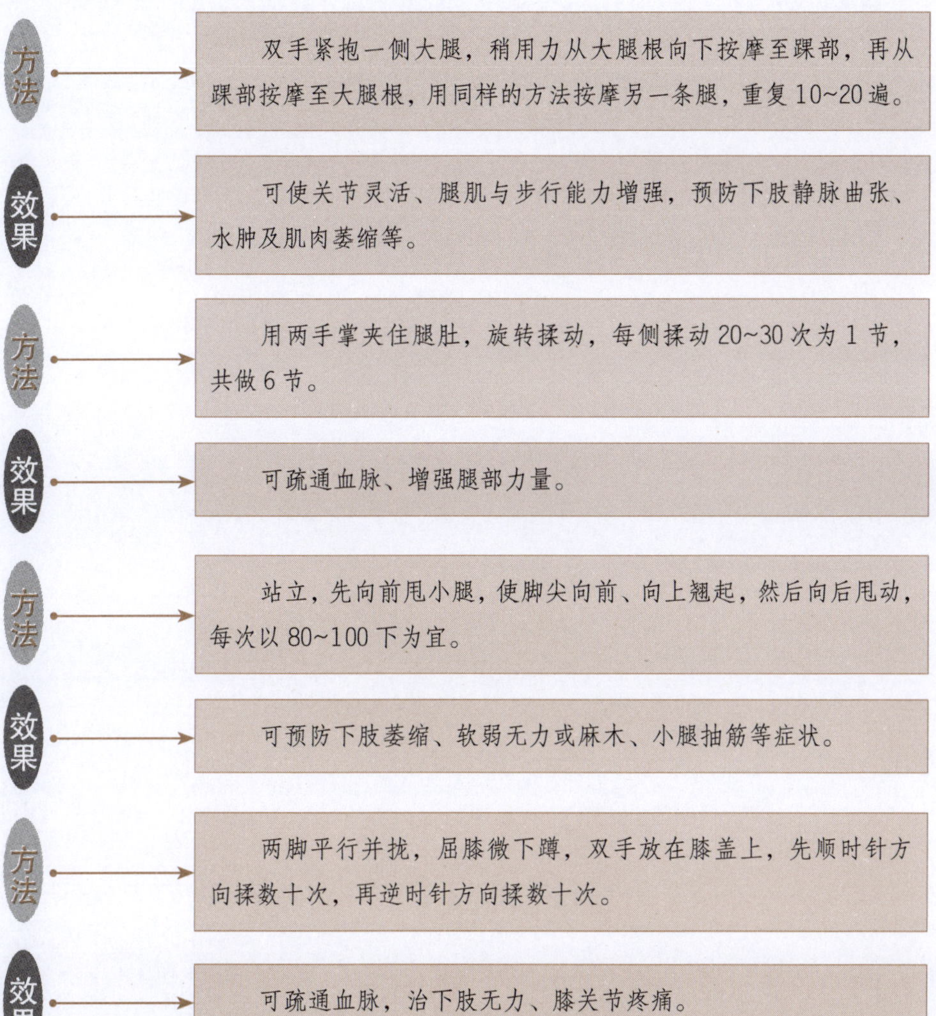

方法：双手紧抱一侧大腿，稍用力从大腿根向下按摩至踝部，再从踝部按摩至大腿根，用同样的方法按摩另一条腿，重复10~20遍。

效果：可使关节灵活、腿肌与步行能力增强，预防下肢静脉曲张、水肿及肌肉萎缩等。

方法：用两手掌夹住腿肚，旋转揉动，每侧揉动20~30次为1节，共做6节。

效果：可疏通血脉、增强腿部力量。

方法：站立，先向前甩小腿，使脚尖向前、向上翘起，然后向后甩动，每次以80~100下为宜。

效果：可预防下肢萎缩、软弱无力或麻木、小腿抽筋等症状。

方法：两脚平行并拢，屈膝微下蹲，双手放在膝盖上，先顺时针方向揉数十次，再逆时针方向揉数十次。

效果：可疏通血脉，治下肢无力、膝关节疼痛。

第十五节 脚

每只脚由一百多条韧带连接 26 块骨骼、33 个关节组成。脚部骨骼主要由三部分组成，分别为趾骨、跖骨和跗骨，其中趾骨 14 块、跖骨 5 块、跗骨 7 块。其中趾骨和跖骨下端连接处形成脚掌的圆形部位，跗骨形成脚踝和脚背后部。

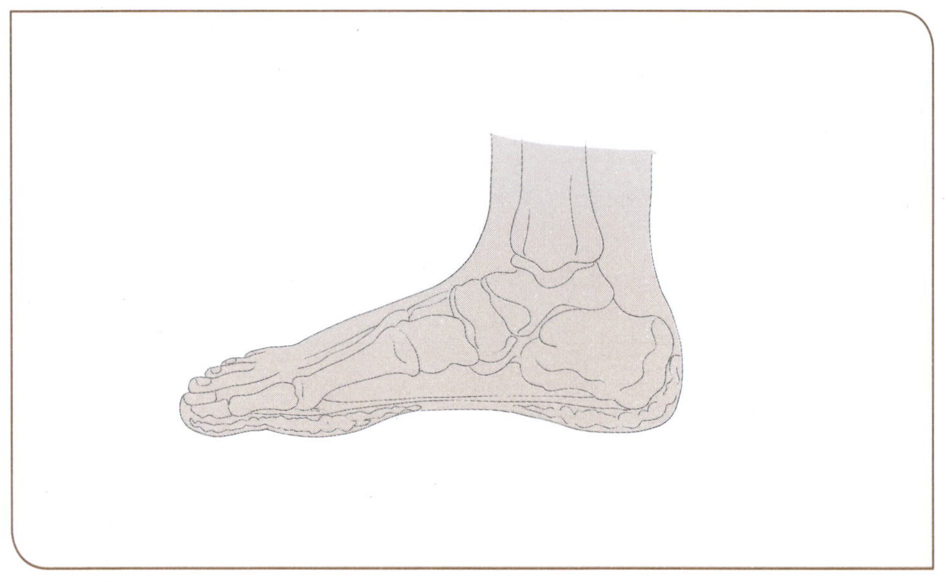

◆ 功能

作为人体重要的负重器官和运动器官，脚能使我们自由运动和行走，而足弓的主要功能则是保证行走时脚的弹性。

◆ 两个足弓

正常的脚由两个足弓构成，其中一个从脚底纵向延伸到脚掌的圆形部位，另一个则横向穿过脚掌的圆形部位。

◆ 脚部小细节暗示女性疾病

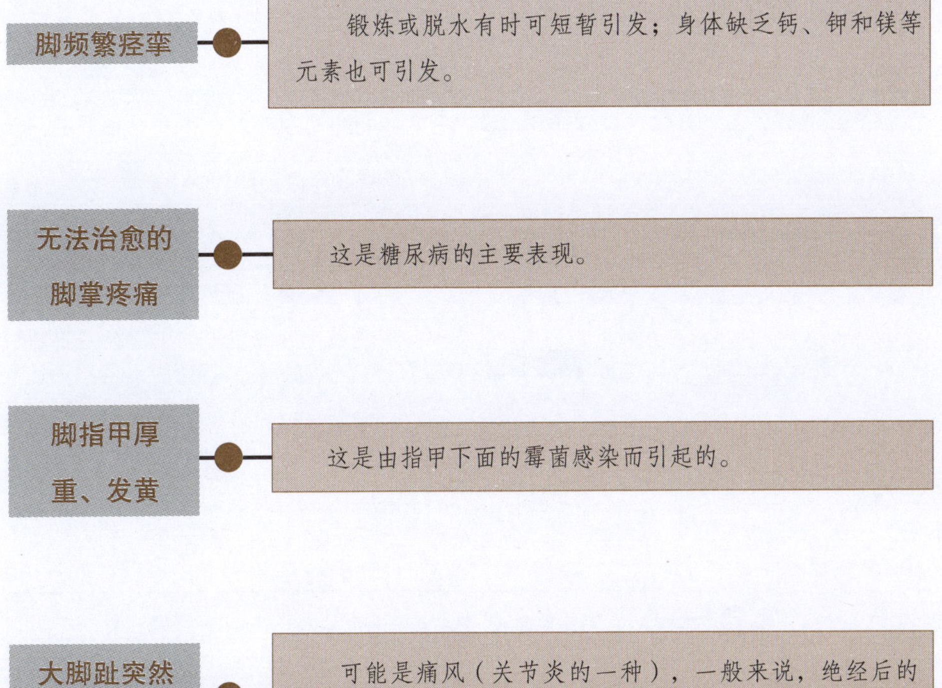

◆常见脚病

鸡眼

最常见的脚病，分硬、软两种，常见于双足底，偶见于手部。摩擦和压迫是主要诱因，为顶端向内的圆锥形角质物。数目有一个或数个，呈对称或不对称分布。

胼胝

俗称茧子，是由于手足长期受压和摩擦而引起的皮肤局限性扁平角质增生块，常发生于手足部掌跖骨突处。一般无明显不适，与足形及某些职业有关。

跖疣

是发生在足底部的寻常疣，由乳头瘤病毒引起，发生部位不定，常并发手足多汗症。

外伤性表皮囊肿

常因外伤将表皮或附属器上皮植入真皮引起，多见于足跖手掌。为位于皮下的球形或卵圆形囊肿，推动时，有压痛感。

趾

1. 足小趾粗大、厚实者肾气多盛。
2. 足小趾细小皮薄者肾气多衰。

趾甲
1. 身体机能低下、极度疲劳者指甲会有纵行条纹。
2. 眼睛易疲劳，或近视、散光者则指甲上翘。
3. 精神压力大者则五个指甲均上翘。

脚堂纹
1. 精神较为忧郁则脚掌纹路非常明显。
2. 性腺内分泌失调（如月经失调）则拇指腹侧皮肤有网状粗纹，且有针孔状损害等。

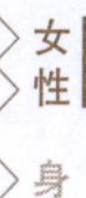

脚掌脚趾用力不均
1. 肝病患者鞋底拇指外侧磨损严重。
2. 心脏病患者小趾侧鞋底磨损严重。
3. 肾脏病患者脚后跟鞋底磨损严重。

◆泡脚养生

每天洗澡的时候最好把脚一起“洗”了。“洗”脚的保健作用得不到大多数女性朋友的理解。

上面说的重点不在洗，而在泡，脚有人体的第二心脏之说。因为脚离心脏最远，而负担是最重的，所以这个地方血液循环容易出问题，中医学典籍记载：“人之有脚，犹似树之有根，树枯根先竭，人老脚先衰。”所以，泡脚不仅能对脚起到保健作用，还能有效改善一些女性手脚冰凉的问题。

◆脚底板按摩

脚底板按摩是一种简便易行的保健法，尤其适合体弱多病的女性。按摩脚底板，能使人体血液循环加快，血管扩张，新陈代谢增强，行动更加矫健有力。

按摩脚底板也可有效刺激大脑皮质，使身体更加温暖舒适，并消除疲劳。

最好在每晚用热水泡脚之后，进行脚底板按摩。按摩要直到脚部发热时为止。两个人互相按摩，效果更好。

如何确保四肢健康?

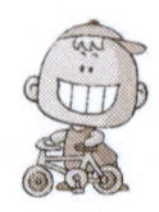

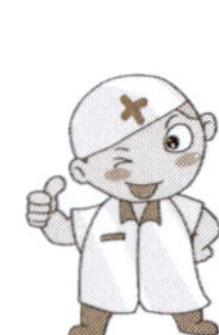

无论选择怎样的出行方式，都要注意安全。在劳累了一天之后让它们休息一下，为了手脚的健康，要注意对它们进行保暖，多为手足着想，它们才会更加健康，这是美好人生的基础。每一个女人都渴望完美、动人的曲线。所以从现在开始，呵护好四肢，让它们伴你共度美好人生。

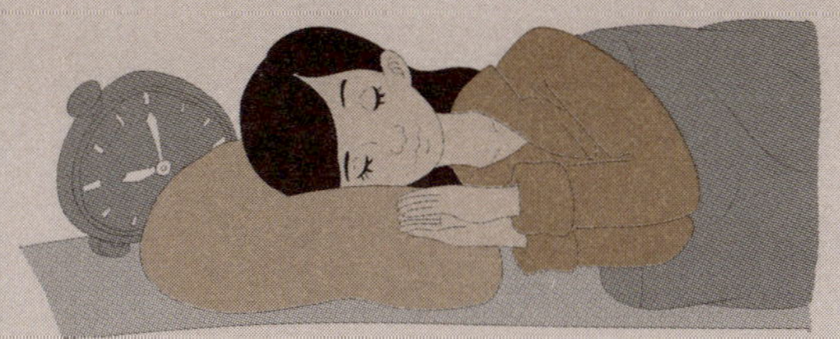

第三章 科学生育

成年之后的女性，除了事业，爱情和婚姻也逐渐步入正轨，正确看待性，正确看待避孕和意外怀孕，正确对待生育，生育过后如何恢复，成了这一时期中关注的重点。通过这一章的阅读，读者将会有不小收获。

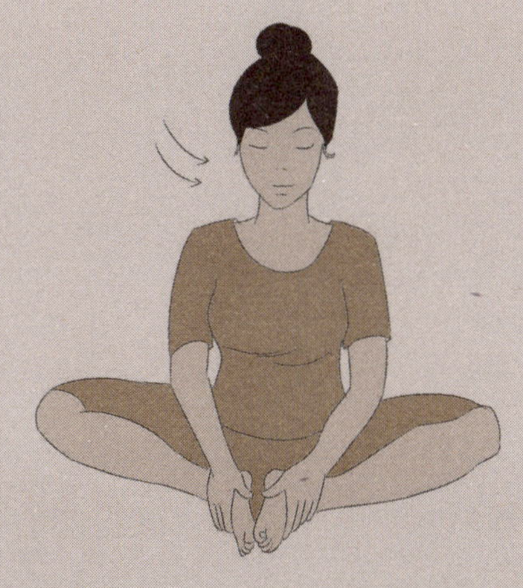

第一节 了解自己的生殖器官

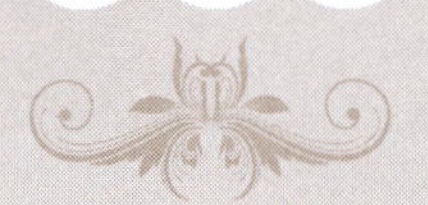

◆ 女性的外生殖器

女性的外生殖器是指一般人们常说的外阴。是女性体表最为隐蔽的地方。

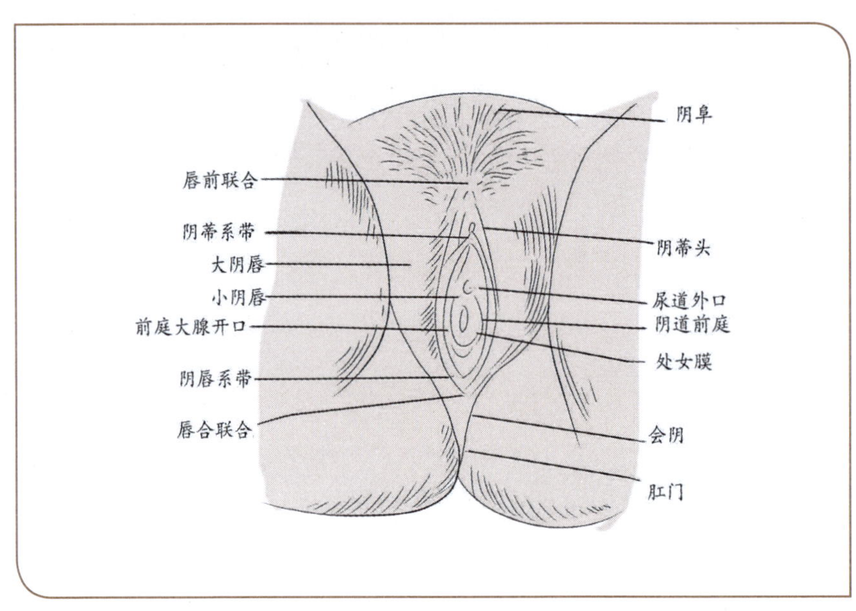

1 阴 阜

是女性站立时，外生殖器中唯一能看得到的部位，位于耻骨联合前方，因皮下脂肪丰富而微微隆起，从青春期起表面就被阴毛所覆盖，阴毛呈倒三角形分布，性生活时能减少摩擦。

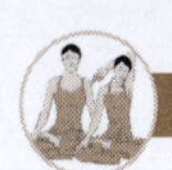

2 大阴唇

是指邻近两股内侧的一对隆起的皮肤皱襞。其外侧面与皮肤相同，从青春期起开始长出阴毛。内侧面的皮肤湿润像黏膜，皮层内有皮脂腺与汗腺，其分泌物能起到保持局部湿润的作用。大阴唇皮肤下面含有较多的脂肪、血管、淋巴以及神经组织，受伤后容易出血并（或）形成血肿。未婚女子的两侧大阴唇自然合拢，把阴道口和尿道外口遮盖住，起到预防逆行感染的作用。

3 小阴唇

就是指位于大阴唇内侧的一对较薄的皮肤皱襞，上端分为两层，包裹阴蒂。小阴唇不长毛，皮下有丰富的神经，是女性性刺激敏感部位之一。

4 阴　蒂

是指位于两小阴唇顶端的连合处，比较像男性阴茎海绵体，能够勃起。由于其含有丰富的神经末梢，因此对触觉非常敏感。是女性性刺激最敏感的部位。

5 阴道前庭

就是在两侧小阴唇之间那个狭长区域，其前方是尿道口，其后方是阴道口，尿道口比阴道口小，连接尿道和膀胱，是排尿的地方。阴道口连接阴道和子宫，月经就是从阴道流出的，自然生产时孩子也是经过阴道离开母体的。

6 处女膜

就是长于阴道口一层环状或筛眼状的薄膜。第一次性交时，大多女性的处女膜会破裂，并有少量血流出。如果阴道口有一圈隆起，那是处女膜破裂后残留的痕迹，分娩后，处女膜痕进一步破裂为数个小的隆起。

7 前庭大腺

是指位于阴道口两侧的两个黄豆大小的腺体，开口处位于阴道前庭。前庭大腺外观上不能看到。在性兴奋的时候，前庭大腺会分泌出一种黄白色的黏液，这种黏液能使阴道润滑，让性交能顺利进行。

◆ 女性内生殖器

女性内生殖器包括阴道、子宫、输卵管、卵巢。

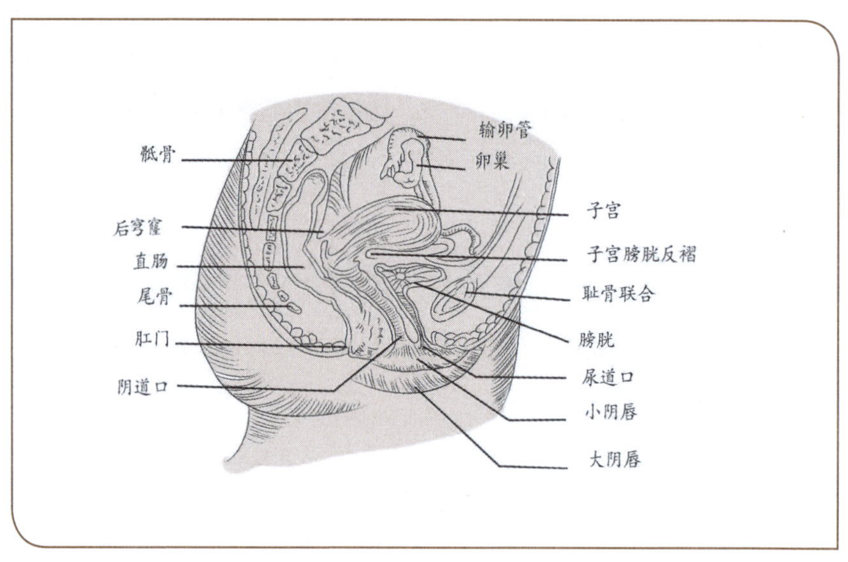

1 阴 道

是指连接内生殖器和外生殖器的通路。在其前方是膀胱和尿道，在后方是直肠和肛门；上端包裹着子宫颈，下端的开口位于阴道前庭的后部。其四周是粉红色的阴道黏膜，阴道壁有许多横纹皱襞，由黏膜、肌层与纤维层三部分组成，伸展性较大。通常处于闭合状态的阴道实际上是一个潜在的腔隙。这个腔隙从子宫颈一直延伸到阴道外口。成年女性的阴道前壁有7~8厘米长，

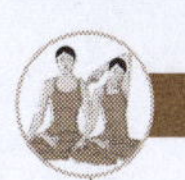

后壁有 10~12 厘米长。阴道黏膜因为不长腺体，所以没有分泌液，一般看到的阴道分泌液。是在阴道充血时，毛细血管渗出液、脱落上皮及宫颈黏液混合产生的，后者主要由子宫颈部的分泌腺体分泌出来的，前庭大腺也能分泌出少量的黏液。

2 子 宫

就是指在骨盆腔中央，呈倒梨形状，微微向前倾的一个厚壁、中空的肌性器官。子宫腔的容积约为 5 毫升。子宫壁由浆膜层、肌层、黏膜层三个部分组成。黏膜层即子宫内膜，由于受性激素影响，从青春期到更年期，其呈周期性改变，是产生月经和怀孕的器官。整个子宫由子宫底、子宫体、子宫颈三部分构成。子宫颈的腺体较多，性兴奋时，可以分泌出黏液用来润滑阴道。

3 输卵管

就是内端与子宫相连，外端呈伞状的一对细长而弯曲的管道。游离缘与卵巢接近，全长为 8~14 厘米，由浆层、肌层、黏膜层三部分构成，能够有规律地进行收缩。黏膜层上长着许多纤毛，这些纤毛可以摆动。因此，输卵管即是卵子与精子相会的所在，也是将受精后的受精卵输送至子宫腔内而着床（附着于子宫壁上），发育成胎儿的器官。

4 卵 巢

指位于子宫两侧，悬于输卵管下方的一对椭圆形的性腺，是女性生殖器最重要的部分，相当于男子的睾丸，其表面在青春期前是光滑的，青春期后由于排卵而渐渐凹凸不平，绝经后又变光滑。一般情况下，卵巢像栗粒一般大小，有 5~6 克重。虽说它体积小，但它的功能非常大，是产生卵子繁衍后代、分泌女性激素、维持女性特征和生理功能的重要器官。

第二节 合理避孕

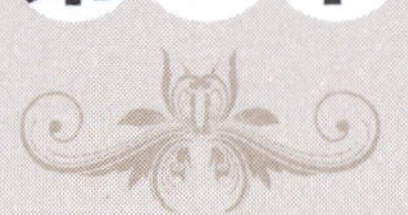

◆避孕的意义

当今社会，人们把避孕看成是理所当然的事情。然而在现代避孕工具如避孕药、避孕套等发明之前，找到安全有效的避孕方法是比较困难的。那时的女性也因此而被称为生育机器。因生育过多，养儿育女花费了这些女性大部分的时间与精力，致使她们再无精力参与到社会实践中去施展自己的才华。

男人们通常认为避孕只是女人的事情，跟自己无关。女人因不慎怀孕而不得不流产，这些事情在他们看来是再理所当然的事情了。大量事实证明，要保障女性的身体健康，必须让男性积极主动地参与避孕。性生活作为男女双方共同参与的活动，其结果应当建立在男女性伴侣共同营造、理解、协商和认同的基础上。而在此基础上选择双方都能接受的、安全的避孕方法，其实在某种层面上也是男女平等的一种体现。因此呼吁大家：要体现男女平等，请从避孕开始吧。

流产会损害健康

虽说人工流产在我国是一种合法行为，其安全系数较大，死亡率不算高。但是，不管用哪一种方法终止妊娠，都将有可能损害到女性的身体健康，特别是未生过孩子的女性。流产很可能会造成子宫穿孔、感染、出血、继发性不孕、盆腔瘀血综合征、子宫内膜异位症、自然流产、早产等一系列并发症，严重的话可能导致死亡。

尊重生命

不要把流产当儿戏。流产不是只流掉一块组织，而是有可能发育成为一个健康可爱的孩子的胚胎。在我们选择是否流产的那一瞬间，你是否觉得这决定是不是有点太无情，太不人道，或者说过于残忍？你有没有想过，仅仅是一次错误的选择，就有可能导致终身不孕，使自己的生命就此停止延续，使家庭幸福因此大打折扣？因此，尊重生命，热爱生命，就应该积极主动避孕，预防非意愿妊娠。

尊重生命，需要男女性伴侣共同努力一起预防非意愿妊娠。女性朋友们，不要再去迁就男人了。因为多次流产，只会让你的身体伤痕累累；男性朋友们，如果你是真心爱着你的女人，就请你控制住自己的情欲，积极主动避孕，不要再让爱你的女人因流产而流泪了。

◆ 避孕方法大搜罗

避孕方式有很多种，大多数育龄女子都会知道或听说过几种，但如何才能了解正确的避孕方法，以选择适合自己的避孕方式，才是我们目前最需要掌握的知识，请大家一定要做到“知情选择”。现在，让我来简单介绍下面的 12 种避孕方法，到目前为止，第 1~3 种方法是最常用的避孕方法，也是使用人数最多的。这 3 种方法分别在本书后面的部分做更详细的讲解，请重点关注。

方法	优点	缺点
1. 男用安全套	安全可靠且方便经济；几乎无副作用；不仅能够避孕，还可以预防性疾病的传播；降低发生宫颈癌的概率；对早泄有一定治疗作用。有数据指出，在中国的育龄夫妇中，有 42% 以上的人通过此法避孕。	需要男性配合；必须在每次性交时及时使用，否则成功率极大降低；可能导致性快感受到影响。

续表

方法	优点	缺点
2. 口服避孕药或打避孕针法	安全高效且简便、可逆；为世界上使用人数最多的避孕措施；可靠性几近100%；对妇科疾病有一定疗效，可预防卵巢癌、子宫内膜癌等。	部分女性难以坚持长期每天服用；使用初期，会出现肠胃道不适和少量不规则出血等情况；个别女性长期服用可能导致肝功能受到损害；一旦漏服，极易导致避孕失败。
3. 宫内节育器	安全高效、长效简便且可逆、经济性佳；对性生活和哺乳不产生影响；一次放环，可维持5~20年的有效期；可以当作一种紧急避孕的方法。	放置和取出时，需要到正规医院进行简单的小手术；有些女性会出现经期延长的现象；含铜的宫内节育器可能会引起月经出血量增加的情况；个别女性可能出现戴环怀孕现象。
4. 皮下埋植避孕法	不含雌激素，安全、高效且长效；避孕效果可达99%以上；引起的肠胃道的反应很小；一次埋入，可维持3~5年的有效期；哺乳期的女性亦可使用；可预防盆腔炎、卵巢癌、子宫内膜癌等。	需要到正规医院进行小手术，以埋植或取出；大概有一半的女性在刚开始使用时会出现月经失调的现象；小部分女性在使用后期会出现闭经等现象。
5. 女用避孕套又叫阴道套	相当程度上降低女性接触精液和致病微生物的概率；可安全、有效地避孕；可使艾滋病和其他性病的感染概率降低；不含药物，不会出现药物反应。	初次使用，需由专业的医生或护士装入；因为不够简便，故通常很少有女性主动选择使用；使用方法正确并配合杀精剂使用时，仍存在2%~25%的失败率，若未配合杀精剂，则存在6%~29%的失败率；通常做一次性使用，经济性欠佳。
6. 阴道避孕药环	可由女性自行掌握，将环置入阴道深部，可持续留置并避孕1年。对人体正常的内分泌功能不会造成干扰，避孕效果可高于95%。对性生活不造成影响；对卵巢癌、子宫内膜癌等可起到预防作用。	可能导致月经发生变化或出现点滴出血等情况；可能引起白带略微增多；一小部分妇女会出现环脱落现象。

续表

方法	优点	缺点
7. 阴道隔膜和宫颈帽	简便、安全且避孕效果好，成功率可高于95%；不会对人体健康造成有害影响；对男女双方的性快感不造成影响；对月经和哺乳无影响；可以反复使用，经济性好。	若想熟练掌握技巧，须经过训练；须在每次房事前放入，事毕12~24小时后取出，然后进行清洗、保存，较为麻烦；若使用不当，会对避孕效果造成影响，导致避孕失败。
8. 外用杀精剂	购买方便、经济型好、携带方便；对月经和哺乳无影响；对于一些由体液交换而导致的性病具有预防作用。	衣物易污；所需预备时间长，而有效时间仅有1小时；部分产品可能存在异味。
9. 安全期避孕法	是一种生理性避孕方法，因为双方都是在正常状态下进行性生活，所以能得到满意的性快感；与其他器具、药物、手术等方法相比，人们更易接受这种自然、实用、经济、无害的方法。	需要双方密切合作，实行周期性禁欲；若禁欲时间过长，会导致男方出现性压抑等情况；推算安全期时很难做到十分准确；成功避孕概率较低。
10. 体外排精法	经济、实用且不存在使用避孕药具引起的副作用，若男性自控力极强，可偶尔为之。	这种方法要求的技术难度较高，且会导致男性在高潮来临时战战兢兢，有点不仁道；避孕成功率低；对于身体健康有一定损害，故而不提倡。
11. 男性、女性绝育术	安全可靠、效率高；长期性、永久性，简单且经济性好；对月经和性功能无影响。	须到正规医院通过手术完成；可能引起手术并发症的发生；若要复孕，则须再次手术，失败率为10%~20%。
12. 再也不用避孕		当有男女双方无性生活、女方绝经、双侧卵巢或子宫切除、男方患无精症等情况时，无须避孕。也即当男女有一方或双方不再具备受孕能力时，就无须再采取避孕措施。

第三节 生育前的准备

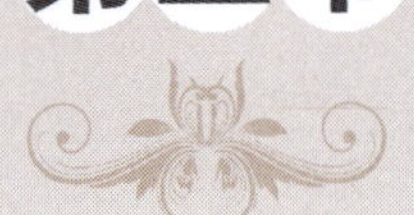

◆ 了解怀孕

孕育生命是一件十分神奇的事情，因为卵子的生命只有一天，在这一天当中，卵子要与上亿个精子中的一个相遇，进而完成受精，这是一个十分神奇的过程。

一个卵子从卵巢中飞奔而出（排卵）

自女婴出生始，卵子便开始逐渐在其卵巢中累积，待其中一个卵子成熟后，便会独自飞奔出卵巢，此即为排卵。

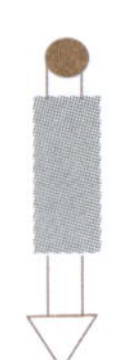

卵子进入输卵管中

卵子飞奔出卵巢后，输卵管前端的伞部会将其抓住，再使其通过输卵管进入输卵管的壶腹，然后在其中静候精子。

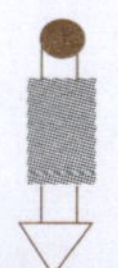

精子向着卵子奋勇前进

男性一次射精释放出的精子可达1亿以上。但是，绝大多数精子会在通往阴道和子宫的过程中因精疲力竭而死亡，能够胜利通向输卵管的壶腹部位的只有极少部分的精子。

当精子遇上卵子

约射精后1小时，最终会有数十个乃至上百个精子得以突破重围，成功到达输卵管的壶腹部位。

受精卵移向子宫

一旦精子和卵子结合，便形成受精卵，同时，受精卵的表面会生成一层杜绝其他精子进入的膜。自此，受精卵正式成为一个细胞开始成长。受精卵在不断分裂的同时，通过输卵管向子宫移去。

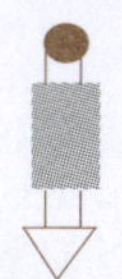

受精卵进入子宫

进入子宫以后，受精卵会进入松软的子宫内膜等待着床。受精卵的成功着床，标志着怀孕序幕的揭开。着床后的受精卵，其细胞分裂会继续进行，逐渐形成胎儿与胎盘。

◆ 向三口之家迈进的“备孕革命”

每个女性从怀孕到生产，都受到其自身的日常生活习惯的直接影响。所以，为了生出一个健康、聪明的宝宝，女性在怀孕前，一定要保证其身体、心理、经济等各方面都做好了充分的准备。下面，就让我们来看一看，在怀孕之前，女性应该对哪些方面予以关注。

◆ 孕前小细节，让宝宝赢在起跑线上

首先，必须将戒烟作为头等大事并绝对做到。香烟中含有的尼古丁不仅可能导致女性不孕，同时也会对孕期胎儿和产后婴儿的健康造成恶劣影响。并且，不仅备孕女性需要戒烟，其伴侣和家人也需要一同戒烟。

通常来说，有相当一部分的日常服用药物中含有可能会对胎儿的健康发育造成不良影响的成分。因此，如果在怀孕期间需要服药，必须询问医生并征得同意。此外，日常生活与工作中压力过大、过度减肥或运动过量等，也有可能导致女性不孕，因此，对于这些情况，备孕的女性尤其需要注意。

◆ 掌握最佳受孕年龄

在现代社会中，参与社会生活的女性越来越多，女性的平均结婚时间也越来越晚，女性的平均生育年龄更是逐年提高。然而，站在医学角度来看，只有25~35岁才是女性的最佳生育年龄。

通常情况下，女性一旦超过35岁就很难受孕，即使受孕，也更容易患上妊娠高血压综合征，或者只能采取剖腹生产。然而，35岁以上的女性也具有一定的怀孕优势，因为这个年纪的女性通常在物质和精神上都做好了充足的准备。

反之，若受孕女性未满18岁，则其身体发育尚未完全成熟，会导致母婴双方都承受巨大风险，产后也需要有更多人照顾。

◆跟不良生活习惯说拜拜

首先，必须将戒烟作为头等大事并绝对做到。香烟中含有的尼古丁不仅可能导致女性不孕，同时也会对孕期胎儿和产后婴儿的健康造成恶劣影响。

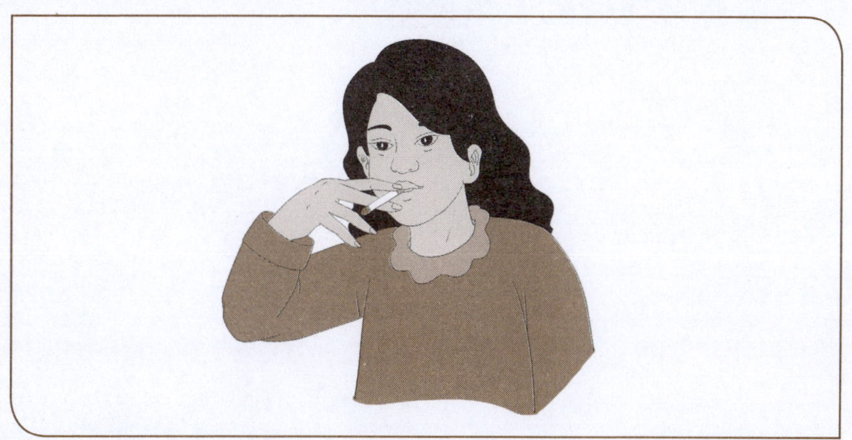

通常来说，有相当一部分的日常服用药物中含有可能会对胎儿的健康发育造成不良影响的成分。因此，如果在怀孕期间需要服药，必须询问医生并征得同意。

为了防止跌倒，女性在怀孕期间最好不要穿高跟鞋或鞋底滑的鞋。

千万不可勉强自己做事，一旦觉得疲惫，要及时休息。

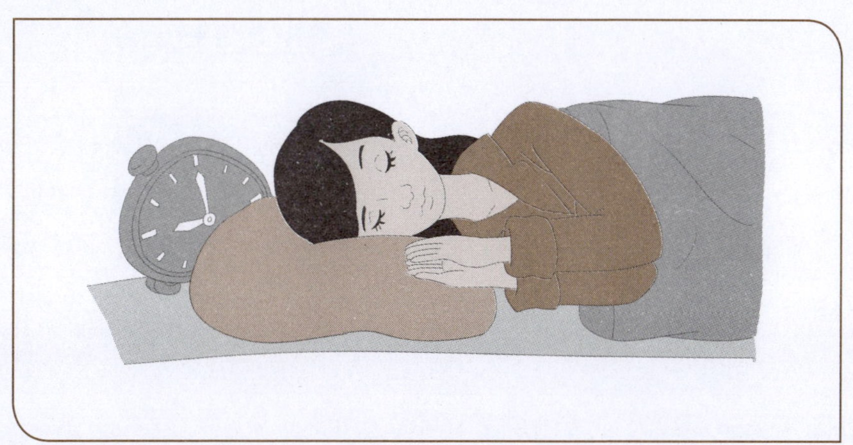

为避免肚子受寒，影响母婴健康，女性在怀孕期间最好不要穿露脐装。

须避免母体长时间外出，否则会导致身体承受过重的负担。若必须外出，则外出途中定要时常休憩。

◆ 怀孕前必须要做的六项检查

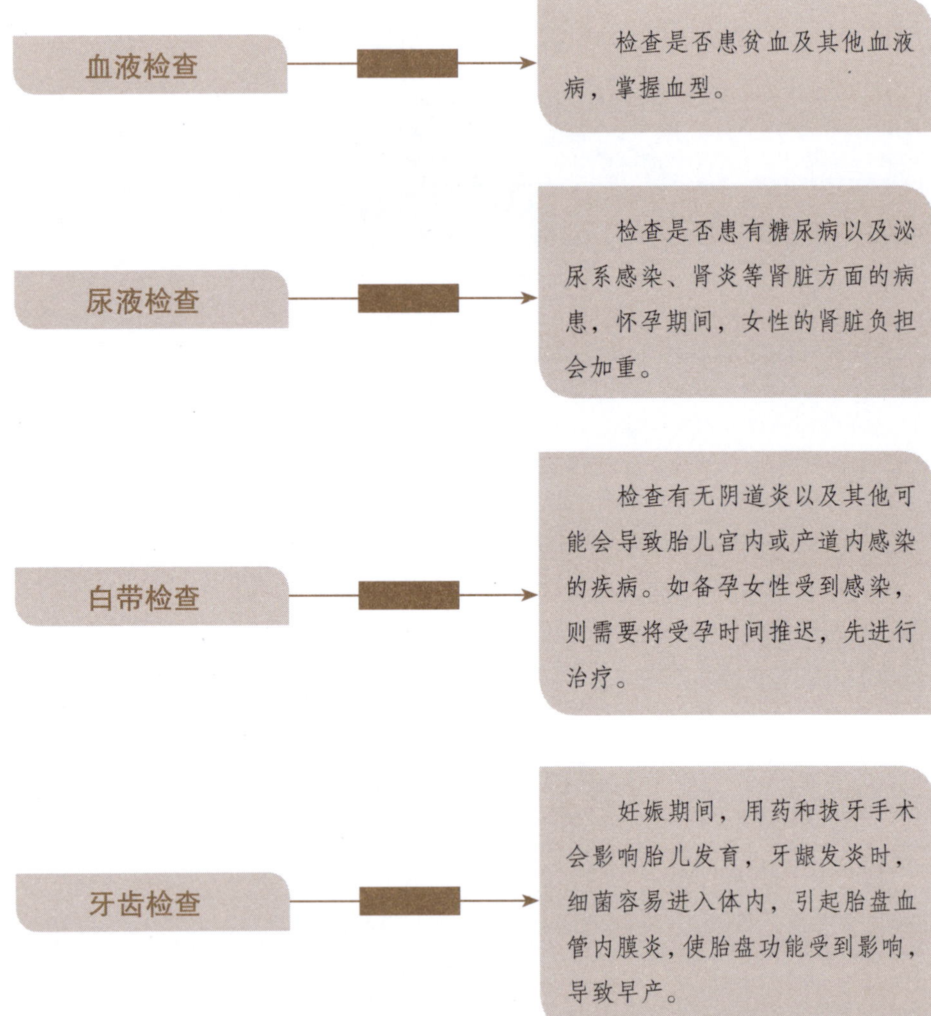

染色体检查

检查有无染色体异常，了解男女双方的生育功能、预测生育染色体病后代的风险。提前采取有效措施，以达到优生优育的目标。

超声波检查

检查子宫与卵巢的发育情况，判断宫颈管长度，检查输卵管有无异常，是否有子宫肌瘤、子宫畸形、卵巢肿瘤等情况。

准爸爸应该做哪些准备呢?

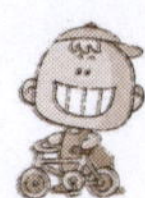

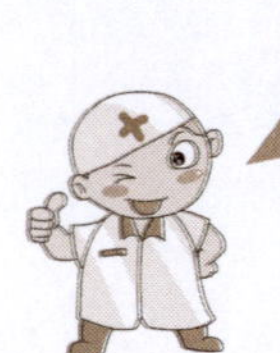

光靠准妈妈的努力，是不足以孕育“优质宝宝”的，准爸爸也需要提供优质的精子，与准妈妈共同承担优生优育的重任。通常情况下，每过 3 个月，男性就会生成一批新的精子。因此，在日常生活中，准爸爸们必须提前 3 个月便开始注意以下几点：

1. 彻底戒烟并远离香烟；
2. 彻底戒酒并远离含酒精的饮品、食品；
3. 不穿化纤材质的内裤和紧身裤；
4. 骑自行车时间不可过长；
5. 使用手机和电脑的频率不可过高，特别要注意的是不可将笔记本电脑置于膝盖上，这会对精子的形成造成极坏的影响。

第四节 性交

◆射精

射精时，男性的睾丸、附睾肌肉收缩，沿输精管将精子推向阴茎。在这一过程中，精囊以及前列腺分泌的精液与精子混合。精液混合后，经由男性尿道进入女性阴道内。

男性的睾丸是产生精子的场所，每天产生的精子数量可达数百万个。附睾为发育中的精子的贮藏所。每个精子的体积十分微小，只有通过高倍显微镜方可观察到，成熟期为60~72天。相较之下，女性一般每个月只会有一枚卵子成熟。

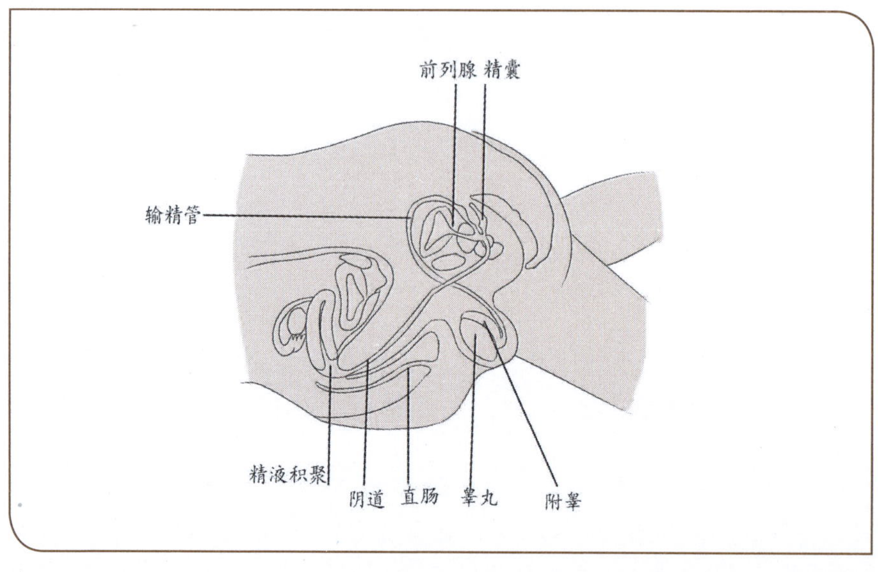

◆ 受孕过程

男性从射精开始，精子与卵子结合成为受精卵的整个过程如下：

女性在排卵前两周，其卵巢内有数个卵囊逐渐成熟，在排卵前一周，一个卵囊突然加速生长。成熟后的卵子从卵囊中爆裂出来，出现排卵现象，随着肌肉收缩推动，卵子通过输卵管。在24~48小时内，如果卵子没有与精子接触，就会逐渐分解。性交时，男性射入女性阴道内的精子数量通常在4亿个左右。但只有一枚精子与卵子结合，进而成为受精卵。精子在尾部的推动下，移动的速度很快，几分钟就可以移动2.5厘米。当精子到达子宫颈后，精液就会逐渐被稀释，在阴道的酸性环境中约有一半的精子会遭到淘汰。剩余的精子会穿过子宫颈黏液。通常阴道黏液会阻止精子穿过，但如果是排卵期，精子就能够轻松穿过阴道黏液。

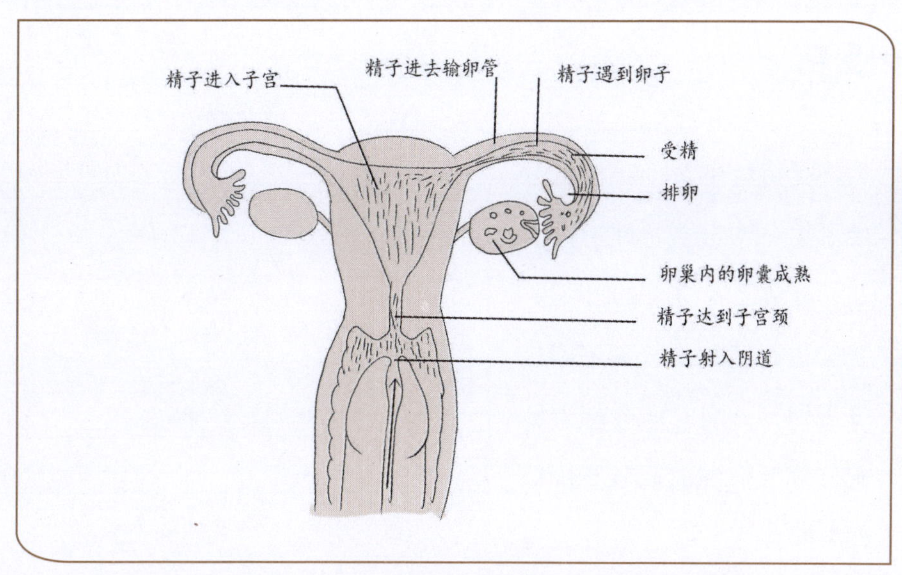

当精子到达子宫顶部。这时精子的数量只剩下了几千枚，约一小时之后，这些精子会到达子宫。约有半数精子能进到输卵管。其他精子会移动到含有成熟卵细胞的输卵管顶部。如果条件适宜，精子的存活时间能长达72小时。

女性如果这时候还没有排卵，精子还可以等到卵细胞成熟排出并结合。如果与卵细胞相遇，精子的头部就会释放酶打穿卵子外壁并钻进去，这就完成了受精。受精后的卵细胞，其细胞壁为了阻止其他精子进入，通透性会迅速变硬。精子与卵细胞结合之后就象征着新的生命即将开始。

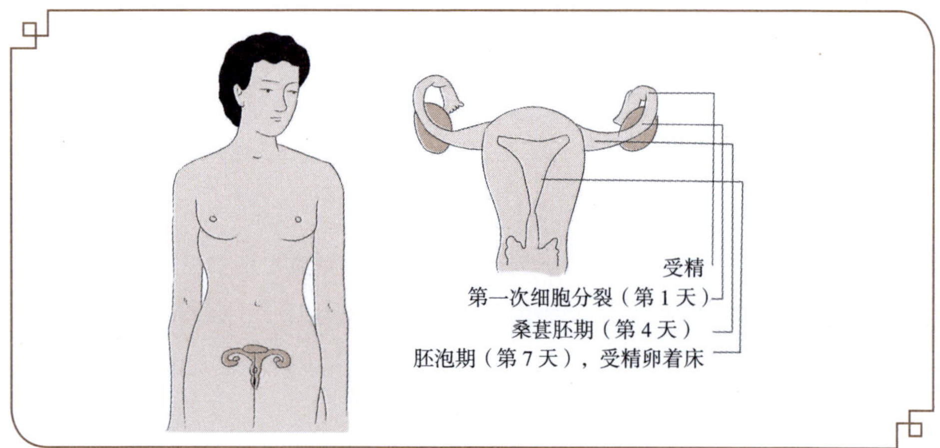

◆ 受精

受精后不久，卵子就开始了第一次分裂，即一分为二，分裂之后的约 24 小时，就会进行第二次分裂，即二分为四，分裂时间会随着细胞分裂所需的时间较少。以此类推。

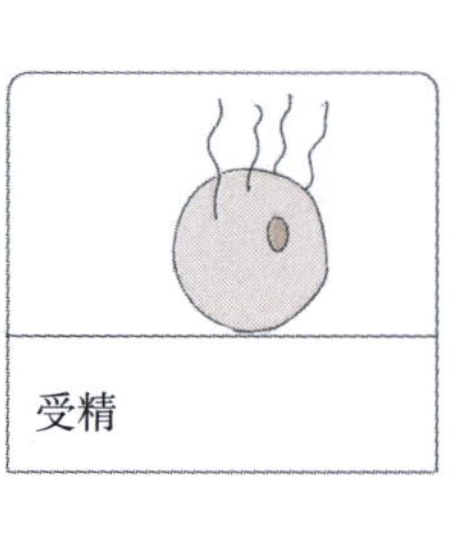
受精

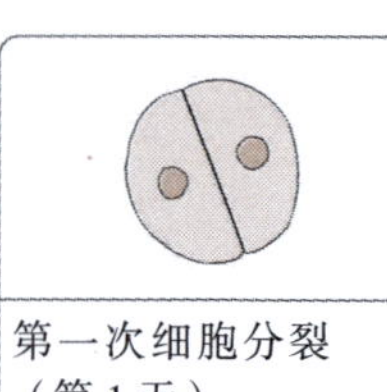
第一次细胞分裂（第 1 天）

卵子分裂后形成的一小束细胞，称作桑葚胚。这时候，受精卵开始向子宫腔进入。

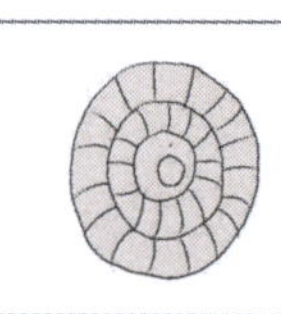
桑葚胚期（第 4 天）

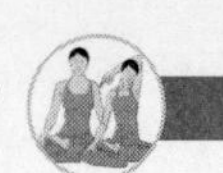

桑葚胚细胞在少量子宫液的帮助下，被小空间分开。外层细胞扁平，形成细胞壁，剩余的细胞簇（胚泡）就会向一边移开，之后分别发育为羊膜囊、胎盘和胎儿。	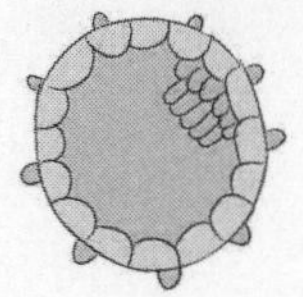 胚泡期（第 7 天），受精卵着床
经过一周左右的分裂，胚泡上就会形成小的突起——绒毛膜绒毛，这些突起最终钻入子宫内膜。胚胎就会在子宫内膜上继续分裂。	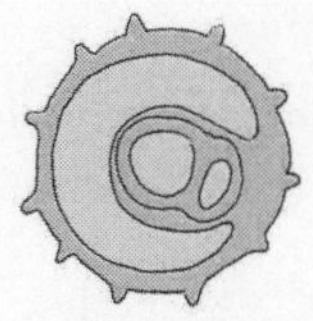 内部经胞分化（第 10 天）
子宫内着床奠定了胚胎的营养基础。大约 18 天过后，胚胎的神经系统已经逐渐形成，并在数周内继续发育生长。	 胚胎形成卵黄囊（第 15 天）
妊娠第 1 个月，胚胎的数百万细胞交织在一起，并有了各自的分工。此时，已经形成了原始的心脏。而胚胎体积已经扩大到最初卵子的一万倍。	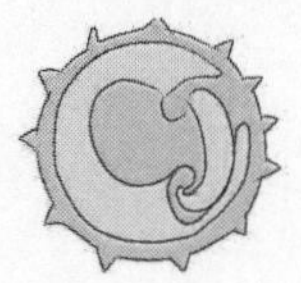 胚胎形成卵黄囊（第 15 天）

◆ 多胎受精

两个分裂的卵子可能会发育成四胞胎，两个单独的卵子加一个分裂的卵子同样也可以发育成四胞胎。胎儿是否共用胎盘则主要取决于卵子是否分裂。但数个胚胎也有可能共用一个羊膜囊，但这种情况比较少见。

由一个受精卵分裂而来的就是同卵双胞胎，这时的双胞胎虽然共用一个胎盘，但却有两个羊膜囊，所以血型是一致的。同卵双胞胎的基因结构也十分相同，所以，胎儿的性别相同，特征也非常相似。

两个卵子分别与两个精子受精后发育而成的就是异卵双胞胎。它们有各自的胎盘，所以性别、血型可能相同，也可能不同。

双胞胎是怎样形成的？

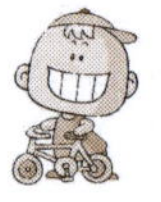

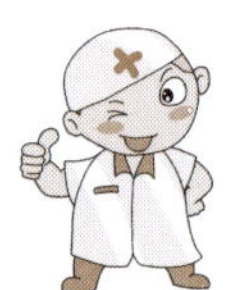

每个月女性通常只会排出一枚卵子，顺利受精之后，只能形成一个胎儿，但是如果出现下列情况的时候，就能产生双胞胎。一种是女性在一次排卵中排出了两粒卵子，如果在这种情况下完成受精，就是异卵双胞胎，胎儿的性别和血型可能不一样。另一种情况就是女性只排出了一粒卵子，在受精后的早期卵裂中，分裂成了两个胚芽的同卵双胞胎，这种情况下的胎儿，性别、血型一定是一样的，就连外貌也会十分相似。

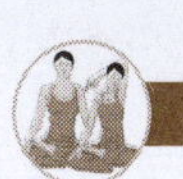

第五节 怀孕过程当中

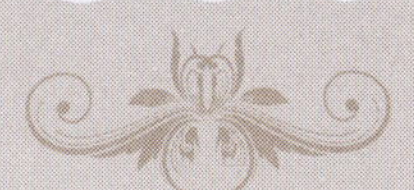

◆ 排卵测试

样本收集

用洁净、干燥的容器收集尿液，避免使用晨尿，最好在早10点至晚8点收集尿液，每一天同一时刻采集样本，收集尿液前2小时应尽量减少饮水，因为一旦饮水，就会稀释尿液样本，进而妨碍LH峰值的检测，并对检验结果产生影响。

使用方法

撕开铝箔袋，取出试纸。手持测试条，将有箭头标志线的一端插入尿液中，约3秒后取出平放，10~20分钟之后观察检测结果，以30分钟内阅读结果为准。

结果判定

第一，如果测出来有一条线，那么是对照线，这就表示没有排卵。第二，测出来有两条线，下面一条是检测线，上面一条是对照线，下面的颜色比上面浅，这就表示还没有到达排卵高峰，每天持续测试。第三，如果测出来有两条线，下面一条是检测线，上面一条是对照线，就表示并未怀孕。第四，下面一条颜色比上面深或者一样，表示24~48小时到排卵高峰，表明排卵无效。

◆ 妊娠时间

妊娠时间的差异与准妈妈的关系十分密切，有些也和胎儿的发育有关。通常认为妊娠持续 9 个月时间。通常妊娠时间可以分为 9 个 31 天一月（279 天）或 10 个 28 天一月（太阴月）。

传统上的医生以太阴月计算妊娠时间，从最末一次月经的第一天开始计算日期，不管受孕发生在 14 天以后的事实。

◆ 孕妇的情绪对胎儿的影响

研究表明，母胎之间虽然没有直接的神经传递，但孕妇的情绪发生变化时，体内就像是经历了一段“坏天气”一样，体内自主神经系统的活动同样也会受到刺激，由自主神经系统控制的内分泌腺就会因此而分泌出多种多样的不同激素，这些激素在向胎儿输送养分时，经由脐带进入胎盘，进而导致胎盘的血液化学成分发生变化，间接性地与母亲体内建立起神经介质传递关系，这时候正处在形体和神经发育关键时刻的胎儿就会因此而受到刺激。情绪的不同就会产生不同的激素，有的对胎儿有益，有的对胎儿有害，这些都会直接影响到胎儿的生长。

所以，妊娠期间孕妇应控制自己的情绪，注意精神修养，心怀博大，性情保持开朗，情绪保持平和，举止要端正。悲伤、急躁、焦虑、愤怒等不良的情绪要尽量抛弃和避免。这样，腹中的胎儿就会按照正常生命的节律进行良好的发育，对未来的孩子的性格、智力以及形体发育产生较好影响，有良好的促进作用。

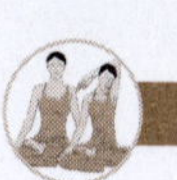

为什么孕妇居室不宜放花草?

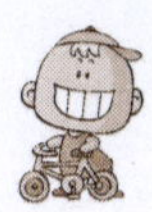

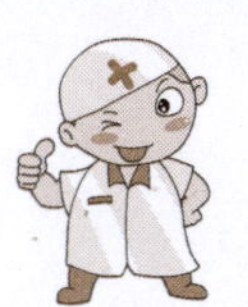

孕妇和婴儿的卧室里尽量不要放花草。因为有些花草会对孕妇和胎儿造成不良影响。如万年青、五彩球、洋绣球、仙人掌、报春花等会导致孕妇接触性过敏。如果孕妇和婴儿的皮肤与它们接触，或汁液弄到皮肤上，有时候会有急性皮肤过敏反应，导致疼痒、皮肤黏膜水肿等症状。一些具有浓郁香气的花草，如茉莉花、水仙、木兰、丁香等会导致孕妇嗅觉不灵、食欲不振，甚至出现头痛、恶心、呕吐等症状。所以，孕妇和婴儿的卧室要尽量避免摆放花草。

第六节 妊娠期间

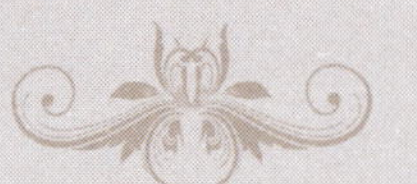

◆胎儿发育过程

妊娠后，子宫壁上会有微小的胚胎着床。妊娠两个月后，胚胎不断生长，子宫大小不会发生变化。在4~8周的时间内，胚胎会从没有肢体、长仅约0.4厘米的大小逐渐发育成具有人形的胎儿，从头到脚总长约4厘米。

当第2个月结束的时候，胎儿的器官已经完成其初始形状的发育。

最初的胚胎是一团软组织。当妊娠到达第30天时，芽状胳膊已经长了出来。第40天时，胳膊已经可以分为手、前臂和上臂。这时候的手指只是大概的形状。但当胚胎发育到第40天时，软骨做的骨骼已经开始生长，到第45天时，第一个骨细胞已经开始形成。

当妊娠到达第50天时，胎儿的性别已经可以分辨出来。胳膊继续生长，五指已经分开。（腿脚的发育时间与胳膊相比要晚，但发育过程相似。）

接下来的7个月，胎儿器官的发育速度会非常迅速，到婴儿出生时，所有器官的重量已经增加到原来的120倍。妊娠第8周时，胎儿的体重为28.3克。胎儿出生的时候的平均体重为34克（也就是说受精卵已经增大了50亿倍）。身长从妊娠第8周时的4厘米，增长至出生时的50.8厘米（增长约12.5倍）。

除了胎儿整体发育外，妊娠第18周开始，头发、体毛和指甲也开始不断生长。至妊娠第30周时，皮下脂肪堆积，胎儿的皮肤更加光滑、圆润，红颜色减淡且皱纹逐渐减少。

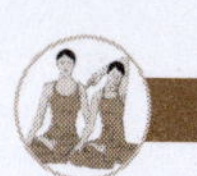

在妊娠第 9 周时，眼睑已经可以盖住眼睛，到妊娠第 22 周时再次张开。

当妊娠进入 14 周时，胎儿的心脏每天泵送约 28 升血液；到妊娠第 38 周时，胎儿心脏已经可以每天泵送约 340 升血液。开始时，胎儿将小便排入羊水中，胎儿的眼睑、手掌和脚肌肉反射及吞咽反射开始出现。在这个时候，胎儿也就出现了吸吮拇指的动作。

当妊娠进入第 18 周时，孕妇已经可以感觉胎儿的活动，或称为“胎动初觉”，如果将耳朵贴在孕妇腹部，胎儿的心跳声也可以听到了。

当妊娠进入第 22 周时，孕妇很有可能出现早产，但这时候的婴儿存活率很低。但妊娠 24 周出生的婴儿，如果在重症护理病房内使用特殊呼吸机后，就极有可能存活下来。通常妊娠满 40 周，胎儿就能降生。

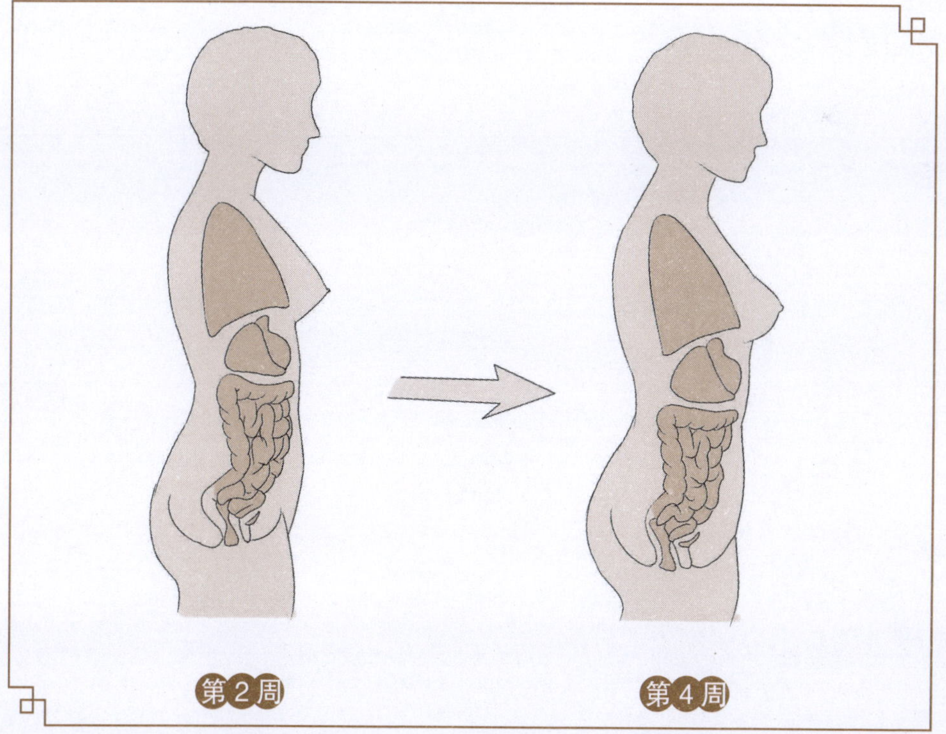

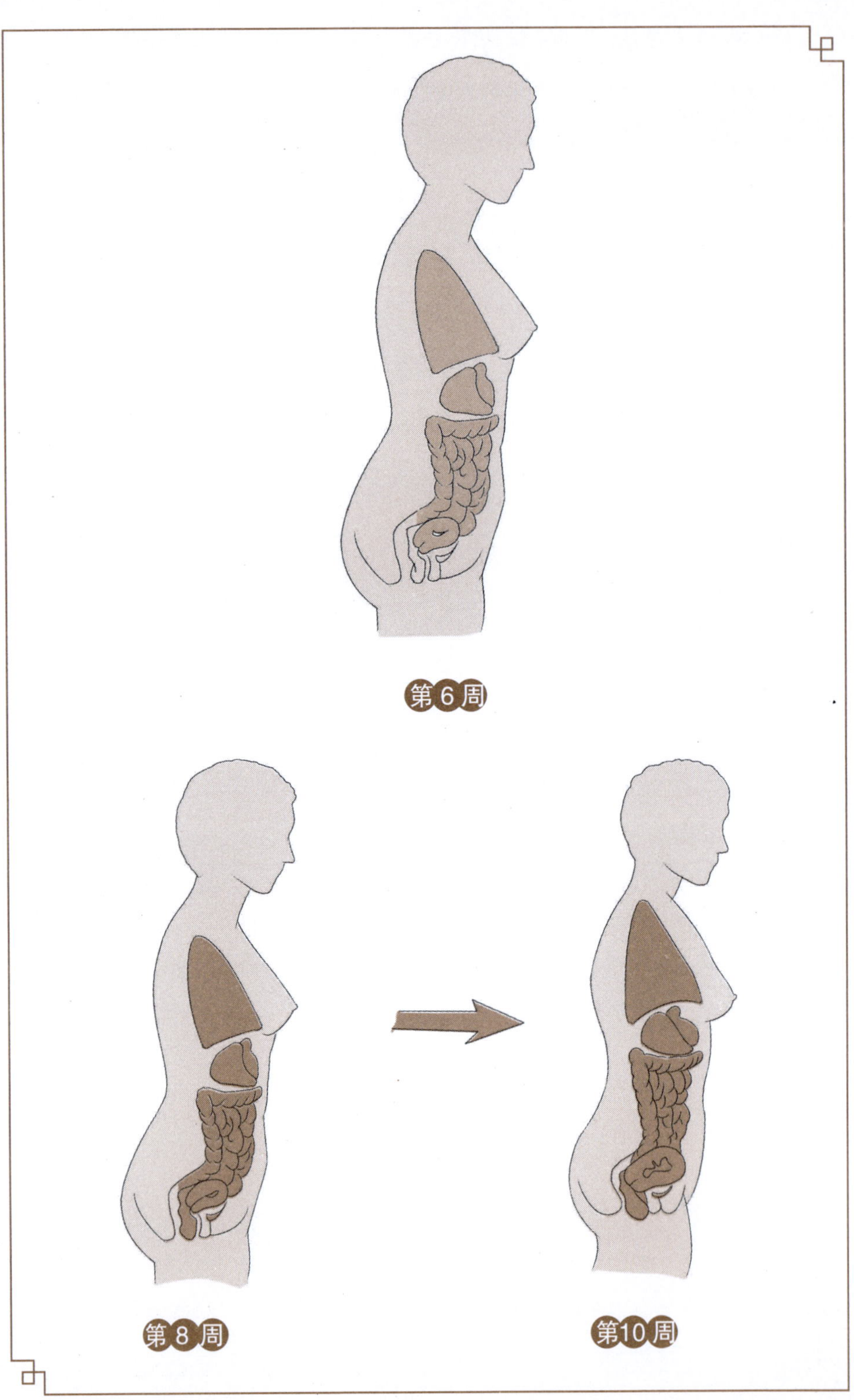
第6周
第8周
第10周

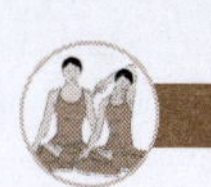

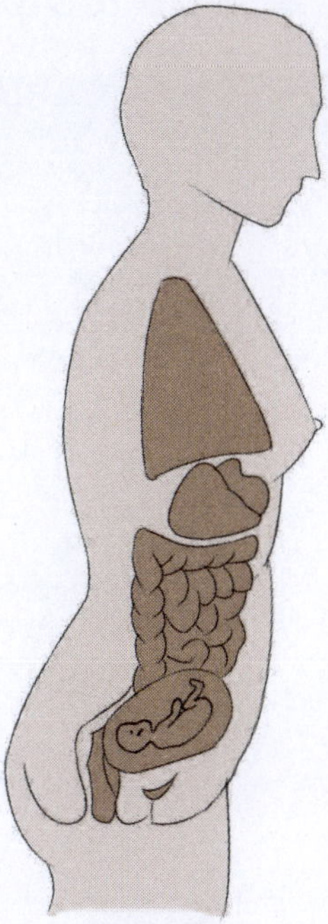

第14周

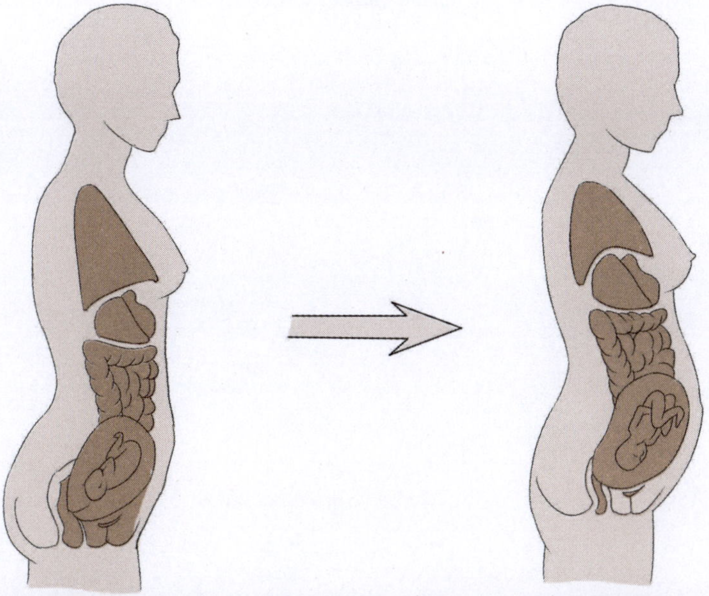

第16周

第20周

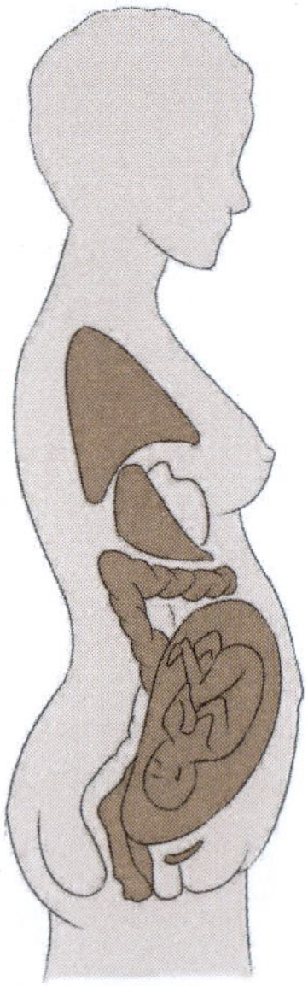

第28周

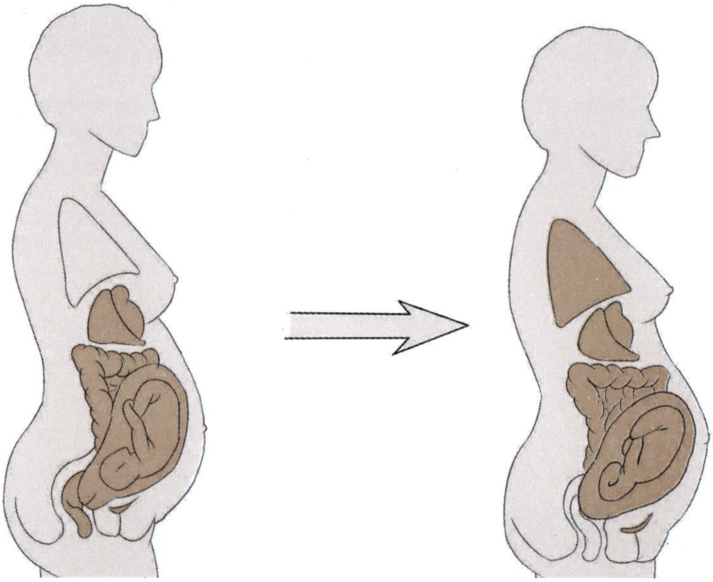

第36周

第40周

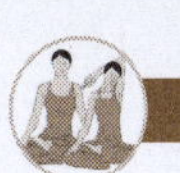

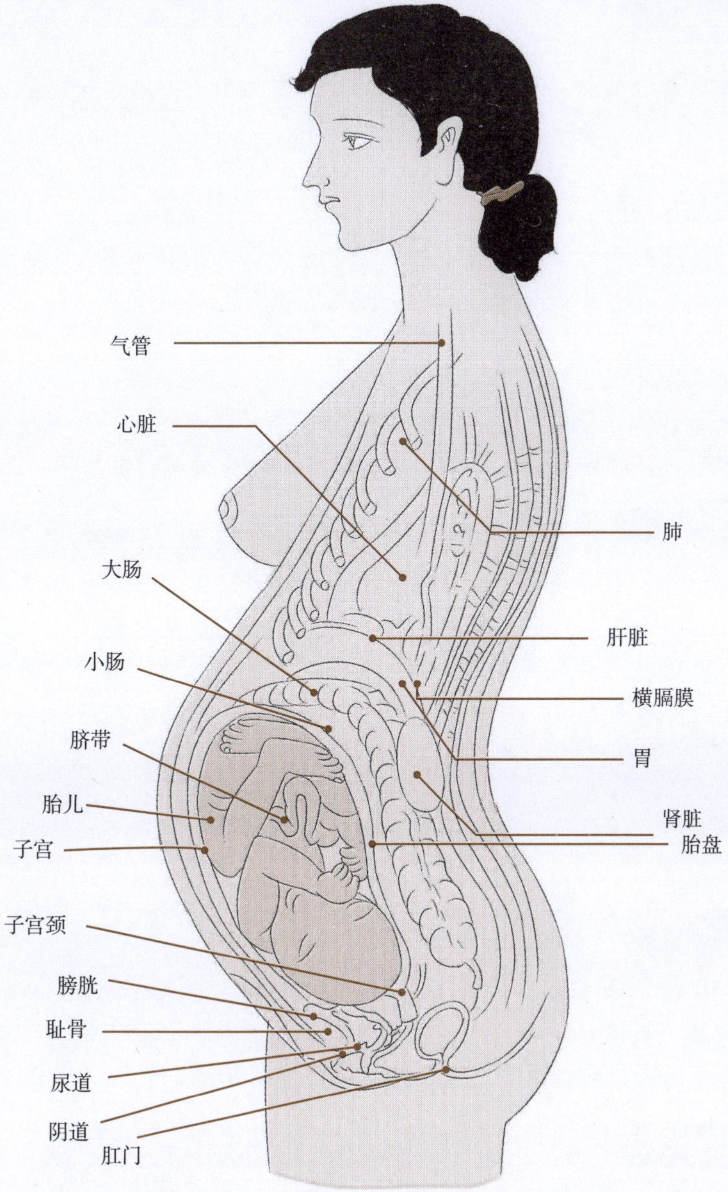

气管
心脏
肺
大肠
肝脏
小肠
横膈膜
脐带
胃
胎儿
肾脏
子宫
胎盘
子宫颈
膀胱
耻骨
尿道
阴道
肛门

◆妊娠期女性身体变化

月经

月经没来通常是妊娠的第一个迹象。但如果平时月经就不规律、排卵时间不确定，没月经并不能作为妊娠的表现。

小便频繁

子宫对膀胱的压力就会导致小便频繁。妊娠第2个月和第3个月及妊娠末期胎儿下落到骨盆内时，通常会出现这种情况。

激素变化

由于体内激素变化和胎儿生长带来的压力，妊娠期会有很多症状为孕妇带来不适。妊娠期激素变化通常还会造成孕妇的情绪状态变化。

晨吐

在所有的孕妇当中约有2/3经历过晨吐，从月经第一次没来到妊娠的第2个月或第3个月，晨吐现象比较常见。晨吐的严重程度不尽相同，有的孕妇只是早晨恶心，有的孕妇却会整天呕吐。晨吐没有明确原因，但普遍认为和雌激素浓度升高有关。

腹部隆起

妊娠最明显的身体变化是3个月后由于子宫扩张到骨盆外，腹部会逐渐隆起。

胎动

孕妇在妊娠4~5个月时，能第一次感觉到胎动。最初的感觉很微弱，之后随着胎儿的逐渐增大而逐渐增强。从妊娠第5个月起，使用听诊器就可以听到胎儿心跳，也可以从外部看到胎儿的活动。

饮食

胎儿不断发育导致的结果就是孕妇的胃口逐渐增大。但是激素造成的压力和胃机动性降低，反而减小了胃容量。此外，孕妇还会对某种食物上瘾。相形之下，还有些孕妇会对某些食物或物质产生厌恶情绪，如咖啡、肉、酒、脂肪类食物。

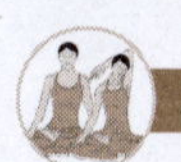

乳房

怀孕后，孕妇的乳房会增大，为哺乳做准备。具体症状为乳房发痒或感觉沉重，有时还会感到疼痛。当妊娠进入第 16 周，孕妇的乳头开始分泌初乳（通常是一种稀薄的液体）。乳晕色素沉着，颜色加重。

体重

怀孕后，孕妇的体重会逐渐增加（平均会增加 11.5~13.5 千克）。孕妇会产生疲劳感，在体形和体重发生变化的情况下，妊娠末期这种疲劳感会更加明显。

便秘

由于大肠蠕动减缓，孕妇得便秘的可能性和由此导致的痔疮的可能性也会逐渐增加。

静脉曲张

由于胎儿对孕妇的腹股沟腿部的大静脉造成压迫，很有可能造成静脉曲张。腿部静脉扩张主要是试图返回心脏的血液造成的压力所致。

◆ 妊娠期饮食需求

● 营养需求

妊娠期内，孕妇的饮食摄入量要逐渐增多。因为孕妇平均热量的需求约为 2300 卡路里，而胎儿只需另外增加 300 卡路里即可。满足这些基本热量需求后，最重要的是补充各种有利于身体的营养物质，如蛋白质、维生素以及矿物质。有时候，医生还会开些营养补充物，如铁或叶酸。通常食用全谷食物比较好。开始哺乳后，在日常饮食需求量之外，每天还要另外补充大约 500 卡路里的热量。通常妊娠期的饮食需求要处于均衡状态。饮食过量，导致的结果就是孕妇体重增长过多、过快，胎儿过大、肥胖；如果不能满足饮食，就会造成胎儿营养不良，进而导致种种不利因素。

●体重增加

通常从受孕到分娩整个过程，孕妇的正常体重增加值应在11.3~13.6千克。一旦超过这个范围，将会产生不利影响。所以，孕妇在妊娠期如果体重增加过多、过快，自己的饮食结构就要进行合理调整，饮食量也要进行合理控制。

●营养不良

孕妇如果在妊娠期内没有得到足够的营养，同样会严重影响腹中的胎儿的生长发育，如果这种情况较为严重，有时候还会导致胎儿死亡的情况发生。尸检显示，胎儿的体重偏低，各个器官没有得到充分发育，体细胞中的细胞质含量较低。胎儿出生时体重过低，大脑性麻痹、癫痫症、孤独症、失明、耳聋、精神异常、新生儿死亡等风险也会相应增大。据悉，1/3的足月产儿童障碍与出生体重低有直接关系。

营养不良并不是造成出生体重低的所有原因，但却是很重要的一方面。在妊娠第20周之前，孕妇一定要注意营养均衡，否则在妊娠第20周以后不管采取怎样的改进措施，都很难收到良好效果。

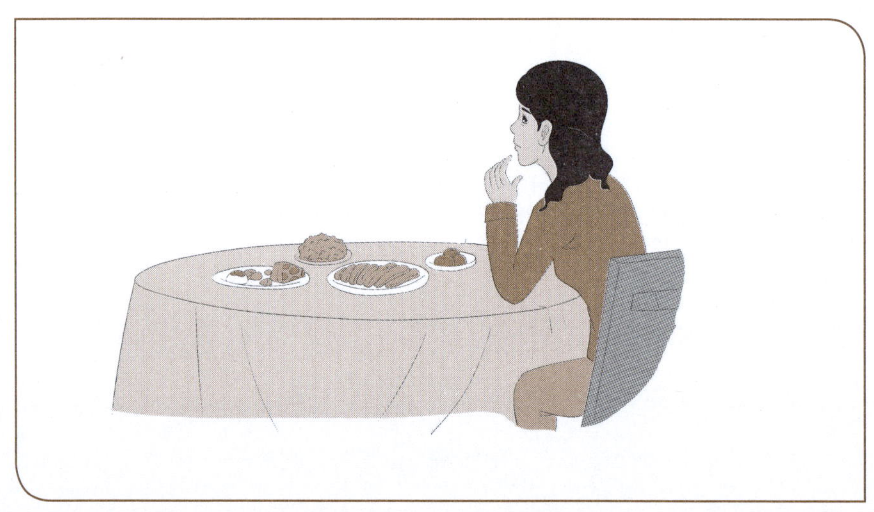

◆ 妊娠期疾病及并发症

妊娠阶段，多种因素都会导致胎儿出生时出现种种异常。在面对一些事故的时候，如果子宫直接受到打击，就会对胎儿会造成很大伤害。如果身体失衡而摔倒，孕妇受到的伤害要大于胎儿受到的伤害。当然，由于母体本身，胎儿可能会发生遗传疾病，如血友病等。此外，有很多因素对胎儿不利，如环境因素对胎儿不利——空气和水源受到污染，如辐射风险，因此，孕妇应尽量避免做X光检查。

● 常见疾病

水肿（面部、手指和腿）	妊娠期比较常见，通常关系不大。但如果是突发性肿胀，特别是在面部，就应该及时去医院，因为这很有可能是子癫痫症的征兆。
腕管综合征	孕妇的腕部和手部会出现麻刺、麻木、疼痛等症状，这种情况多见于初次妊娠。
妊娠毒血症	是一种妊娠后期并发症，比较严重，初次妊娠的女性发病率约为10%，非初次妊娠较为少见。高血压、尿液内含有蛋白质、突然水肿是主要的危险信号，有时候可能还会出现头痛、呕吐和视力模糊等症状。
妊娠糖尿病	指妊娠期间初次患有糖尿病。患这种病的孕妇通常是超重，改变饮食结构或许能预防并发症，但可能需要持续注射胰岛素直到婴儿出生。
葡萄胎	这种情况在亚洲妇女和20岁以下或40岁以上孕妇较为常见。主要是由于卵子受精变异，导致滋养层过度生长，最后发展为积液的多个囊肿，但并不是胎儿。通常采用负压刮除术去除异常物质作为治疗方法，医生会在术后建议孕妇两年内不要妊娠，同时还要进行定期检查。

● 性病

艾滋病 →

如果孕妇本身携带有艾滋病病毒，测试结果呈阳性，这时候就要考虑，是否要继续怀孕。如果决定继续，宝宝出生的前几年，就要严格小心监护。

梅毒 → 如果孕妇患有梅毒，宝宝生下时很可能已经感染了病毒。但如果在妊娠早期，及时进行抗生素治疗，就很有可能治愈，也不会对宝宝的健康造成影响。

淋病和衣原体病 → 虽然不会经胎盘传播给婴儿，但在生产时，婴儿经过产道很有可能感染。因此妊娠期是最佳的治疗时期。

孕妇生殖器疱疹 → 疱疹虽然不会进入胎盘，但分娩时如果出现溃疡，婴儿就很有可能会感染并出现严重疾病。如果孕妇处于感染活跃期，比较适合采用剖腹产，避免婴儿与病毒接触。

● 其他感染

怀孕期间，任何导致高热和全身不适的感染，都要及时到医院进行相关方面的检查。虽然大多数病毒并不会造成危害，但高热会导致流产。

妊娠危险信号及可产生的原因	
危险信号	可能原因
妊娠头几周，出现严重腹痛并有轻度出血伴随。	子宫外孕
妊娠 20 周后，手指和面部严重肿胀，伴有视力模糊和头痛。	妊娠毒血症
妊娠头 28 周内阴道出血，有／无腹痛。	先兆流产
妊娠 28 周后阴道出血，有／无腹痛。	胎盘过早剥离（如果疼痛，为胎盘剥离；无痛，为前置胎盘）
妊娠 28~36 周，阴道大量流液。	羊膜破裂

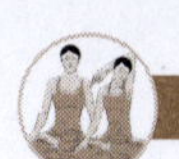

●妊娠并发症

宫外孕：这是妇科的一种危险的急腹症。如果女性出现停经、腹痛，并伴有阴道出血现象时，就要立刻到医院进行检查确诊。并及时进行抢救，以减少或防止腹腔出血，避免因出血过多而导致的严重后果。

在妊娠第 6~12 周时，一旦出现出血和疼痛症状，则可能是宫外孕。这主要是因为受精卵没有到达子宫，并直接着床于输卵管所导致的。

宫外孕并不常见，但由于这种情况和正常妊娠一样分泌激素，早期不易察觉，直到患者感觉不适之后才能发现。有过宫外孕史的女性再次出现宫外孕的概率为 1/10。原因主要是之前输卵管发炎所致。

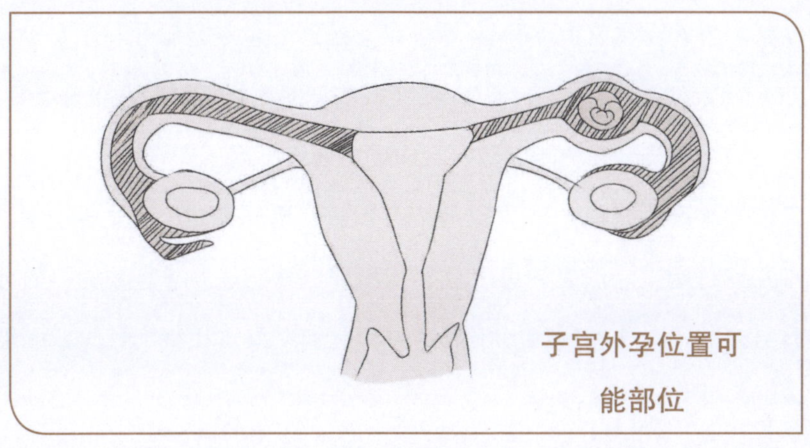

子宫外孕位置可能部位

腹部疼痛	妊娠期比较常见，通常关系不大。但如果是突发性肿胀，特别是在面部，就应该及时去医生，因为这很有可能是子癫痫症的征兆。
不正常出血	约有 1/4 的子宫外孕病人仍有少量出血，很多孕妇会将这种现象看作正常的月经而耽误了最佳的诊断时机，所以，若是经量不大或者月经的状况和以前不一样，若有怀孕可能都应自行或配合医师验孕，排除怀孕或子宫外孕的可能。
骨盆腔压痛	若是子宫外孕尚未破裂内出血，就不会出现这种情况，但要与骨盆腔发炎做鉴别诊断。

续表

子宫变化	由于子宫外孕仍然会有激素分泌，所以子宫可能会有早期像正常怀孕一样的轻微膨大的情形。
血压降低及心跳加快	子宫外孕破裂内出血及休克现象就会出现这样的状况。
体温	内出血可能造成体温正常或偏低，这点可与会造成高热的输卵管发炎做鉴别诊断。
骨盆腔肿块	通过内诊或超音波检查，就能知道子宫外有不正常的膨大或肿块。

在妊娠第 6 周或第 10 周时，孕妇最易流产（也就是胎儿与子宫分离并排出体外），约有 1/6 的孕妇会流产。流产最常见的原因就是胎儿出现严重异常、胎儿死亡、生理缺陷或功能异常、疾病或感染、心理疾病等。

习惯性流产：高龄（35 岁以上）产妇通常比较容易出现这种情况。或怀孕困难并有过两次流产史的患者也容易出现这种状况。子宫颈内口松弛症也是导致流产的一个主要原因，出现这种情况的时候，在整个妊娠期间缝合住子宫颈就是最好的办法。

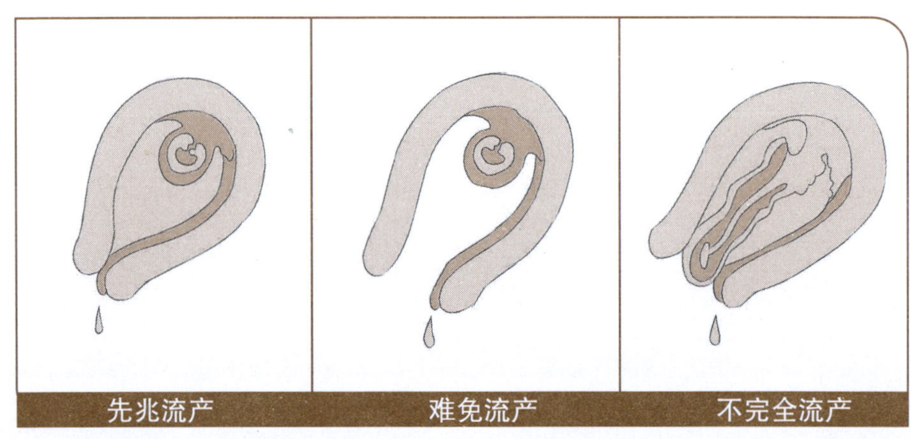

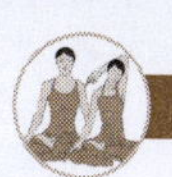

胎盘不正：孕妇如果在妊娠 28 周后还会出现出血情况，那么主要有两个原因：第一，前置胎盘，胎盘在子宫靠下位置；第二，胎盘早期剥离，胎盘与子宫过早分离。出现第一种情况的孕妇必须在妊娠 28 周后住院。可能需要剖腹产，但有的孕妇也能正常分娩。

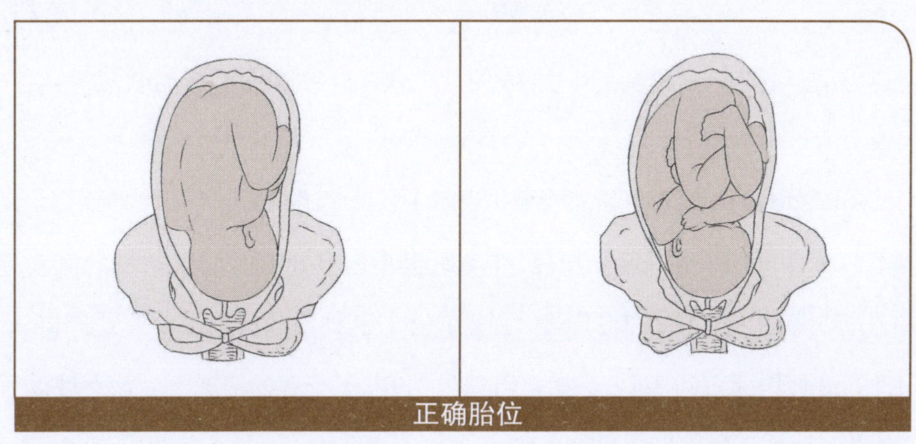

正确胎位

胎儿背朝前，胸向后，两手于胸前交叉，两腿盘曲，头俯曲，枕部最低，医学上将枕前位称之为正常胎位。只有是这种情况，分娩时，胎儿才能自行完成“儿头回旋”的一系列动作，并顺利脱离母体。

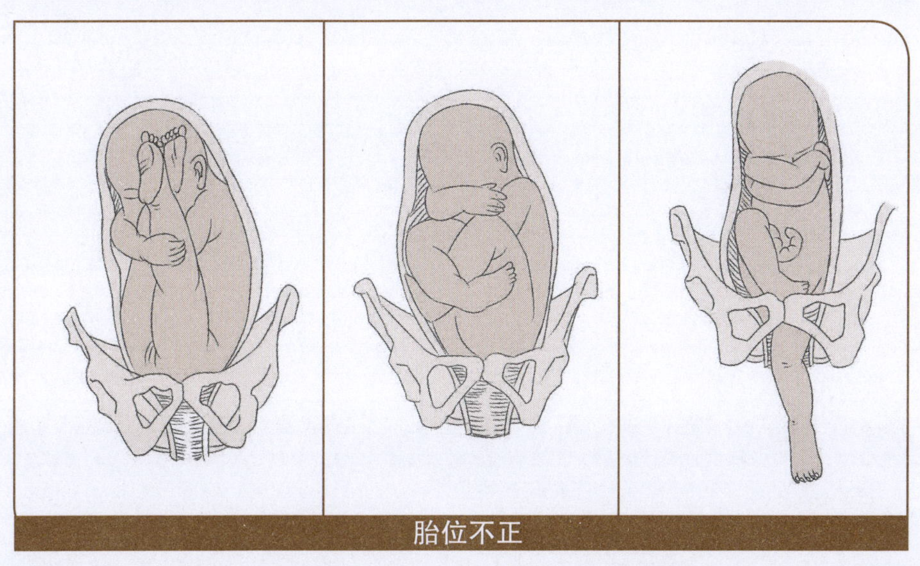

胎位不正

胎位异常容易导致继发性宫缩乏力，延长生产时间，这种胎位通常需要进行手术助产，易发生软产道损伤，产后出血及感染机会会相应增加。这种胎位的胎儿也容易发生窒息、产伤或死胎等现象。

羊膜囊破裂：孕妇在妊娠 28 周后，阴道如果突然有液体涌出，通常就是羊膜囊破裂、羊水溢出。如果这种情况发生在妊娠 28~36 周之前，则通常表现为早产征兆；如果是发生在 36 周后，就可以进行分娩，也可以进行引产手术。

Rh 不相容：血液中如果含有 Rh 因子，就称作 Rh 阳性。如果不含 Rh 因子，称作 Rh 阴性。通常 Rh 阴性问题很小；但妊娠时如果孕妇的血型是 Rh 阴性，胎儿的血型是 Rh 阳性，就会产生较为严重的问题（如果父亲 Rh 呈阳性，这种情况占到 3/4）。如果出现母子 Rh 不相容的情况下，该女性以后每怀孕一次，其风险就会增大一次。

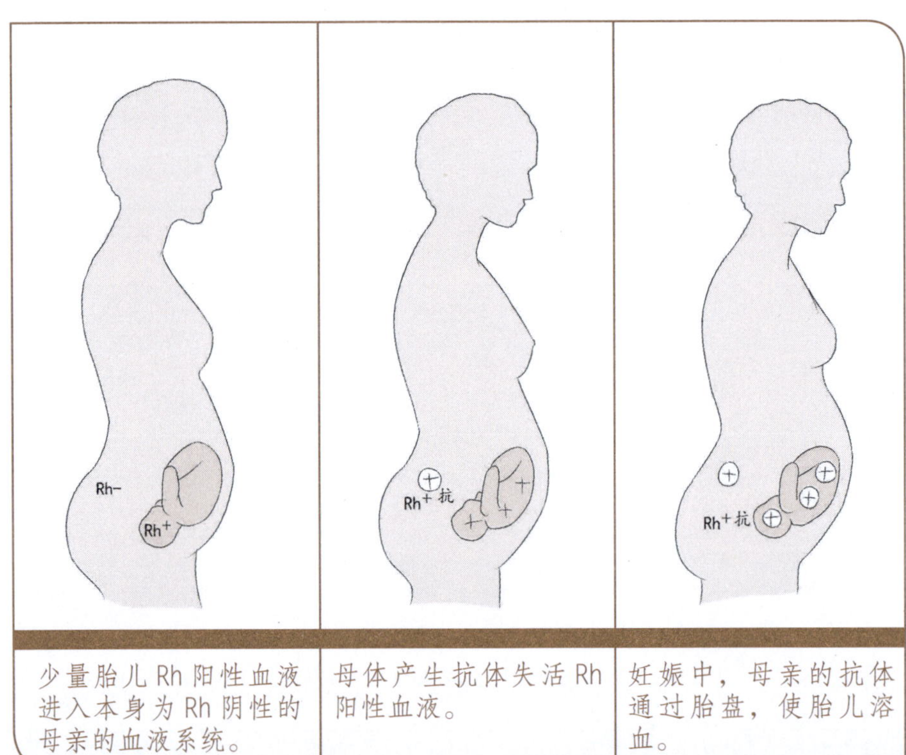

少量胎儿 Rh 阳性血液进入本身为 Rh 阴性的母亲的血液系统。	母体产生抗体失活 Rh 阳性血液。	妊娠中，母亲的抗体通过胎盘，使胎儿溶血。

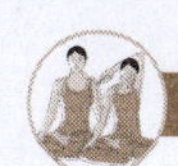

◆胎儿发育期风险

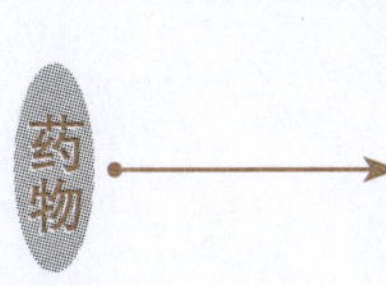

药物可能会影响胎儿的正常发育，但也并不是任何药物都会对胎儿产生影响。为了分辨清楚到底哪些药物会导致胎儿畸形，有关专家进行了许多动物实验以及长期的临床观察，总结出了一定的规律，并将可能对胎儿产生危险或不良影响的药物分为了五级。准妈妈们在用药时，只要掌握这五个分级，便可以酌情用药。

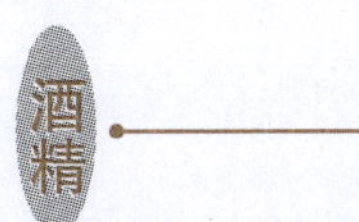

酒精是导致胎儿智力低下和畸形的重要因素。

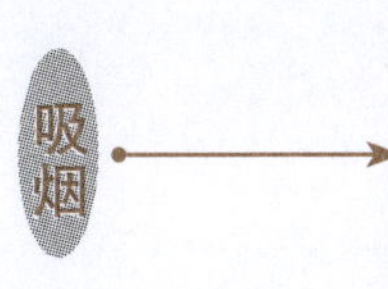

烟草中含有的有毒物质会随烟雾被吸入母体血液，导致母体内的血氧含量降低，从而使胎盘中的血氧含量也降低。胎儿若缺氧，可出现生长发育迟缓等现象。因此，吸烟孕妇产出低体重儿的概率是不吸烟孕妇的两倍。

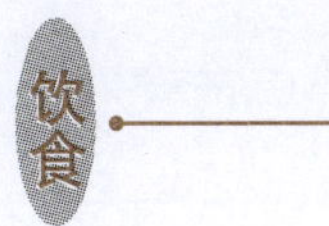

螃蟹：虽然味道鲜美，但其性寒凉，具活血祛瘀之效，对孕妇有一定危害，特别是蟹爪，极易导致堕胎。

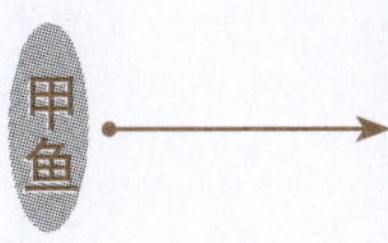

具滋阴益肾之效，但其性味咸寒，通血络、散瘀块作用较强，所以一定程度上也有导致堕胎的危险，特别是鳖甲，其堕胎之力更强于鳖肉。

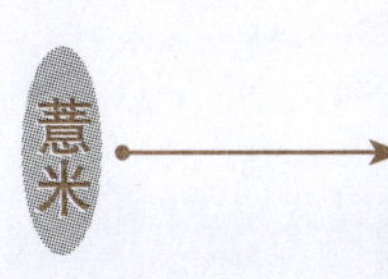

为药食同源之物的一种，中医学中，通常认为其质滑利。大量药理实验表明，薏仁对子宫平滑肌有兴奋作用，可促使子宫收缩，所以可能会诱发流产。

◆妊娠期其他风险

●染色体疾病

有些先天性疾病并不是从患病父母那里遗传而来，而是在受精时形成的，当每个个体细胞所含的染色体数量超出正常数量值时，就会以疾病形式表现出来。

●先天性缺陷

在母体妊娠期间，因为母体患病或受药物、环境、基因等因素的影响，导致胚胎早期发育中断，可能会使婴儿致残。通常情况下，此类缺陷的危害性较轻，不容易察觉或可通过小手术解决（如疝修复）。一般来说，往往是相当严重的先天性缺陷会导致流产。

●检查方法

羊膜囊穿刺：此法是最常用的产前诊断方法之一。妊娠 15~17 周之间是最佳穿刺时间。穿刺时，先用超声扫描监测胎儿，要兼顾胎儿数、胎龄、胎心、胎盘位置、羊水等各方面因素。然后，使穿刺针在超声探头的引导下通过腹壁进入羊膜囊，以吸取检查所需的羊水。通常情况下，检查结果需要 1~3 周才能得出。

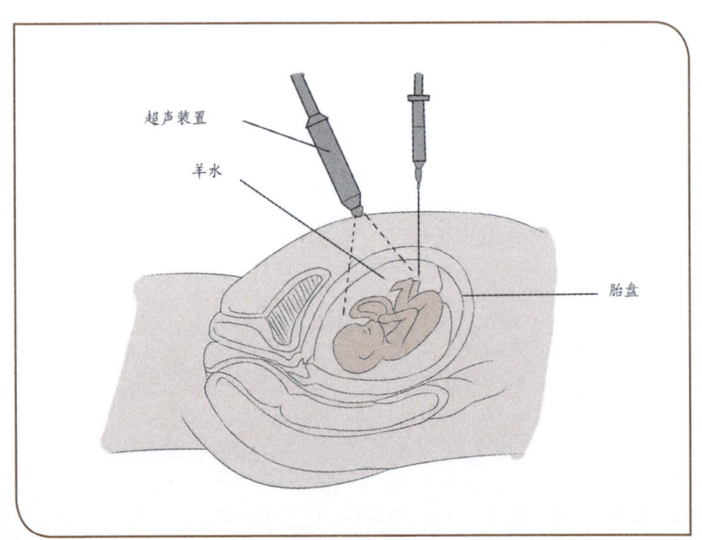

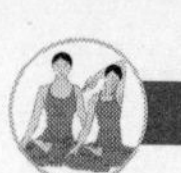

对于 Rh 阴性孕妇，须在穿刺后注射注射 Rh0（D）免疫球蛋白以减少 Rh 阳性胎血致敏的危险。相对来说，羊膜囊穿刺对母体和胎儿没有太大的危险性，偶有出现受检者短暂阴道少量出血或羊水漏出的情况，但只占全体受检者的 1%~2%，并且一般无须专门治疗，可自行恢复。使用羊膜囊穿刺术进行检查后，大致仅有 1/200 引起流产的危险性，而刺伤胎儿的概率则极低。双胎和多胎都可以做羊膜囊穿刺。

绒毛取样：绒毛取样主要用于胎儿某些疾病的诊断，一般在妊娠 10~12 周时进行，除了诸如羊水甲胎蛋白测定等某些特殊的情况需要进行羊水检查外，绒毛取样基本可以代替羊膜囊穿刺来进行胎儿检查。取样前，需要先做超声扫描，以确定胎儿是否存活、胎龄和胎盘位置。相对于羊膜囊穿刺，绒毛取样的主要优点是能够更早得到诊断结果。一旦发现异常，可以及时采取更便捷、安全的方法终止妊娠。若没有异常，亦可令父母尽早消除忧虑。及时诊断出某些胎儿疾病，便于在胎儿出生前及早采取措施。例如，为预防先天性肾上腺皮质增生症（一种遗传疾病，因肾上腺皮质过度增生而产生大量雄性激素）的女胎男性化，可给妊娠母体使用皮质类固醇药物。如果孕妇为 Rh 阴性且已被 Rh 阳性胎血致敏，则为避免过敏情况加重，应尽量不要再采用绒毛取样，若必须进行产前检查，则可用羊膜囊穿刺代替。绒毛取样有经阴道和经腹进行两种方式。

经阴道取样法：受检妇女平卧后，令其双膝屈曲，以足蹬或膝蹬支撑；医生将导管（一种易弯曲的细管）通过阴道、子宫颈送入胎盘绒毛部分，以空针管吸取少量绒毛即可，然后送检。若母体存在子宫颈病变或生殖道感染，如慢性宫颈炎、生殖道疱疹、淋病等，则不可经阴道取样。

经腹取样法：对受检妇女的腹部皮肤进行局麻，经腹壁将穿刺针送入胎盘绒毛部分，以空针管吸取少量绒毛即可，然后送检。虽然与羊膜囊穿刺的危险性大致相同，但绒毛取样损伤胎儿肢体的概率要相对高一些，若采用绒毛取样无法确诊，则需要通过羊膜囊穿刺来明确诊断。

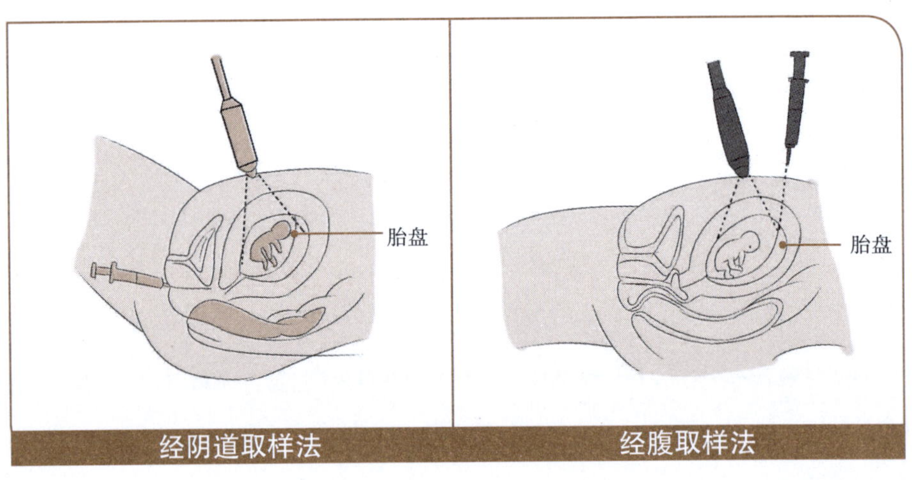

Rh 不相容是怎么形成的?

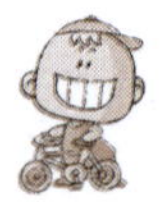

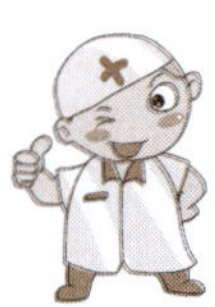

如果你是 Rh 阴性血型的话，医生应该明确你胎儿的 Rh 血型，以便保护你和你的下一个宝宝不会有 Rh 血型不相容。Rh 血型不相容会导致：将来的宝宝在出生后立即需要输血，由于 Rh 血型不相容，将来的宝宝出生时可能死亡。在准备堕胎时，如果你的医生没有检查胎儿的血型，即使是在早期 8 周以前，母婴溶血就会发生，所以要提高警惕。

第七节

生　产

◆临产阶段，全面“备战”

胎宝宝在母体孕期进入第 37 周后，随时都有可能降生，所以，准父母需要在这段时间进入全面“备战”的状态。本节将着重介绍准妈妈的身心该如何安全度过这段关键的产前时期。

◆孕妇要有足够的营养储备

分娩是件十分耗费体力的事，所以，在产前准妈妈必须合理调理饮食，以补充能量、储存体力。另外，产前的合理饮食，对于自然分娩也有很大的促进作用。饮食方面，准妈妈需遵循“少而精”的原则，尽量选择一些如鸡蛋、牛奶、鱼类、瘦肉、豆制品等容易消化且热量高的食品。另外，在分娩过程中，准妈妈会消耗大量水分，因此产前也应当合理补充一些如汤面类的半流质软食。

◆准妈妈赶走焦虑，信心是关键

在待产期间，通常来说大部分首次生产的准妈妈都会产生焦躁的情绪，而这种不良情绪会对准妈妈的日常饮食和睡眠造成影响，严重危害顺产。处于待产期的准妈妈须尽力克服不良情绪，不断给自己信心，相信自己一定能够顺利生下宝宝。

这里有几个赶走焦虑的小窍门介绍给准妈妈：与一些有生产经验的女性多做交流，从中获取经验；阅读一些与孕产有关的书籍，对分娩有正确认识，纠正一些错的理念。此外，准妈妈还可以常常与宝宝聊天，听些轻松舒缓的音乐，合理散步，多呼吸新鲜空气。

◆妈妈待产包全攻略

类别	名称	物品
妈妈用品	衣物用品	哺乳文胸3件、束腹带1条、棉内裤4条、拖鞋1双、开胸式睡衣1套、出院穿的平底软鞋1双、出院穿的外套1件
	卫生用品	产妇专用的卫生护垫2包、加长、加大的卫生巾2包
	洗护用品	漱口杯1个、牙刷1个、牙膏1支、洗面乳1支、水杯1个、毛巾3条、梳子1把、塑料盆2个
	哺乳用品	不含酒精的消毒湿巾不少于3包、吸奶器1个
	餐饮用品	可加热的饭盒、筷子、调羹各1个，带吸管的杯子1个
	营养品	红糖、巧克力、孕妇奶粉适量
宝宝用品	衣物用品	婴儿帽2个、护脐肚兜2个、和尚衫2套、袜子2双、抱毯1条
	卫生用品	婴儿专用消毒湿巾2包、初生儿纸尿裤2包
	洗护用品	洗发液、沐浴露、爽身粉、润肤油、护臀膏各1瓶，浴巾2条，小毛巾4条，小脸盆2个
	哺乳用品	奶瓶、奶嘴、配方奶粉若干

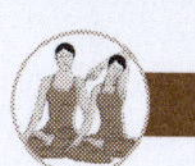

续表

证件杂物	现金和医保卡物	准备几千块现金并随身携带银行卡，以备不时之需，携带妈妈的医保卡
	证件	父母双方的身份证、户口本、结婚证、宝宝的准生证
	孕妇产检单据	产前检查的化验报告、心电图等
	其他	书籍、记事本、笔、MP3、照相机、摄像机

◆ 阵痛是即将生产的标志

预产期逐渐临近时，孕妇的腰部和下腹部会开始出现一阵接一阵的、如同被人揪住一般的疼痛，这便是阵痛。首次生产的人出现每 10 分钟左右阵痛一次的频率，有过生育经验的人出现每 15 分钟左右阵痛一次的频率时，就必须赶紧将该孕妇送往医院。从孕妇的阵痛变为 10 分钟一次的频率，到子宫颈口全开，再到孕妇分娩这整个过程，首次生产的人需要 10~12 小时，有生产经验的人则为 5~6 小时。

◆ 方法与选择

所有孕妇的分娩经历都大致相同。在家生产还是入院生产，是否需要伴侣或朋友在场陪伴，是否使用药物催产，这些问题都应尊重孕妇本人的意见，由其做最终决定。以往，女性在家分娩是十分稀松平常的事。而现在，大多数女性会选择在医院分娩。这主要是因为医院的条件和设备可以随时应付任何可能的并发症，能够降低分娩风险。也正因为如此，入院分娩成为安全分娩的首选。

◆ 自然分娩

自然分娩即指不通过人工用药或采用产科技术等办法，产妇自行进行生产的生产方式。这一观点是英国的格兰特利·迪克－瑞德医生在 1930 年提出的。他认为，产妇对于分娩过度焦虑和恐惧，精神上极度紧张，是导致其分娩时感到剧烈疼痛的主要原因。若能消除产妇的焦虑和恐惧的心理，减轻她们的紧张程度，就可降低她们分娩时的疼痛感。

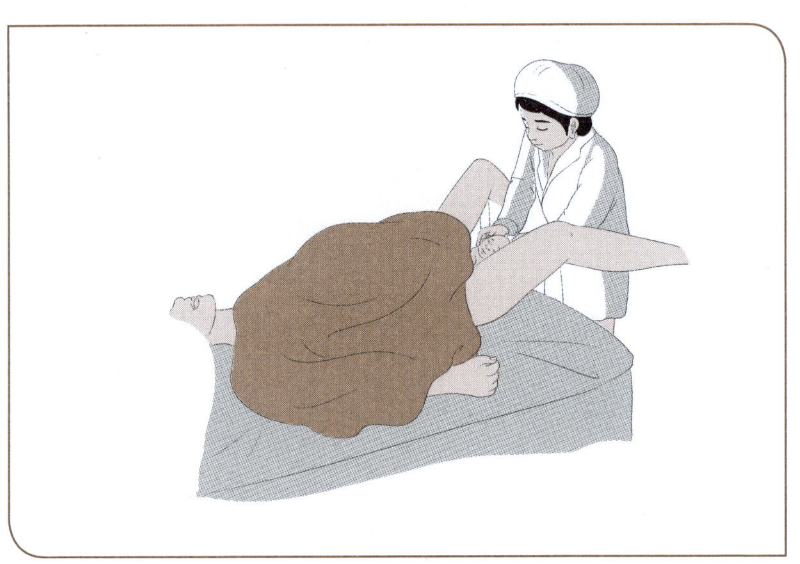

◆ 心理助产法

这一方法是由法国的弗纳德·拉梅兹医生提出。他认为，产妇除了要在分娩时放松身心之外，还必须在分娩前学会肌肉和呼吸训练。产妇通过这些训练的帮助，便能够积极参与分娩过程，并且充满自信，从而杜绝产妇那种完全无助的被动状态的产生。

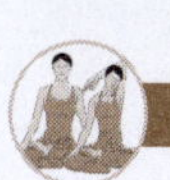

◆ 引产及引产方法

产妇或胎儿的健康若在生产过程中受到威胁，则可采用人工引产的方法。通常情况下，引产 24 小时后，孕妇开始分娩，加之同时催产，其分娩时间会短于自然分娩时间。实施引产的主要病症有妊娠过期、子癫痫症等，此外，很多引产的实例，都是因为分娩前胎盘与子宫分离造成出血。无法顺利分娩时，可能需要进行剖宫产。Rh 不相容有时也需要引产。引产时，将前列腺素阴道栓剂插入阴道，以便催熟子宫颈。若有必要，可撕裂羊膜囊，排出羊水。但若分娩速度过慢，可通过静脉注射催产素的方式刺激子宫收缩，加快分娩速度。在整个分娩过程中，催产素应持续使用，但使用时间不得大于 10 小时。

羊膜穿刺术

人工刺破含有液体的羊膜囊，称为羊膜穿刺术。

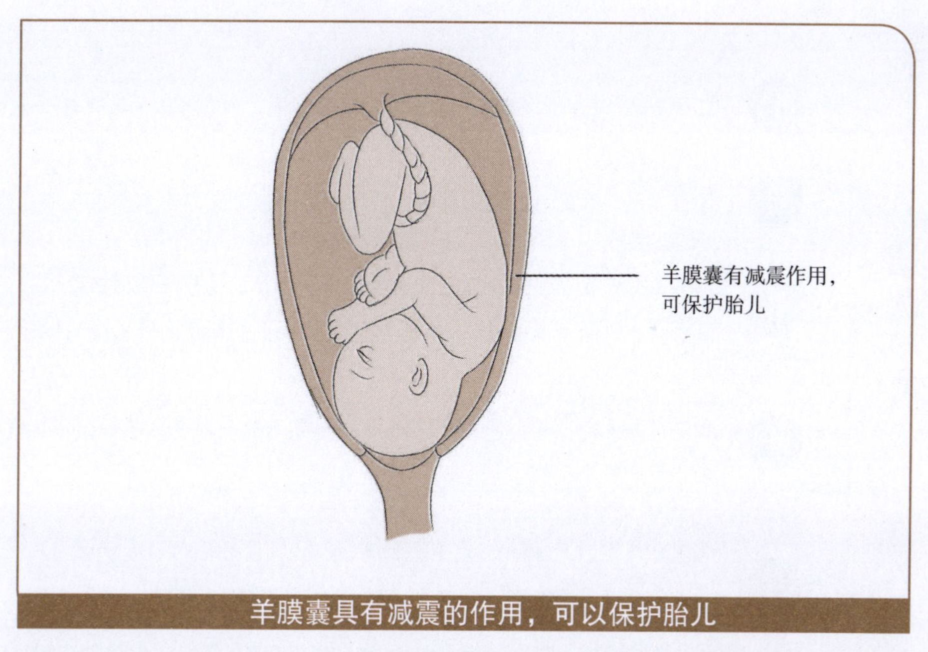

羊膜囊具有减震的作用，可以保护胎儿

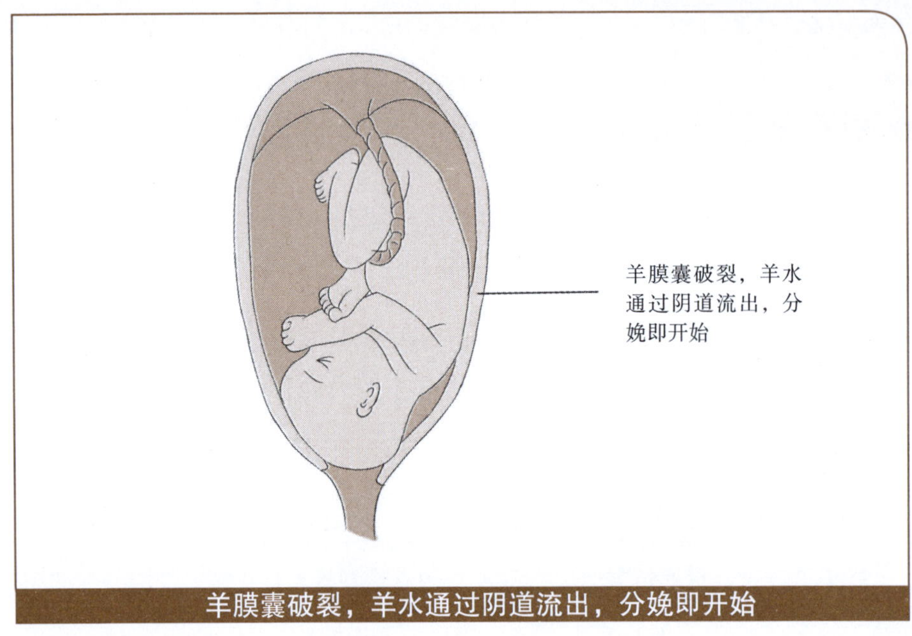

羊膜囊破裂，羊水通过阴道流出，分娩即开始

◆选择适合自己的分娩方式

孕妇可根据每种分娩方式的特点与优势，结合自身情况进行选择。分娩方式主要有下面几种：

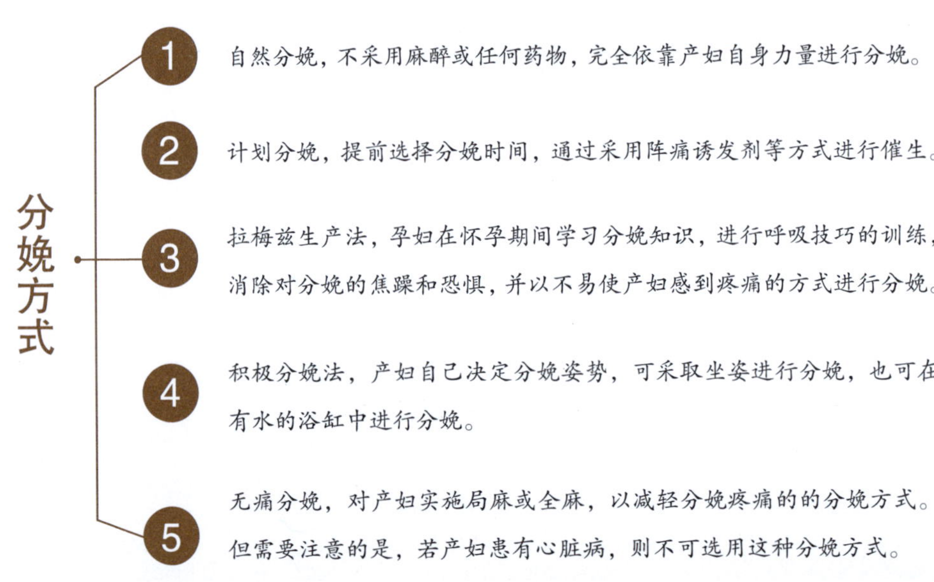

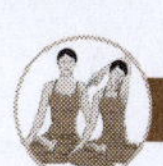

◆ 小宝宝降临人间——自然分娩的全过程

分娩第 1 期——宫口护长期

孕妇的腰部和下腹部开始出现一阵接一阵的、如同被人揪住一般的剧烈疼痛，这便是阵痛。首次生产的人出现阵痛越来越强烈、频率变为每 10 分钟左右一次时，即代表该产妇将要进入产程。有时产妇也会出现少量出血的现象，这也是产妇即将分娩的预兆。

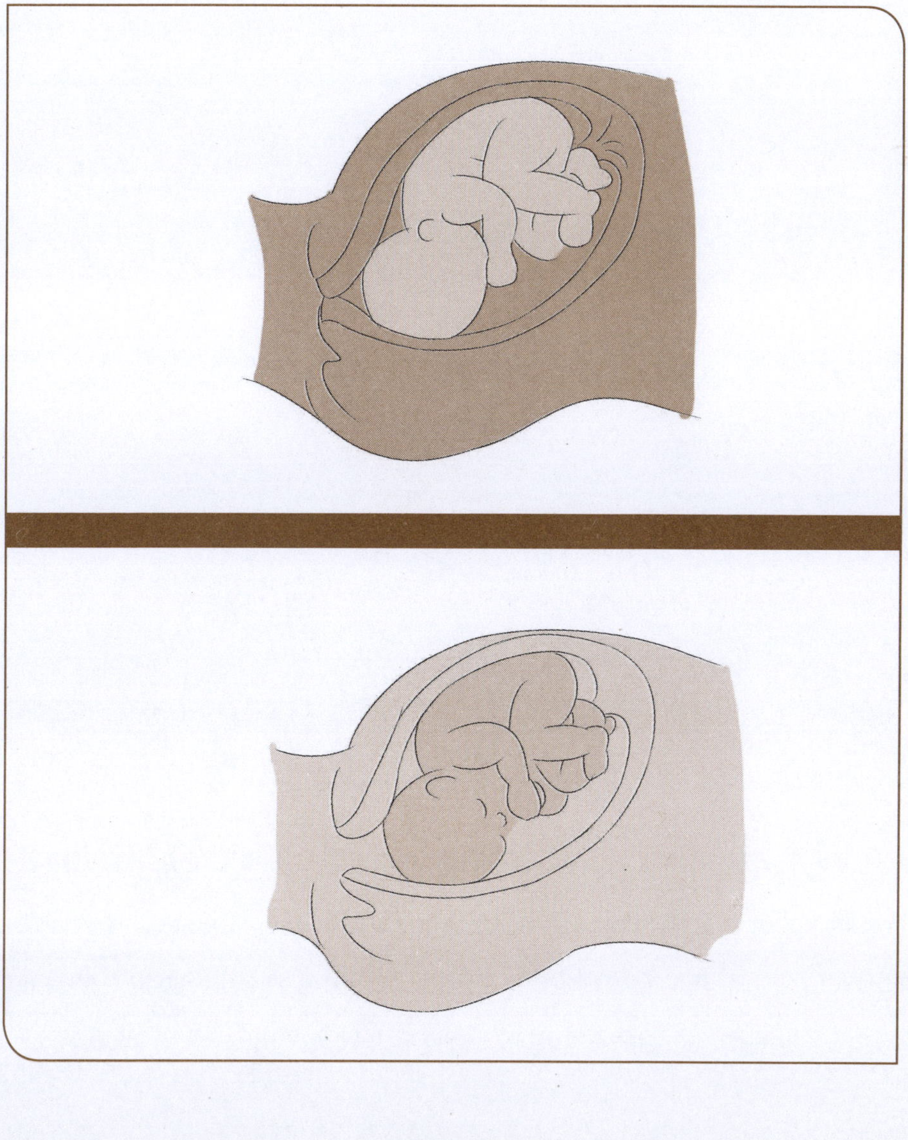

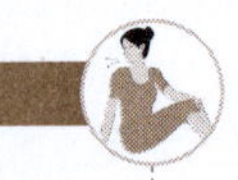

产妇在子宫颈口还未完全张开时并不需要用力，只要通过按摩或呼吸等方式使产妇疼痛感降低，等待着婴儿慢慢转动并下滑到骨盆中。

分娩第 2 期——胎儿娩出期

伴随着阵痛的频率，产妇在医生或助产士的协助下开始用力。一旦产妇用力，便可在其阴道口隐约看见婴儿的头部。这时，婴儿为了能够顺利通过产道，会将身体紧缩。

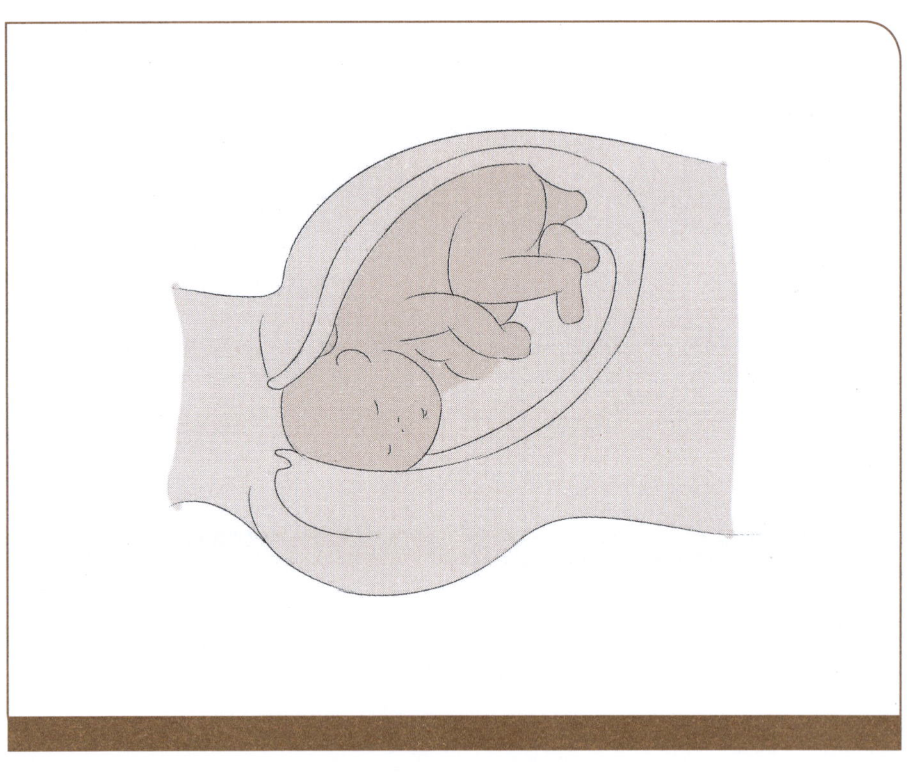

婴儿从产道中出来时，会同时转动身体。婴儿的头部最先出来，接着便是肩膀、手臂、身体和脚。通常情况下，只要婴儿的头部产出，那么即便产妇不太用力，也基本能顺利生产。此时，助产士或护士通常负责支撑婴儿的头部，医生酌情将产妇的会阴切开，以使婴儿顺利产出。

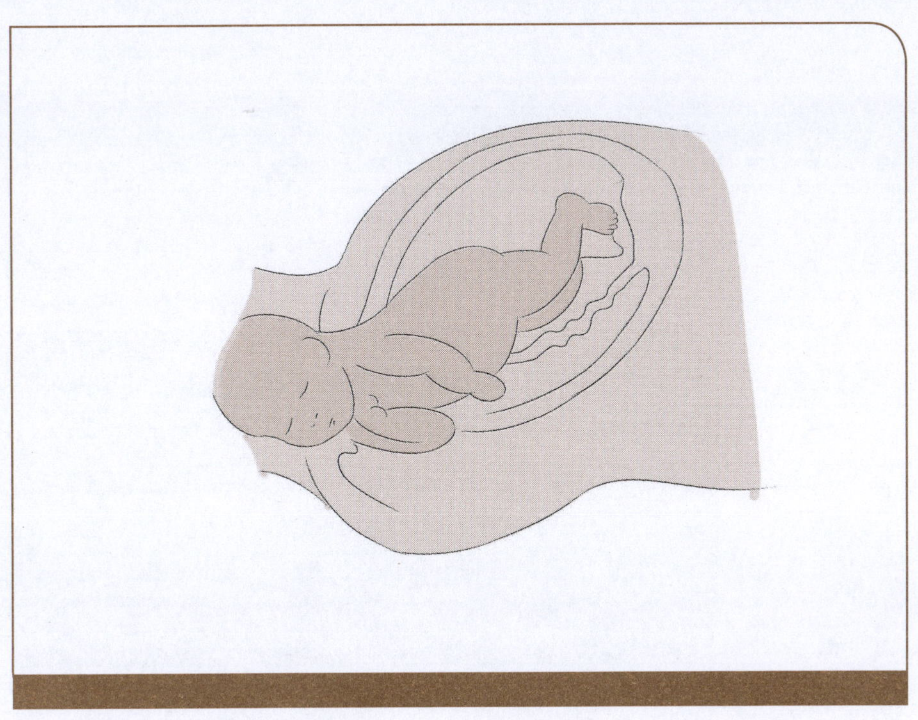

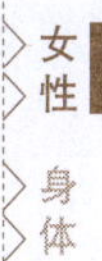

分娩第 3 期——胎盘娩出期

婴儿顺利产出后，便应当剪掉脐带。婴儿产出后，只要胎盘也一同顺利地排出母体，分娩全程即结束。初次生产的产妇躺到分娩台上到开始用力生产为止，通常需要大约两小时的时间，但也不应忽略个体间存在的差异。

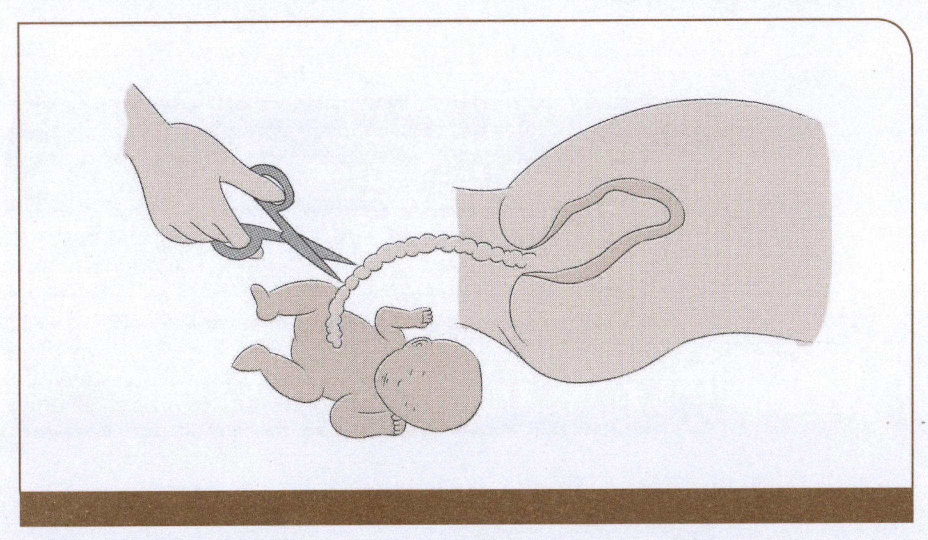

女性该什么时候停止工作休产假呢?

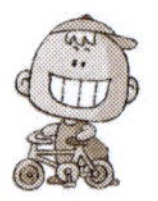

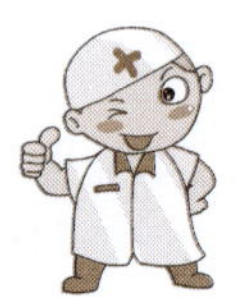

我国相关法律规定：女职工产假为 90 天，其中产前休假 15 天。若有难产情况，则可增加产假 15 天。若是生育多胞胎，每多生 1 个婴儿，增加产假 15 天。一般来说，若办公环境较为良好，如办公室等，可于预产期的前 1~2 周开始休假，回家待产；而准妈妈若从事需要站立、行走的销售或服务行业，则应尽量在预产期前 3 周左右开始休假；准妈妈若从事体力消耗大的职业，则应在预产期前 4~6 周或更早开始休假待产。

出现哪些情况适合选择剖宫产?

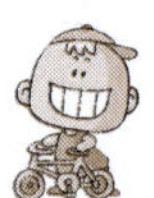

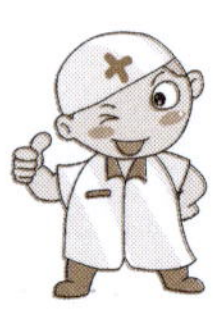

通常情况下，遇到如下情形应采用剖宫产：1. 胎位异常，如胎儿横塘或胎儿头朝上、脚朝下；2. 胎儿头部过大，特别是当胎儿头部大于母亲的骨盆时；3. 前置胎盘或胎盘位置过低，胎盘已接近子宫颈口，可能导致大出血的情况出现；4. 胎儿是双胞胎或发育不良；5. 预见分娩中可能发生异常情况，为保障母亲和胎儿的安全，一般会采用剖宫产；6. 出现早产或者严重难产等情况时，在紧急情况下也会采用剖宫产的方式。

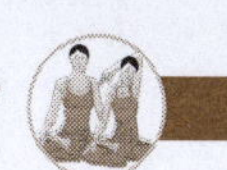

第八节 生产过后

◆ 产褥期

通常为6~8周。产妇的身体于此间最大的变化便是子宫的收缩。在这段时期内，产妇的子宫会逐渐恢复至孕前大小，这一过程称为“子宫复旧”，需要4周左右的时间。在分娩后的两天，产妇的腹部仍会有疼痛感，称为后阵痛。

生产后，产妇应做一些力所能及的家务活儿，在调养身体的同时依据自己的规律过日常生活。做家务的时候一旦感到疲惫，需立刻休息。此外，产妇应于生产后的1个月进行复诊，确认子宫和身体状况已经恢复到原来的状态，并且得到医生的许可后，才可以开始性生活。

◆ 恶露

恶露是指子宫、子宫颈或者阴道在产褥期内分泌出的分泌物。分娩后的最初4天左右，恶露呈现血状红色。随后，恶露渐渐转为茶褐色，再变至黄色，再由黄变白，且数量也逐渐减少，至产后4~6周时，分泌物便可恢复至孕前状态。在“恶露”期内，一旦产妇分泌出气味恶心的血块或者出现腹痛、发烧等情况，都必须尽快入院检查。

● 生产后为什么动不动就想哭？

由于体内雌激素的变化，孕期或生产后的女性，其精神会受到影响，情绪失去稳定，变得不安。在产后的 3~10 天，约有 30% 的妇女会出现轻度的抑郁症状。若此后产妇仍未能从抑郁症状中解脱出来，则可能患上了产后抑郁症。因此，产后的女性可以将困扰自己的不安和忧郁向伴侣或朋友倾诉，努力使自身的压力得以缓解。若情况严重，无法自愈，则须去医院进行检查，积极配合治疗。

◆ 产后保健操——恢复元气

① 挺腹运动

仰躺在床上，双腿屈膝，两脚平放，臀部慢慢抬高，用肩膀和双脚的力量支撑全身，之后，身体慢慢放下。重复 10 次为一组。

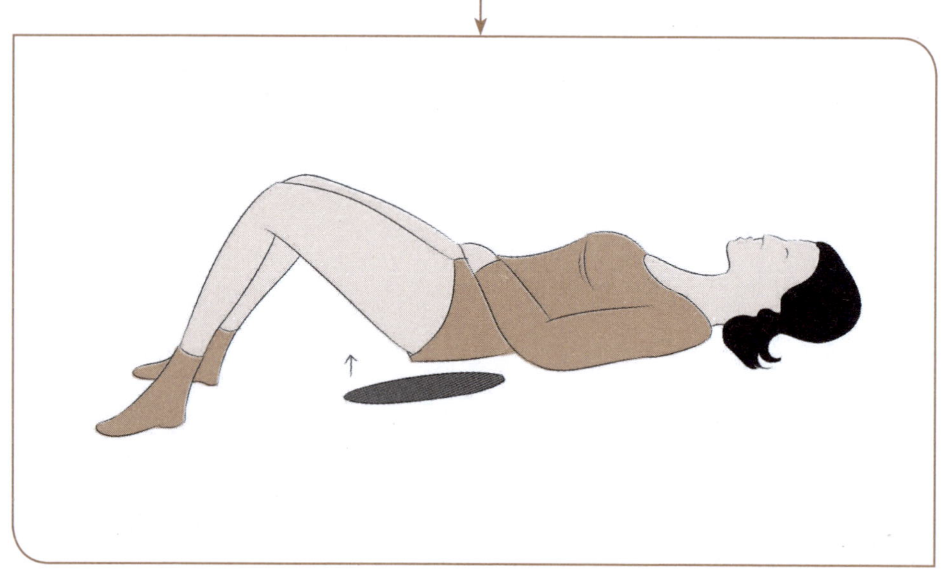

② 缩肛运动

仰躺在床上，双膝分开，用力向内合拢并收缩肛门，之后双膝分开，肛门放松。重复10次为一组。

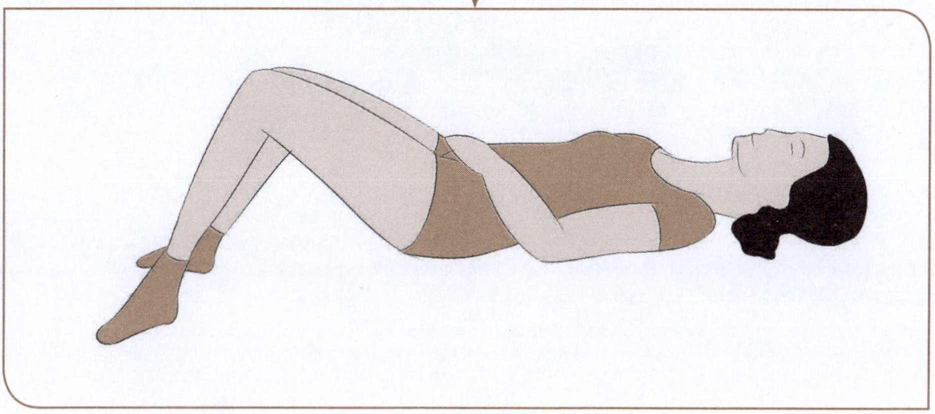

③ 摇脚运动

仰躺在床上，将一只脚放在一条腿上，膝关节弯曲成直角，脚尖反复伸直、抬高，重复10次，之后换脚。

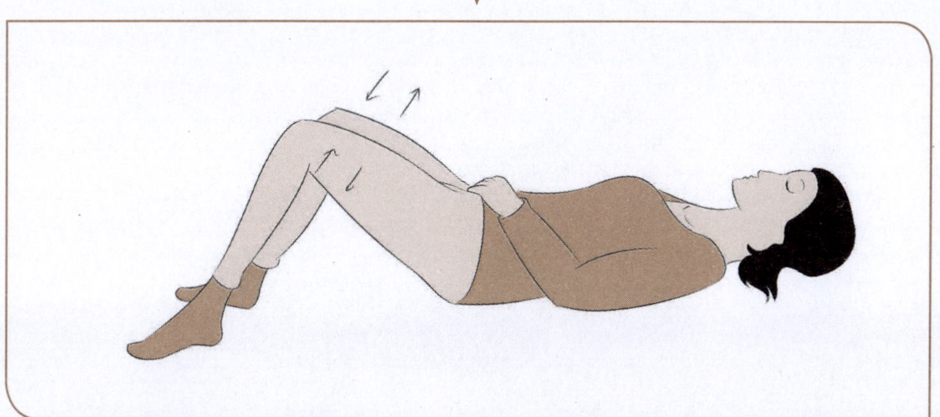

◆产后塑身操——美丽重现

① 瘦臀操

双肘和双膝着地，身体成一条线，两腿交替伸直。

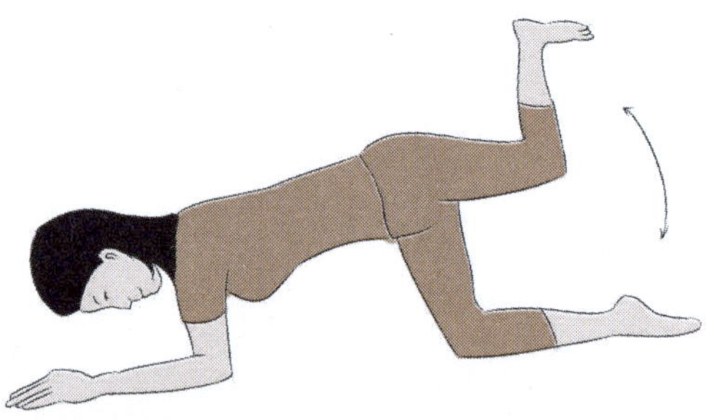

② 瘦腿操

侧躺床上，用手支撑头部，将一条腿反复抬起放下，重复10次，之后换另一条腿。

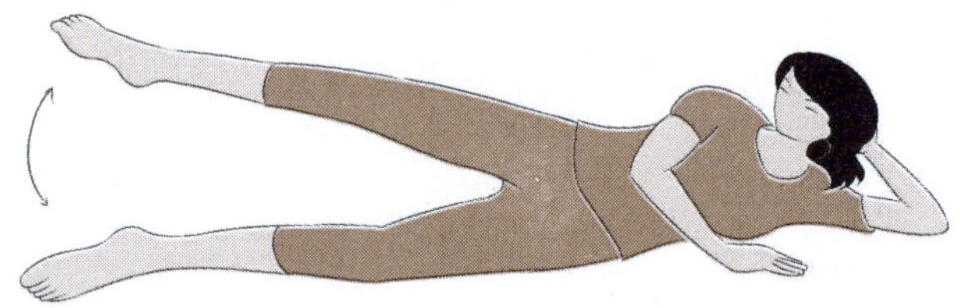

③ 瘦腹操

仰卧床上，双手抱头，向上抬起，同时双腿抬高，之后身体伸直，反复进行即可。

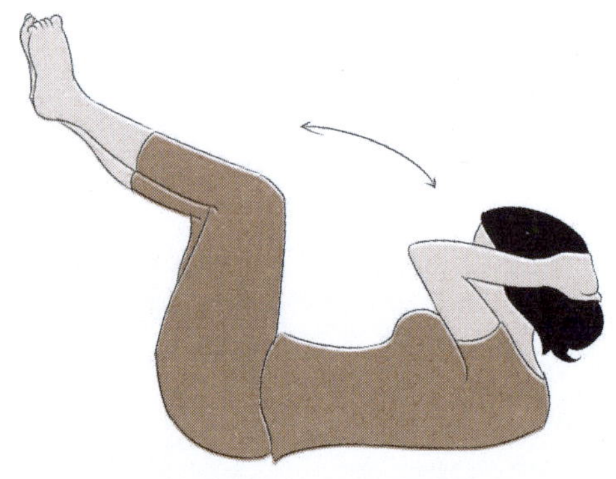

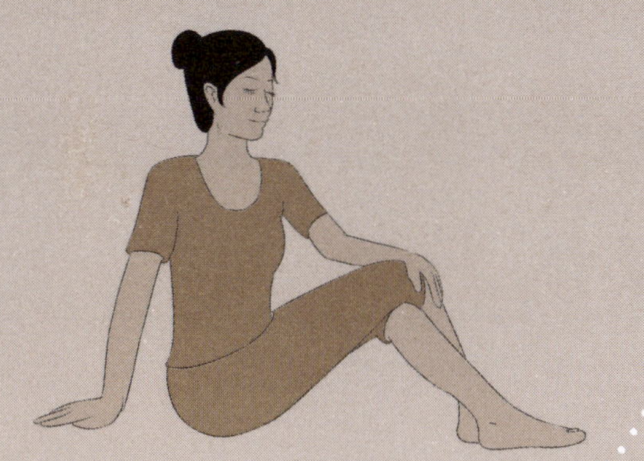

第四章 女性疾病知多少

在女性的一生中，每一个时期都会受到疾病的困扰。研究显示，近几年来，女性疾病的人数急剧上升，各种妇科疾病，如痛经、月经不调、子宫肌瘤、乳癌、卵巢癌以及心理疾病等威胁着女性的健康。了解这些疾病，对及早治疗、及早恢复有很重要的作用。

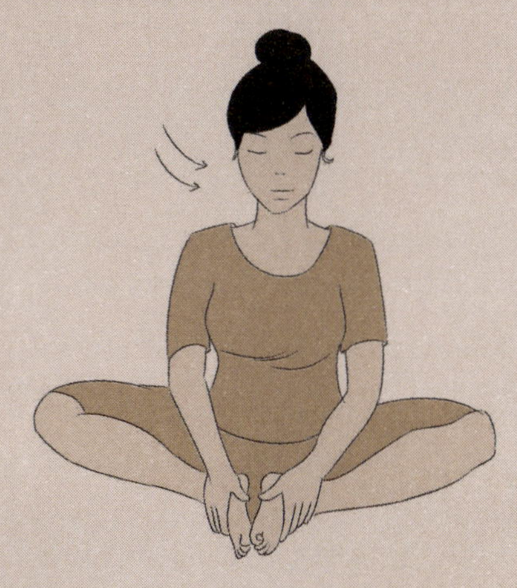

第一节 月经疾病

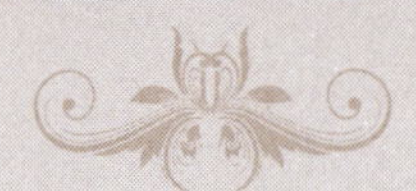

当女婴还在母体中的时候，其身体两侧的卵巢中就已经有超过几十万的原始卵泡。当女孩处于生长阶段时，原始卵泡并没有发育，直到邻近或进入青春期时，有的原始卵泡才开始较快发育，同时分泌卵泡激素，激素进入血液并被输送到子宫，促进子宫内膜发育完全，当血液中卵泡激素达到一定数量时，就可以导致排卵。通常女性每次月经都会排卵一次。之后，卵巢里出现黄体，同时分泌黄体素，增厚的子宫内膜就会因此而变得松软，这样主要是方便受精卵着床。如果这时候有受精卵，就会怀孕，形成妊娠。如果没有受精卵出现，黄体在产生后的两周左右就会萎缩，雌、孕激素分泌急剧减少，就会导致子宫内膜坏死、脱落，充血的毛细血管同时也会随之破裂，出现出血状况。脱落的子宫内膜与血液一同排出体外，月经就是这样产生的。

有的女性在月经前几天都会身体不适，如果不严重，这是正常现象。但如果不适症状已经对日常生活产生较为严重的影响，就是月经前综合征。这种综合征主要的原因是随月经周期变化，雌性激素的分泌状态身体无法正常适应，进而导致的一种症状。

◆ 痛经

月经来临时，常见的症状主要有腹痛和腰痛等，有时候可能还会有头痛、呕吐、腹泻、便秘、头晕等症状伴随，有的人有时候还会出现发烧或者全身无力等症状。如果这些症状较为严重，并且已经对正常生活造成影响，就可以称之为痛经。

● 痛经的类型

机能性痛经 → 这种痛经主要是由于体质等因素引起，大多数痛经属于这种类型。前列腺素分泌量的增多是引起痛经的原因之一，因为前列腺素是一种使子宫收缩作用的生理活性物质。另外，年轻女性子宫、卵巢尚不成熟、子宫颈管的细长、狭窄等因素也会导致痛经的出现。同时由寒症引起的血液循环不畅以及压力等精神方面的原因有时候也会加重痛经症状。

器质性痛经 → 这种痛经主要是由子宫内膜症、子宫肌瘤等疾病引起。疼痛感有时突然加剧或逐渐加剧，有时候必须服用 3~4 天的止痛药才能缓解症状。

● 对症治疗，摆脱痛苦

止痛药可以有效缓解痛经症状，有人会担心止痛药失去药效，实际上在痛经期间使用完全没有问题。止痛药通常在疼痛不是很剧烈时使用比较有效，一些中药及低用量避孕药等药方比价适宜。

此外，温暖腰部周围同样也可以缓解疼痛症状，通过伸展运动或热水洗脚等方式促进血液循环，同样能有效缓解症状。正确、有规律的生活能维持正常的雌性激素平衡，所以也很重要。对器质性痛经来说，治疗引发问题的疾病才是最为关键的。

● 10分钟简易体操帮你减轻痛经

这套简易体操可以将骨盆内的瘀血有效清除。要想得到更好的效果，可以在沐浴身体变暖之后进行。活动时要合理调整呼吸。

腰部伸展运动

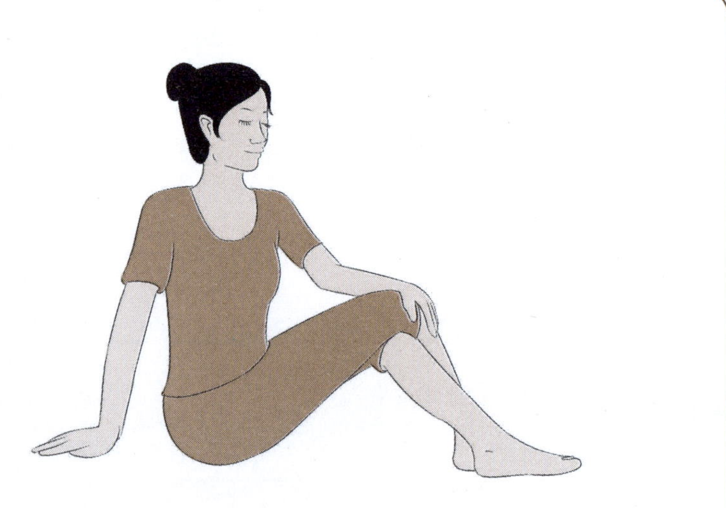

①两腿交叉坐下，将位于上方的腿相对一侧的手搭在膝盖上，同时吸气。

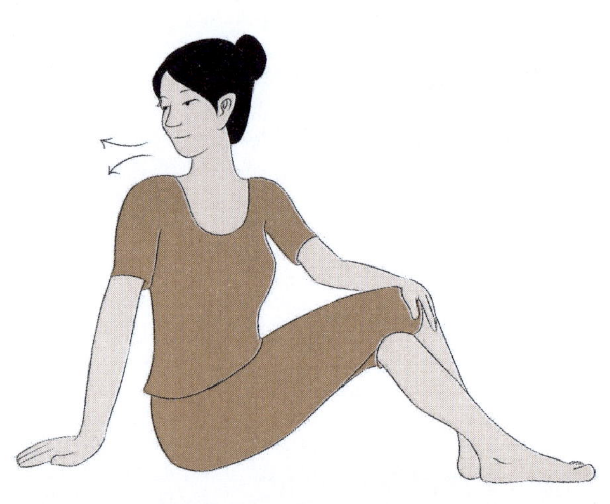

②用口腔缓缓呼气，同时将上体扭向上方腿的另一侧，保持 20 秒。之后在吸气的同时返回到①。

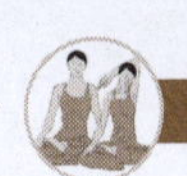

关节的伸展

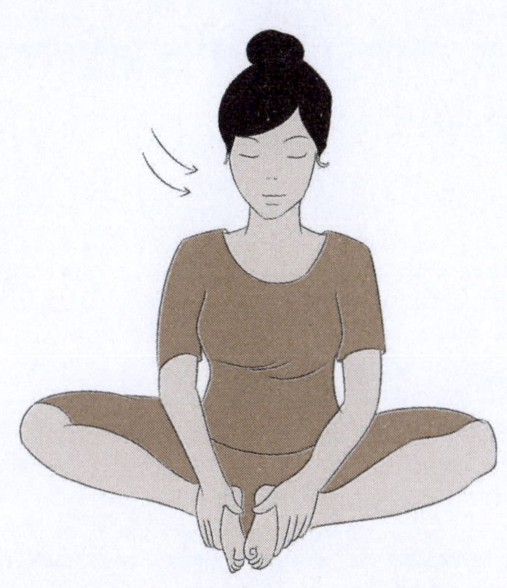

①端坐地板，向两侧打开膝盖，脚心相对并拢，大口吸气。

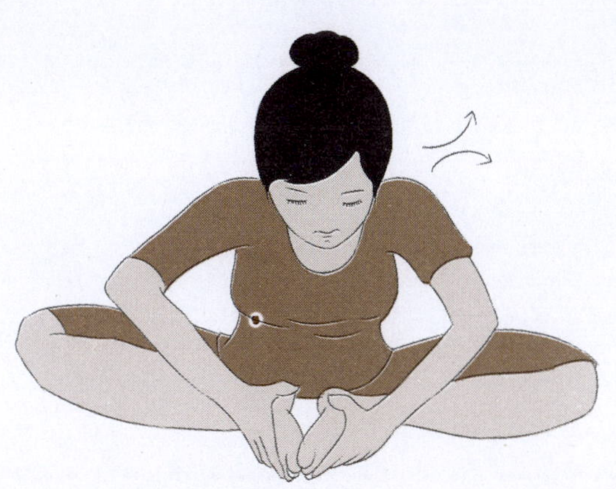

②用口缓慢吐气，背部挺直，上体向前倾，静止 10 秒。吸气同时返回到①。①和②交替进行 3 回，即可收到较好效果。

●刺激下肢小穴位，有效缓解痛经

治疗痛经，针灸中封穴对消除生殖器官疼痛同样有较为显著的功效。对三阴交、血海二穴施灸，不仅能有效缓解痛经，同时还能治疗月经不调。尤其是三阴交穴，对全部妇科疾病来说，该穴位是一个很有效果的特效穴。

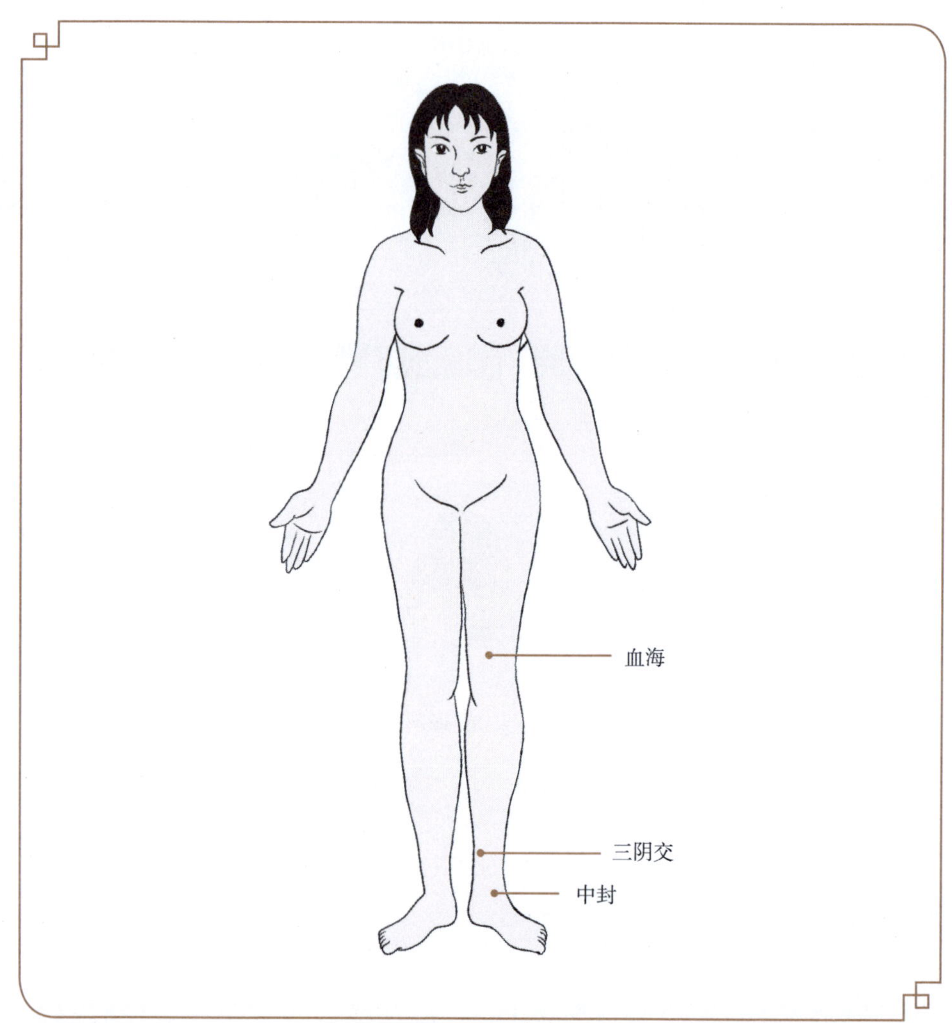

◆ 月经不调

通常月经周期为25~38天。但是，每个人的情况都不尽相同。有时候，月经周期会随着环境变化以及身体状况的变化而发生改变。月经不顺就是指月经周期不稳定，月经周期不到24天以及月经周期超过46天等都可以称之为月经不调。

◆ 月经出现大紊乱

除了上述情况，月经本身的异常状况同样也会导致月经不调。如原本正常的月经，突然长时间没来，甚至超过3个月，压力或减肥通常会导致这样的情况，同时这种情况有时候也预示着疾病的发生。

此外，如果18岁以后还没有出现月经初潮，或者43岁以前就出现绝经现象，或58岁以上仍有月经，这些都在月经异常的范围之内。月经初潮较晚，原因可能是卵巢发育不全等导致。

● 找出原因，对症下药

排卵异常和无排卵异常是导致月经周期异常的两个主要原因。通常，排卵正常、没有贫血等症状，月经通常会正常到来，即使出现周期异常，也不用担心问题出现。但如果在测量了基础体温后，发现没有排卵，即使月经周期稳定，同样会导致不孕情况发生。这时候采用激素疗法或者中药疗法进行治疗很有必要。

此外，导致月经周期异常的情况还有就是身体中潜藏着的某些疾病。总而言之，女性要养成坚持测量并记录基础体温的习惯。出现异常，就要到医院做相关方面的检查。

引发月经不调的原因

压力过大、过度减肥、过度运动、子宫方面的病变、睡眠不足、内科方面的病变。

月经期间可以去做相应身体检查吗?

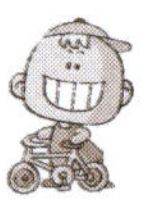

月经是女性身体的自然周期之一，月经期间去医院做妇产科检查是很正常的，不会对身体造成任何影响。如果已经与医生预约了时间，但刚好来月经，可以如约进行检查，没有必要取消预约。但是，如果有些患者难以接受在月经期间进行内诊，即可以取消预约，并选择合适时间。

月经不调会导致无法怀孕吗?

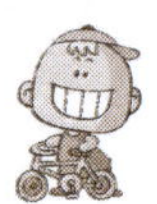

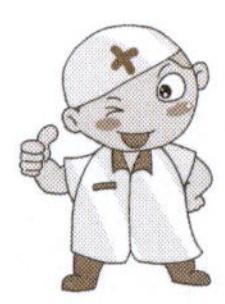

只要身体排卵正常，即使月经周期不稳定，或无法准确预测月经时间，也不会对怀孕造成影响。通过测量和记录基础体温，可以确认身体是否有高温期。如果身体没有高温期出现过，或由于月经周期过短，身体的高温期也随之变短，就会对怀孕造成不良影响。当然，这也不是绝对的，必要时，要及时到医院做相关方面的检查并及时进行治疗。

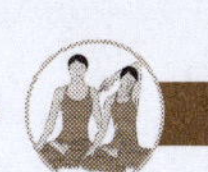

第二节 乳房疾病

◆ 乳腺症

乳房疾病中乳腺症是最为常见的一种疾病，30~40 岁的女性中较为常见，主要的症状是乳房会在月经来之前出现肿胀并伴有疼痛出现，乳腺上的肿块有时候用手就可以摸到。引起这种疾病的主要原因就是体内的雌性激素分泌失调。

● 乳房中的肿块

乳腺的一部分变硬，并不是乳房中真的产生了一个肿块。肿块的大小各异，肿块可以在单侧也可以在双侧产生，数量不定。触摸时肿块与周围没有明显界限，但能感觉到有弹性的硬块。有时候，乳头会分泌一些物质，同样也会形成脓包。

由于雌性激素分泌过剩是导致乳腺症的原因。所以，在月经前，由于雌激素分泌旺盛，肿块就会变大，月经开始之后会逐渐变小。通常，这种肿块不会恶化为乳癌，但在洗完澡后发现乳房上有肿块，如果患者对此比较在意，可以到医院做一下相关检查。

● 提早检查，提早确诊

在乳房周围发现肿块，很多患者都会担心其转变为乳癌而惶恐不安，但通常是乳腺症。这种肿块是良性的，所以没必要进行特殊治疗，也不用担心。但也会有乳腺病和乳癌同时发生的状况，要多加留意。

如果发现乳房中有肿块，想要确认其是良性还是恶性，肿块的软硬程度不能作为判断依据，只有通过乳房专用X线摄像和超声波等精密度高的仪器检查之后才能确定。检查的时机要趁早，以确诊病情，避免耽误。

●让乳房肿块无处遁形的超声波检查

超声波检查能发现乳房中极小的肿块，同时还可以将肿块的性质及内部形态检查出来。进而了解肿块的形态、边界，提供比较可靠的数据。根据这些数据，医生就可以做出确切的诊断。

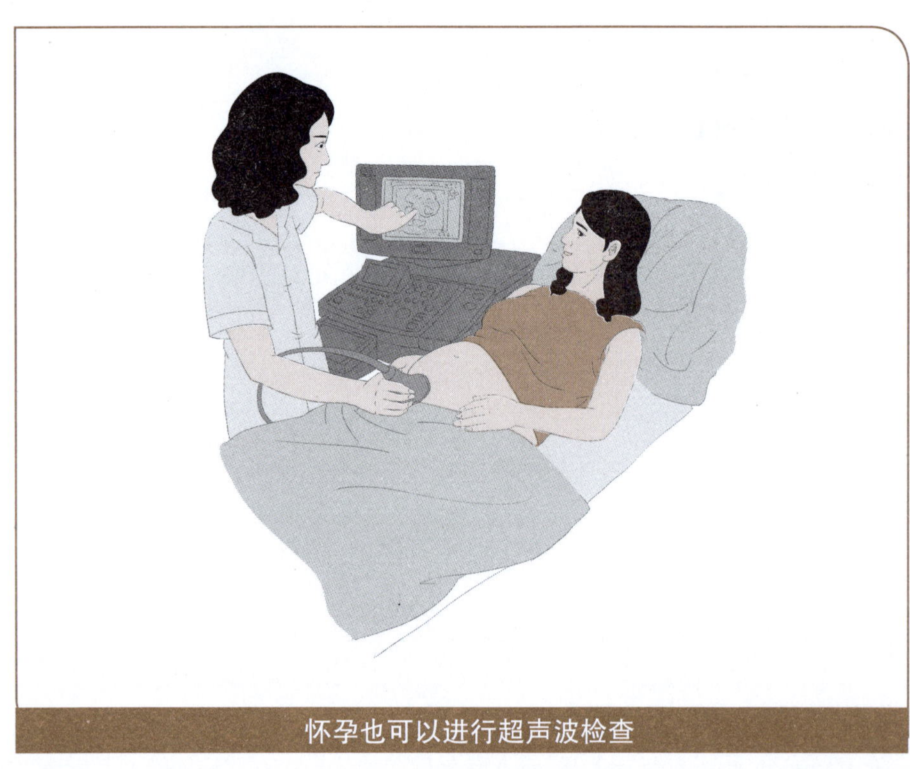

怀孕也可以进行超声波检查

医用显微镜用于细胞学检查、活体组织检查	超声波检查一般适用于20~40多岁的女性
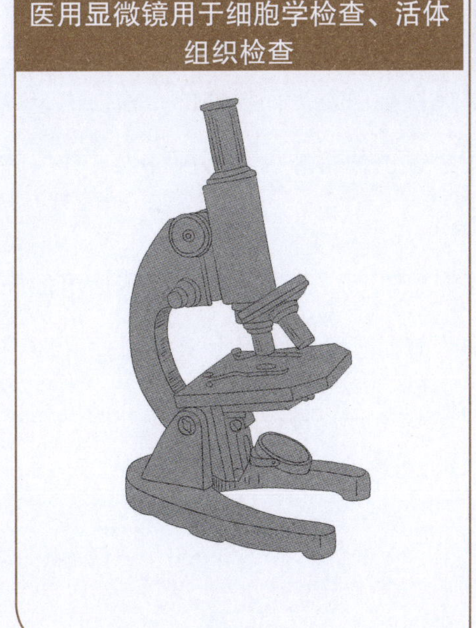	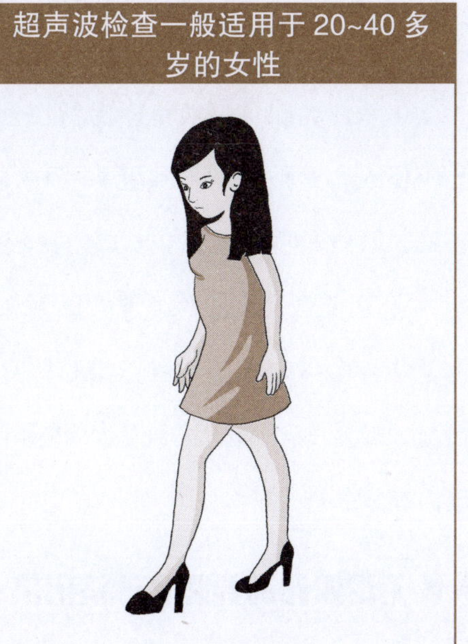

◆ 乳腺炎

乳腺炎主要是乳腺发生炎症而导致的疾病，它包括滞留性乳腺炎和化脓性乳腺炎两种。通常，这种病通常发生在女性生产过后及哺乳期间。症状主要是乳房肿胀并且带有剧痛。

● 乳汁囤积引发的滞留性乳腺炎

滞留性乳腺炎发生的主要原因是乳汁囤积在乳房内，初次生产后的1~2周及断乳期较为常见，通常是一侧乳汁的排出情况变差，乳房变硬、肿胀，同时还有疼痛伴随。

第一次分泌乳汁，乳管还不成熟，没有完全打开，再加上不习惯哺乳及婴儿吸取乳汁困难等因素，都有可能导致乳汁内积。所以，在妊娠期间，就要经常对乳房和乳头进行按摩，使乳管能够完全打开，积极哺乳可以有效预防乳汁内积。

●乳头受伤恶化的化脓性乳腺炎

化脓性乳腺炎一般是由滞留性乳腺炎持续引发进而导致的一种，由于婴儿咬伤或者其他原因导致乳头受伤，使金黄色葡萄球菌等细菌侵入，并引起感染，该病通常在生育2~6周内比较常见。

乳房感染后，患者经常会感到膨胀痛感剧烈，与乳汁内积症相比更加严重，甚至会导致腋下的淋巴结膨胀疼痛，有时还会发生乳汁夹杂着血和脓的情况，以及38℃以上高烧。如果感染时间较长，将会造成乳房内脓液堆积，进而导致脓肿。

●无论如何都要将乳汁挤出来

滞留性乳腺炎在进行治疗的时候，首先要做的事情就是将乳房中积聚的乳汁排出来，方式可以选择用手或器具，同时也可以哺喂婴儿，保持乳管畅通。化脓性乳腺炎在治疗的时候要根据具体的病情，如果是初期阶段，只要将积存于乳房中的乳汁挤出来即可。如果已经化脓，就要服用相应药物。如果病情已经恶化，就要通过外科手术切开进行治疗。不管病情如何，患者始终要保持乳头的清洁，这样才能有效预防疾病的发生。

手呈“C”形放在乳房上，拇指和食指向乳头方向挤压，用力要轻。

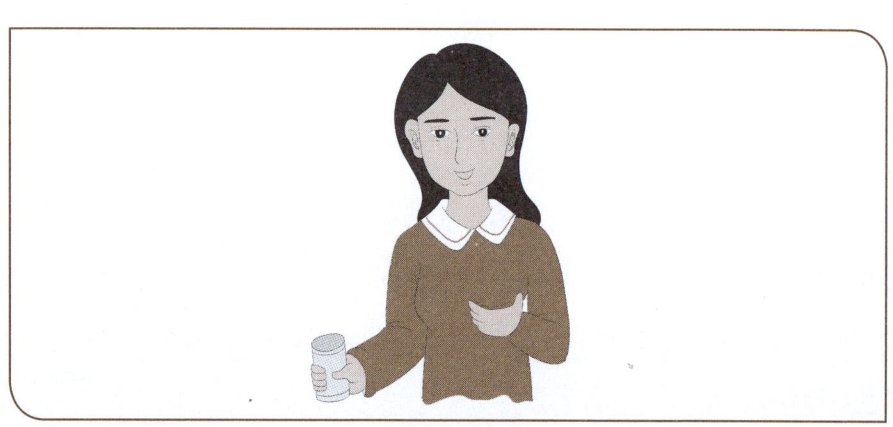

◆乳晕炎、乳头炎

乳头和乳晕内有大量皮脂腺，它们的工作就是分泌皮脂保护乳头和乳晕。分泌量一旦减少，就有可能会导致炎症的发生，有时候甚至会遭到细菌的感染进而导致化脓。因炎症而导致的湿疹或溃烂，就是乳头炎或乳晕炎。

●炎症产生的四大原因

金黄色葡萄球菌感染是导致乳晕炎和乳头炎的主要原因，哺乳期间导致该病的主要原因有以下四点：

1. 婴儿的口腔受到细菌的感染，妈妈的乳头和乳晕在哺乳的时候受到感染，进而导致炎症发生。
2. 生产过后乳汁分泌过多，乳头处于一种长期湿润状态，进而导致糜烂或长湿疹，引发炎症。
3. 哺乳时由于乳头内陷或过小，婴儿吸吮力量过大，导致乳头的破损，引发炎症。
4. 孕妇妊娠期间，乳晕腺增大明显，导致皮脂分泌迅速，使乳晕腺开口堵塞，加上乳晕处的皮肤本身就比较薄，极易破损，导致炎症的发生。

●保持清洁，涂药治疗

一旦患处发生湿疹或者溃烂，患者就会感到瘙痒难耐，但又不能随意搔痒乱抓或自行消毒，否则容易导致症状加重，所以一定要多加防范。

保持患部清洁是患者首先应该做的事情，细菌感染之后，患者可以涂上含有抗生素的药膏，如果细菌没有感染患处，可以适当选择类固醇等药膏进行涂抹。在平常生活中，要选择通透性良好的胸罩，化纤材料制成的胸罩要尽量避免选购，这样就能有效预防并帮助治疗这种疾病尽快康复。

◆乳管内乳突瘤

在乳头下的粗大乳管中产生一种肿块，这种疾病就是乳管内乳突瘤，在40~59岁之间以及没有生育经验的女性中较为常见。由于肿块不大并且柔软，很难发现，并且不会产生痛感，要想发现该病，只能通过检查乳头分泌物。

●常被误认为乳癌的乳头瘤

通常，该病好发于输乳管开口部的1~2厘米处，肿块大小通常在1厘米以内。患者主要是通过乳头出现分泌物，甚至掺杂血丝，才会注意到该病的发生。患处也不会有疼痛发生，该肿块通常是良性的，但很容易与乳癌混淆，人们通常将其误认为是乳癌，所以，乳头一旦发现有分泌物产生，一定要冷静对待，并及时到医院进行检查。

●让自己安心的确认检查

到医院检查的时候，首先要对分泌物的细胞进行化验，确定病情。通过X光检查同样也可以确认病情。一旦确定是良性肿瘤，就不用进行外科手术。如果是癌症，通常也是不会移转的非浸润型癌症。

如果是癌症，或肿块的体积在不断增长，分泌物的量也在不断增加，就有必要进行外科手术，将病灶部位除去。但是，即使是通过手术治疗，该病也有复发的可能，所以，治疗之后还要进行定期检查。

●细胞学检查——确定乳头分泌物性质的必要检查

疑似乳癌时，可以用显微镜对乳房的肿块等发生病变部位的细胞来确认。

乳头有分泌物时，要对分泌物的细胞，还有就是用穿刺吸引检查进行检查。用注射器穿刺病变部分吸取细胞，之后通过显微镜对其进行检查，这种方法比较适用于肿块比较明显时使用。当病变太硬或很小时，获取病变部位活体组织进行检查是十分有必要的。

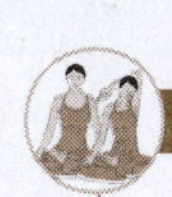

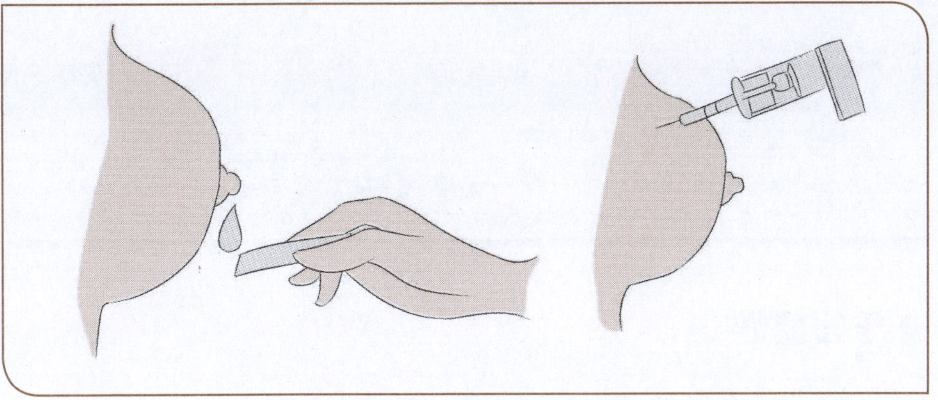

为什么凹陷乳头更要注意清洁卫生？

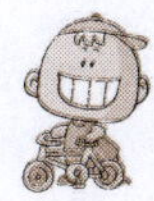

每个人的乳头形状各不相同，有“短乳头”“扁平乳头”“凹陷乳头”等。但它们都不在疾病的范畴中。如凹陷乳头，有时候怀孕或通过婴儿吸乳，乳头可以自然凸出。但是，凹陷乳头藏污纳垢，罹患乳腺炎等疾病的风险与正常乳头相比要高，所以要保持乳头卫生。

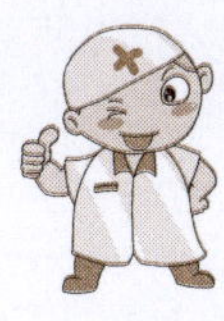

第三节 子宫疾病

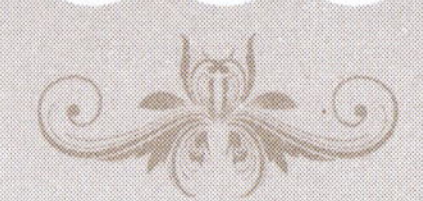

◆子宫肌瘤

子宫壁中的部分肌肉发生病变，形成一种像肿瘤一样的东西，就是子宫肌瘤。但是，子宫肌瘤虽然听起来较为严重，但却是良性的，与子宫癌完全不一样，也没有生命危险，通常不会转变为癌症。随着雌激素的分泌旺盛，子宫肌瘤会不断增大。

●生长位置不固定的良性肿瘤

子宫的任何位置都可能会产生子宫肌瘤，子宫内肿瘤出现的位置不同，表现的症状也不一样。患有子宫肌瘤的人很多。四十来岁的女性是主要群体。这种病在30~59岁的女性中较为常见，但是，年轻女性同样也有可能罹患这种疾病。

●治疗的两大依据

子宫肌瘤通常不会对生命造成威胁。如果症状较轻，肿瘤也不大，定期检查，跟踪病情即可。如果病情较为严重，采用药物治疗或手术治疗也可以有效控制病情。

患者如果在服药后，仍然不能有效改善症状，或是肿瘤的体积较大，手术治疗则是比较理想的治疗手段。手术治疗也可以分为保留子宫切除肿瘤和切除子宫两种治疗方案。如果患者是年轻女性，或有生育的想法，就应该选择保留子宫的治疗方式。

女性绝经后，体内不再分泌相关的雌性激素，肿瘤会随之变小，在这种情况下，也就没有必要进行任何治疗手段。

● 子宫肌瘤的类型及各自症状

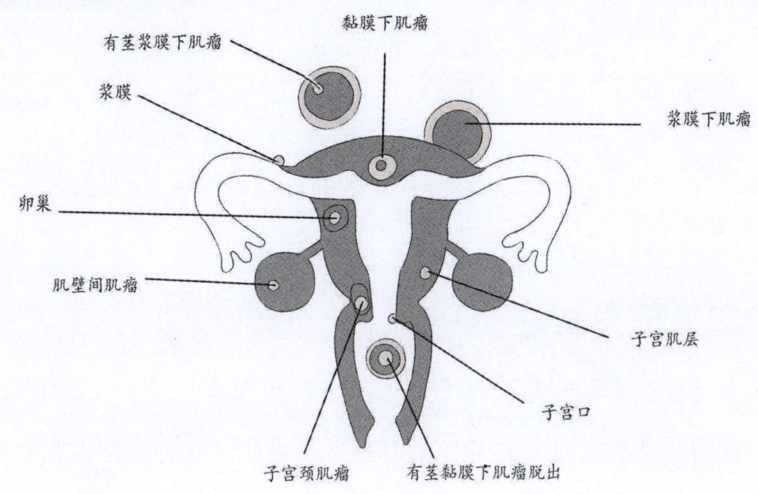

有茎浆膜下肌瘤

如果浆膜下的肌瘤长出肌茎，形状与蕈菇很像，那么当肌茎扭转时，患者就会有呕吐症状，或下腹会出现剧烈疼痛。

黏膜下肌瘤

如果肌瘤长在子宫黏膜（内膜）下面，朝子宫内部发展。在这样的情况下，即使肌瘤较小，患者在月经期间仍然容易大量出血，严重的时候还会导致不孕。

浆膜下肌瘤

如果肌瘤的位置是在包裹子宫外侧的浆膜下面，并朝外侧生长，除非该肌瘤长到一定程度，否则患者没有症状出现，这是一种不容易被察觉的肌瘤。

肌壁间肌瘤

这种肌瘤的位置是在子宫肌层内，在子宫肌瘤总数中占有较高比例。肌瘤较小时，通常没有明显症状，只有当肌瘤长到一定程度的时候，才会出现与子宫内黏膜下肌瘤同样的症状，患者在月经期间出血量大，严重时导致不孕。

子宫颈肌瘤

子宫颈一带是这种肌瘤的生长位置。虽然这个位置生长肌瘤的概率很低，但如果这个位置存在肌瘤，将严重影响患者分娩，所以，如果孕妇患有这类肌瘤，生产方式就只能选择剖腹生产。

有茎黏膜下肌瘤脱出

黏膜下的肌瘤如果长出肌茎，生长方向是朝着子宫口的方向下垂并脱出，甚至延伸到阴道内，这种肌瘤导致的结果就是出血过多，并引起贫血，尤其当肌瘤脱出到阴道内时，患者会出现下腹部剧烈疼痛的症状，要及时进行治疗。

◆子宫内膜异位症

由于雌性激素的存在，每个月子宫内膜都会增生，然后又剥落，并随着月经一同排出体外。如果在身体的其他部位增生了这种子宫内膜组织，就会导致子宫内膜异位症的发生。

●子宫内膜逃出子宫到别处增生

正常的子宫内膜组织每个月都会剥落。但是，这种增生的内膜已经不同于正常的子宫内膜，即使剥落下来，也没有办法排出体外，所以就只能囤积在腹部，有时候还会粘在其他器官上面，导致患者的各种不适症状。

经痛剧烈是这种疾病最常见的症状。疾病发作时，疼痛感逐渐增强，有时候还有腰痛、想呕吐或腹泻症状相伴随。如果情形不断加重，即使在无月经期间，患者仍然能感到下腹或腰部出现疼痛症状，有时候在性行为中也会感到疼痛，严重时导致不孕。在所有的不孕症当中，子宫内膜异位症引起的占到20%~40%。

●治疗的两大方法——药物和手术

通常根据患者的病情以及患者的个人情况确定相应的治疗方案。如果患者症状较轻，服用止痛剂等药物就可以对病情进行控制，之后继续观察，根据具体情况确定相应的治疗方案。也可以采用激素疗法，减小病灶。手术治疗也是一种不错的方式，不仅具有仅切除病灶部位的保全手术，同时也有将子宫和卵巢全部摘除的根除手术，根据患者是否有怀孕需求确定具体的手术方案。

● 子宫内膜异位症的易发部位及症状

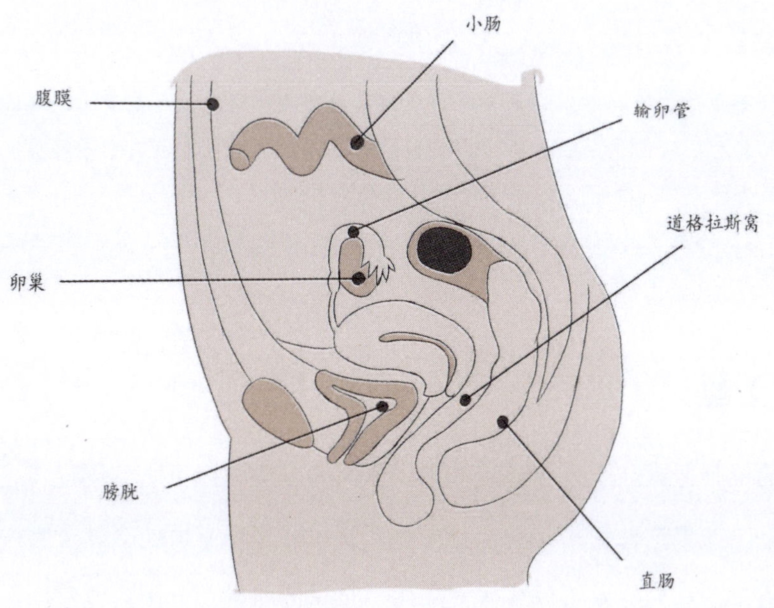

腹膜

小病变较多，特征是容易粘连。在子宫内膜症中属轻度。

小肠

下腹疼痛，会出现便血。

输卵管

输卵管变窄等能导致不孕。

道格拉斯窝

位于子宫的后方，直肠中间的低洼处。发生粘连时，在性交、排便时会出现疼痛。

直肠

排便痛，除此之外，还会出现血便等排便障碍。

膀胱

排尿会有痛感，有时候甚至会有血尿。

卵巢

因为茶色的血液在卵巢内聚集，形成卵巢的巧克力囊肿，逐渐变大之后腹部会有膨胀感。有时候还会发生弯曲、破裂等现象，这时候就会有剧烈疼痛。任其发展会转变成卵巢癌，定期进行检查很有必要。

◆子宫下垂

子宫的位置通常在阴道深处。如果子宫因为某种原因下垂到阴道口，就是子宫下垂。如果这种病的症状十分严重，膀胱或直肠有可能会随子宫一同下垂到阴道口，进而导致排尿或排便障碍，严重的时候部分子宫或整个子宫会落出阴道，就是子宫脱出。

●子宫下垂的原因主要是生产和老化

由于支撑子宫的盆腔韧带和肌肉松弛或退化，进而导致子宫位置发生异常。随着女性年龄的不断增加，肌肉和韧带的弹性就会不断退化，所以在闭经后大多数女性会有子宫脱垂的现象发生。在妊娠或分娩后也有部分女性由于肌肉和韧带的松弛而暂时出现子宫脱落现象。

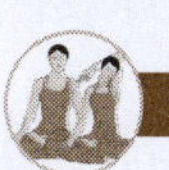

子宫下垂的三个病期

病情开始的最初阶段，子宫的位置在正常位置稍微偏下的部位，也就是“子宫下垂”，随着病情的不断加重，子宫的位置会不断下移，当子宫的位置完全伸到阴道以外时，就是“子宫脱落”。另外，子宫脱落与膀胱、尿道、直肠下垂等总称为“骨盆脏器脱落”。其特征是尿频、漏尿、排尿困难等，严重时，还会有尿液无法排出的状况发生。

根据子宫的位置可将该病情分为三期。

1. 子宫的位置在阴道中稍微靠下的状态，即“子宫下垂”，几乎没有什么异常。
2. 子宫的一部分已经伸到阴道的外部，即“不完全子宫脱落”，患者能感觉到阴道口有肿块一样的东西外漏。
3. 子宫已经完全伸到阴道外部，即“完全子宫脱落”，通常患者伴有膀胱、尿道、直肠的下垂，排尿、排便障碍是常见的症状。

勤做骨盆肌体操，防治子宫下垂

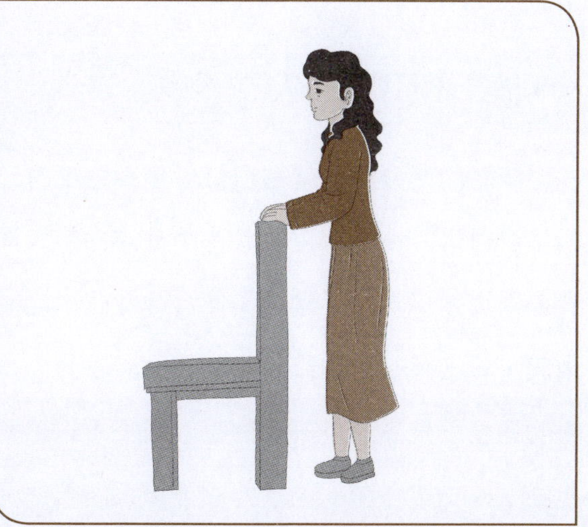

如果子宫下垂的症状不太严重，就没有必要进行专业治疗。排尿的时候试着中断四五次，或锻炼骨盆底肌，都可以使这种暂时性的症状得到改善。经常做这种体操，也能有效预防子宫脱落。如果子宫已经脱落，就无法通过做体操使其恢复原位，所以，一定要提前预防。

全身保持放松状态，将肛门与阴道紧绷，时间持续 5 秒，然后放松。1 组重复 10 次，每日要坚持 3~10 组。

◆ 子宫颈炎

子宫颈是连接子宫和阴道之间的管状结构，受到细菌的感染等多种原因会使覆盖在内壁上的黏膜发生炎症，这时候患者就会出现下腹疼痛的症状，有时候还会有一种具有恶臭味道的黄色脓状白带分泌出来，这就是子宫颈炎。

● 子宫颈内壁黏膜受细菌感染所致

阴道炎上行是引起子宫颈炎的主要原因。大肠杆菌、葡萄球菌、链球菌是阴道内常见的引起子宫颈炎的致病菌。通常是因为阴道的自净作用降低所导致，尤其是在阴道糜烂、人工流产、分娩或性交导致子宫颈出现伤痕的情况下，更容易发生这种疾病。另外，女性有时候会忘记拿掉避孕套和卫生栓，这同样也是造成细菌繁殖引发子宫颈炎的重要原因。近年来由于淋球菌和衣原体感染引发的子宫颈炎正在不断增加，不洁性交是导致淋球菌和衣原体感染的主要原因。

● 放任不管则可能导致不孕

该病的典型症状就是白带增多，急性时还会有明显臭味的黄色或黄绿色的脓状白带。慢性期主要是持续分泌白带，同时有下腹疼痛的症状伴随。患者如果放任不管，子宫颈炎便会慢性化，之后就会祸及子宫，进而导致子宫内膜炎。细菌一旦继续扩展就会沿着输卵管进入骨盆，导致骨盆腹膜炎，严重时还会引发不孕。早期的子宫颈炎可以治愈，但如果炎症不断深入，症状也会不断加重，相应的治疗难度以及花费时间都会增加。所以，患者如果出现明显症状，就要及早到医院进行检查，及早治愈。

● 对症防治必须坚持服用抗生素

服用抗生素是治疗该病的基本方法，但要根据病原菌选用适当药品。如果引起炎症的是衣原体，根据病情合并使用抗生素和消炎镇痛药，对阴道进行冲洗来消毒也要同时进行。积极治疗，通常 7~10 天子宫颈炎就能治愈，私自停药就会导致治疗时间延长，无法彻底消灭病原菌，有时候甚至还会复发。所以，确定治愈前，患者一定要坚持服用抗生素。

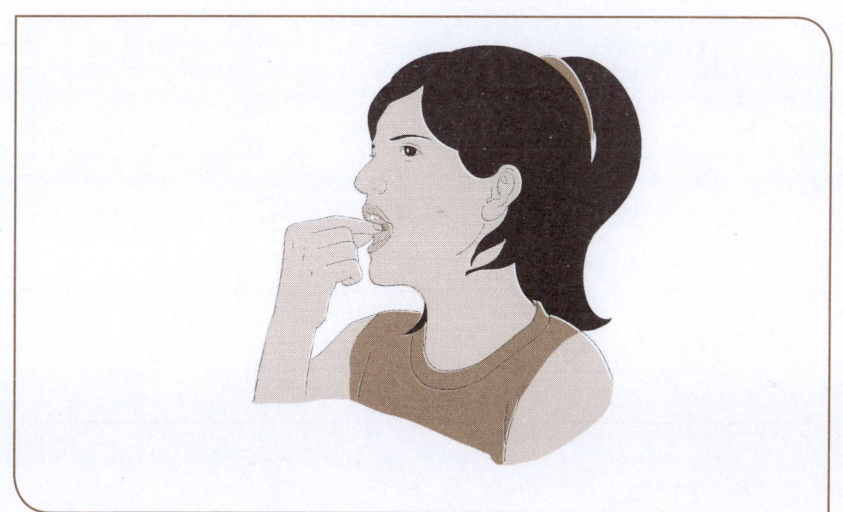

◆ 子宫颈糜烂

黏膜溃烂的状态就是糜烂。如果糜烂的位置在阴道深处的底部，即子宫入口处——子宫颈周围出现溃烂，就是子宫颈糜烂。通常，子宫颈糜烂是由雌性激素引起的生理变化，经过外界刺激之后会引起出血。

● 子宫颈糜烂的种类

该病有真性糜烂和假性糜烂两种类型。阴道表面黏膜破损并露出下面的组织就是真性糜烂，有时会有子宫颈炎、子宫颈癌等疾病相伴随。

子宫颈部增厚下垂到阴道内，覆盖内侧的上皮，表面看上去与糜烂十分相似，但细胞本身并没有受到损伤，就是假性糜烂。雌性激素分泌旺盛的20~40岁女性经常会出现假性糜烂，所占比例可以达到80%~90%。但是，更年期或绝经，身体内的雌性激素分泌量的减少，假性糜烂的现象将会减少。

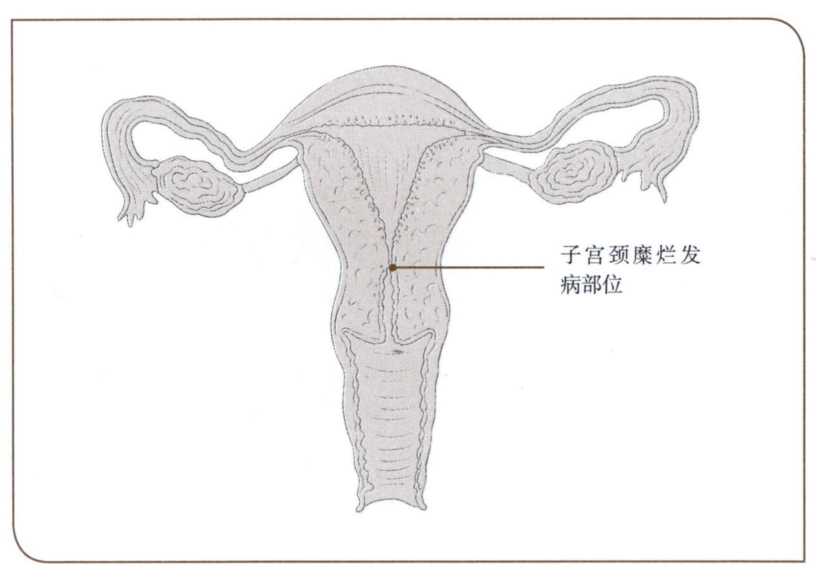

●除白带增多外无明显症状

通常，雌激素直接影响子宫颈糜烂的程度，子宫颈内口处的黏膜朝外翻就是由雌激素导致的。这时候，白色或黄色的白带会明显增多，在经期以外或性行为后会有少量出血现象，此外并没有其他明显症状。

糜烂和细菌感染均能引发炎症，一旦并发炎症，黄色黏性白带就会相应增多。症状一旦慢性化，腰痛、尿频、性交痛等症状也会相应出现，甚至导致子宫阴道肥大，出现不孕的情况。

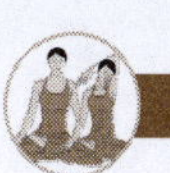

◆ 子宫内膜炎

由于链球菌、大肠杆菌、淋菌或葡萄球菌等细菌侵染了覆盖于子宫内侧的内膜进而引发的炎症就是子宫内膜炎。该病进一步发展可以成为子宫肌炎、输卵管炎及骨盆腹膜炎等，使病情不断加重。

● 子宫内膜炎的种类

子宫内膜炎可分为急性子宫内膜炎和慢性子宫内膜炎两种。

急性子宫内膜炎在发作的时候，子宫内膜会出现充血、水肿等情况，严重的时候会出现化脓的情况。白带增多比较常见，有时还会出现血性或伴有恶臭，患者有时会出现发烧或腰痛的症状。如果炎症较为严重，还会导致呕吐、腹泻或排便疼痛等症状发生。

急性子宫内膜炎逐渐转变之后就可以成为慢性子宫内膜炎；子宫颈炎严重或长期输卵管炎，可能导致炎症的发生；流产、分娩后少量胎盘残留及胎盘附着部的复旧不全及宫内节育器也有可能引发慢性子宫内膜炎。无论是慢性还是急性，发作的症状基本相似，同时还会有月经过多、下腹痛等症状相伴随。

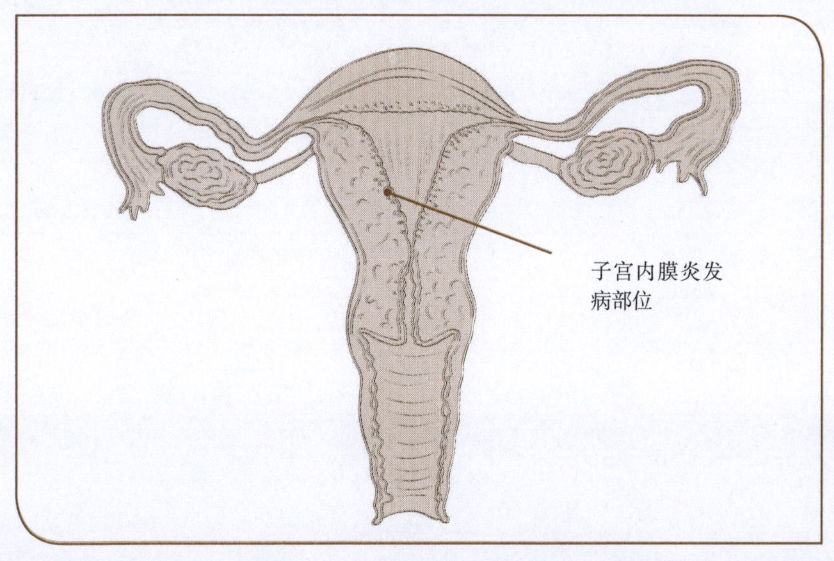

●阴道自净作用下降是主要致病原因

通常女性阴道呈酸性，能有效抵御细菌的侵入，是一道天然的生理屏障。但经过一些事情，如经期、分娩、流产及各种宫腔操作，这种天然屏障就会逐渐减弱甚至消失，进而导致细菌的侵染。不注意阴道卫生、经期进行性交，以及与患有性病的异性性交也会导致该病的发生。

另外，随着年龄的不断增加，身体内的雌激素分泌逐渐下降，这种自净作用也会逐渐下降，导致老年性阴道炎，进而发展为子宫内膜炎。

治疗子宫内膜炎期间可以进行泡澡和性行为吗?

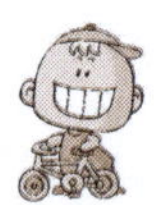

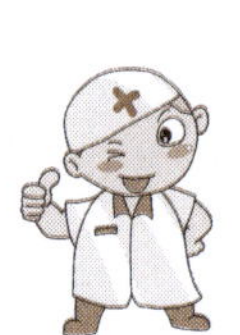

患者在进行检查的时候，通常是通过显微镜来观察白带的情况或用白带培养细菌，进而确认病菌的种类，之后再通过点滴或者口服抗生素的方式对该病进行治疗，如果病情严重，患者还要进行住院治疗。在完全治愈前，患者只能在家中静养，泡澡和性行为一定要禁止，但可以通过淋浴的方式保持身体清洁。

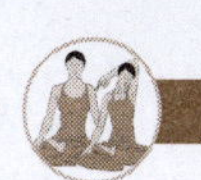

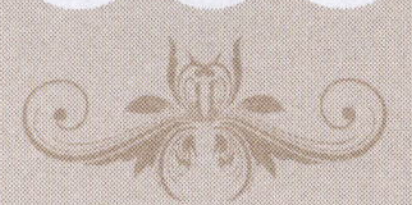

第四节 性病

妇科常见的性病（STD）

性病（STD）是指通过性交感染的疾病。女性只要有性交的经历，就有感染这种疾病的可能。

◆ 滴虫性阴道炎

滴虫性阴道炎主要是因为感染了毛滴虫所致。

● 症状

感染该病之后，患者能明显感到阴道以及外阴部刺痒。白带呈现出黄绿色，同时还会有恶臭伴随，白带呈泡沫状。严重的时候会出现外阴溃烂。

● 原因

导致该病的原因主要是患者的阴道感染了一种叫作毛滴虫的寄生虫。这种寄生虫原本是潜伏在男性的尿道和精液中，进入女性体内的方式主要是通过性交。由于这种寄生虫潜伏在男性体内并没有明显症状，所以，通常情况下很难发现。

● 治疗法

抗滴虫药是治疗该种疾病的主要方式。通常服用 1~2 周就能见效。同时与阴道外用药一同使用，能收到更好效果。如果罹患该种疾病的患者是怀孕3个月以内的孕妇，内服药是一定要禁止的，只能通过外用药来进行治疗。

患者如果开始进行药物治疗，症状尤其是刺痒马上就能得到改善，但是患者如果想要彻底根治，就一定要在医生的建议下进行持续的疗程性治疗。如果想要避免复发，性伴侣一起接受泌尿科和性病科的检查，共同治疗很有必要。

此外，在治疗的过程当中，要避免性交行为。

◆ 生殖器疱疹

在生殖器上会生出许多红色水疱，并出现溃疡现象。

● 症状

有许多红色水疱会发生在生殖器上面，同时还会伴随有溃疡现象发生。发病部位会有剧痛产生，患者在走路、排尿时能感到疼痛。

● 原因

该病主要是由单纯的疱疹病毒感染所致，分为出现在口腔的I型（幼儿比较常见，属于自然感染）以及出现在生殖器的II型。生殖器疱疹就是由II型所导致的。

有过这种疾病经历的人，在身体抵抗力下降的时候就会不断复发。

● 治疗法

患者在治疗的时候，通常采用内服抗病毒药加静脉输液的方法进行治疗，另外，针对水疱和溃疡进行抗病毒软膏涂抹也能起到良好效果。治疗时间通常为1~2周。如果复发，症状会相应减轻，这时候患者可以自愈，建议患者还是尽早涂用软膏，及早痊愈。

在日常生活当中，患者要想避免复发就要保证充足的睡眠，使身体保持较好的抵抗力。此外，怀孕和临盆时发病，胎儿也会感染这种病毒，导致胎儿脑炎，所以女性要尤其注意。

◆ 生殖器衣原体感染

这种性病在年轻人中的发病率最高。

● 症状

患者罹患该病时，没有明显症状。但是能感到明显增多的黄白色白带，在排尿时有疼痛的感觉，有时候还会伴随着轻微下腹疼痛。

● 原因

患者通常是在性交的时候感染了衣原体病毒而导致。引起这种疾病的病菌与引起眼睛结膜炎的沙眼衣原体类型相似。

感染了这种病毒之后，男女双方都没有什么明显症状，所以这种病常常会被忽视。所以，年轻的患者占很大一部分。

如果患者任其发展，就有可能会引发子宫颈管炎、子宫内膜炎、输卵管炎以及骨盆内膜症等疾病，严重的时候甚至还会导致不孕、流产、早产等状况。

● 治疗法

这种病的治疗方式通常是采用抗生素治疗。在治疗该病比较有效的抗生素当中有四环素类、大环内酯类、新喹诺酮类抗生素等。坚持服用两周即可收到良好的治疗效果。之后还要到医院做详细检查，确认病情已经完全康复。

为了避免伴侣间的相互感染，在检查时一定要和性伴侣一起接受检查。

在平常的性生活当中，要养成使用避孕套的习惯，这一点很重要。

检查白带是否异常。

◆ 尖锐湿疣

由于感染了人乳头瘤病毒（HPV）导致生殖器上长出湿疣等肿瘤物。

● 症状

生殖器和肛门周围有红色湿疣等肿瘤物长出。随着肿瘤物的不断增多，生殖器皮肤逐渐成为菜花状。

● 原因

这种病的致病菌主要是乳头瘤病毒，通常有 1~6 个月的潜伏期。有时候甚至能够诱发子宫癌。

● 治疗法

通常高频电离子或激光、冷冻的方法能有效将湿疣等肿瘤物去除。同时患者还应将含有抗癌药物的软膏涂抹到患处进行辅助治疗。

在治疗的过程当中，一定要根治，只要残留一个湿疣或残留的湿疣根部含着的病毒，都有可能导致病情的复发。

◆ 淋病

该病是一种极易传染的性病，通过接吻也能进行感染。

● 症状

主要症状表现为外阴红肿、瘙痒，分泌的白带呈脓状。

● 原因

感染这种病的患者经常忽视，淋菌具有很强的传染性，通过唾液也能进行感染。

● 治疗法

治疗这种疾病，主要是通过内服、外注射青霉素类的抗生素。通常1~2周的治疗之后，症状可以明显减轻。但要根治，则需要花费更多的时间。

◆ 梅毒

该病有很长时间的潜伏期，严重的时候甚至会全身出现反应。

● 症状

患者的主要症状为有红色肿块遍布在生殖器和外阴部，有时候还会出现发烧以及全身出现红疹的情况。

● 原因

患者主要是通过性交或接吻感染了梅毒螺旋体所致。严重的时候患者甚至会出现全身性反应。

● 治疗法

在治疗的时候，患者主要是内服并注射青霉素类抗生素药物，通常坚持10天至1个月的时间，病情就可以得到有效减轻。患者在治疗的时候要掌握在Ⅲ期以前，病情一旦进入Ⅲ期，将会很难治愈。

◆HIV 感染（艾滋病）

该病的潜伏期较长，主要危害就是使机体的免疫机能下降。

●症状

感染该病以后的患者，会出现与感冒类似的症状，发病后出现淋巴结肿大及痢疾等症状。患者的免疫力下降。

●原因

患者感染 HIV 病毒后几周之内出现的症状与感冒很相似，这种病通常会潜伏多年之后再发病。近几年这种病的患者在不断上升。

●治疗法

至今为止，这种病还没有有效的治疗方案。但是有些药物可以起到延缓发病、抑制免疫力下降的作用。在服用药物的过程当中，一定要按照医生的嘱咐使用，必须长期坚持并按时吃药。

性传播疾病应该如何预防?

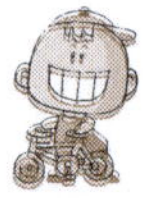

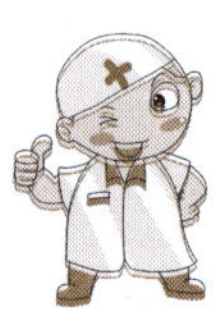

对于个人来说，首先应该做到以下几方面：①洁身自好，性生活要节制，遵守一夫一妻制。②在接受医疗过程中避免医源性感染，到诊所、医院进行打针、拔牙、针灸和手术时的消毒要有保障。③一旦发现病情要及时到医院进行治疗，避免病情蔓延。

对于相关部门而言，要做到以下几方面：①积极开展性病的防治知识宣传和教育。②严厉打击吸毒和卖淫等丑恶行为。③医疗器械要消毒彻底并安全操作，防止性病的误诊、误治等。

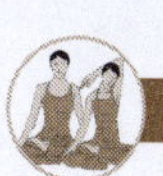

第五节 女性特有的几种癌症

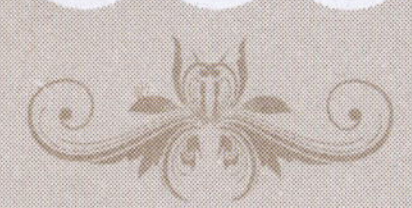

◆ 乳癌

近些年来，乳癌的患者不断增加，已经成为全球范围内发病率最高的妇科癌症，并且有越来越年轻化的趋势。乳癌主要是指乳管及乳腺出现恶性肿瘤导致的疾病，至今尚没有明确的关于其发病原因的研究成果。通常认为是外界因素或生活习惯导致的内分泌紊乱以及免疫功能下降，进而导致乳腺组织异常增生诱发乳癌。此外遗传也是很重要的一方面，通常有家族病史的女性患病概率要远高于正常女性。

● 以下症状要尤其注意

乳房凹陷	癌细胞的不断扩大，往往会波及皮肤，这时候就会导致乳房凹陷以及变形。
乳房变红	如果这种现象不是出现在哺乳期女性身上，就要引起足够的注意。
乳头凹陷	肿瘤附近的组织已经逐渐纤维化，乳管系统已经逐渐萎缩，进而导致乳头凹陷。
乳房肿块	乳癌的初期症状有可能就是肿块，有时候腋下也会产生。

乳头分泌异物 ▷ 怀孕后期，乳房有分泌物产生，服用某些药物或揉捏乳房会有分泌物产生。

背部疼痛 ▷ 如果肿瘤位于乳房的浅表位置，就会导致皮肤的溃烂，通常这种情况无法进行开刀手术。

乳头凹陷 ▷ 癌细胞一旦转移到背部，就会压迫到脊椎，从而产生疼痛。

乳头发痒 ▷ 乳头如果出现发痒、脱屑、结痂等现象，但是按照普通皮肤病进行治疗，半月后仍然没有效果的时候，就要尽快到医院进行相应的检查。

乳癌预防的法宝

乳癌可以通过自行检查而及早发现，这是和其他癌症有所区别的。乳癌如果及早治疗，有 90% 的治愈率，及早发现尤为重要。

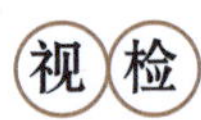

在镜子前摆好各种姿势进行视检，从前面、侧面等不同角度观察乳房。

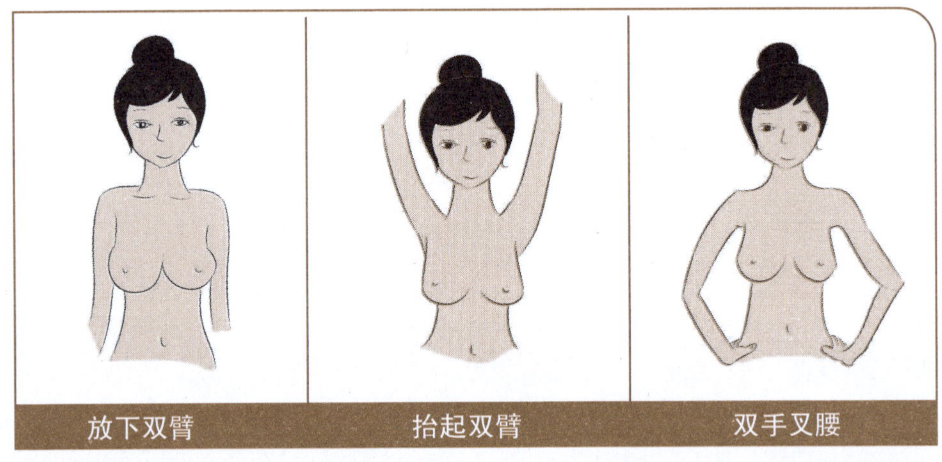

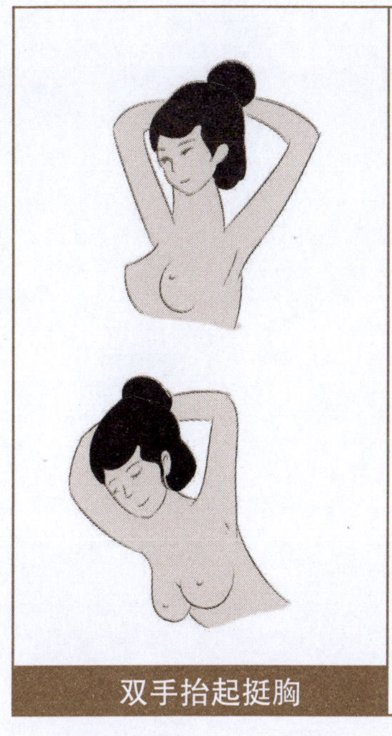

双手抬起挺胸

检查要点 →

乳房大小是否有变化
乳房的形状是否有变化
乳房是否有僵硬或变形
乳头是否有凹陷或变形
左右乳头是否处于同一水平线上
乳房的颜色是否有变化
乳房是否长有湿疹

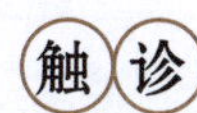

洗澡时，在乳房上涂抹沐浴乳进行触诊。沐浴乳会让乳房柔滑，更加易于发现乳房中是否存在肿块。五指并拢按照不同路线触摸乳房，两侧乳房、颈部腋下都要检查。

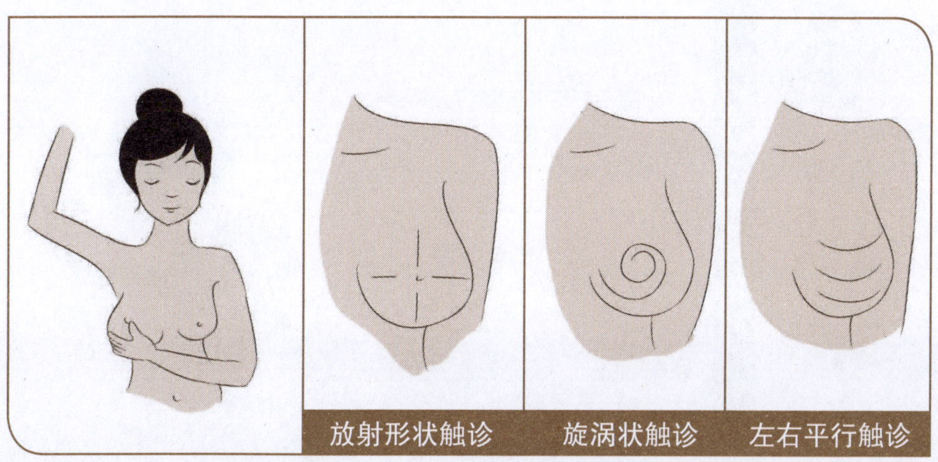

放射形状触诊　旋涡状触诊　左右平行触诊

每个月都要进行一次乳房自检

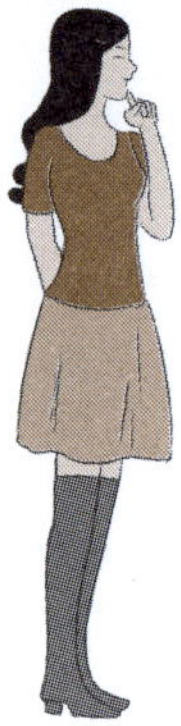

20岁以上

每年去医院进行一次视、触诊检查。

还要进行乳房超声波检查。

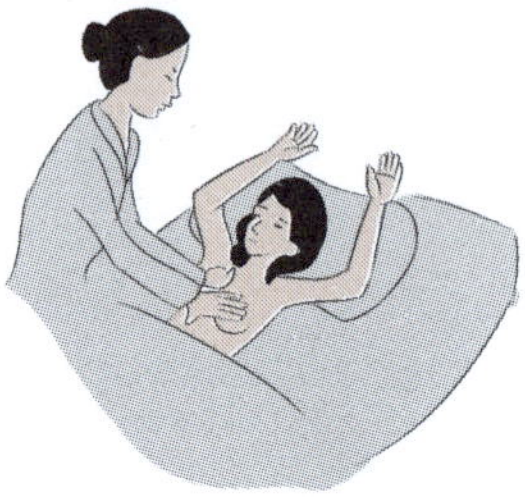

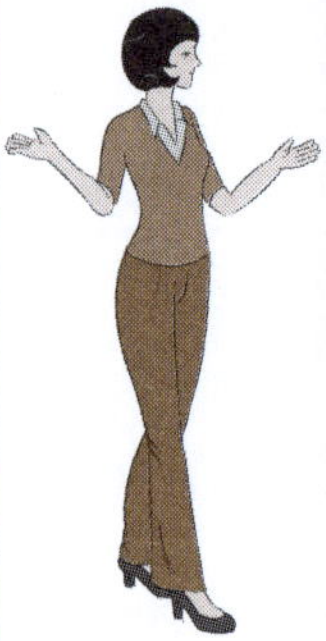

30岁以上

每年去医院进行一次超声波检查。

必要时进行乳房摄影检查。

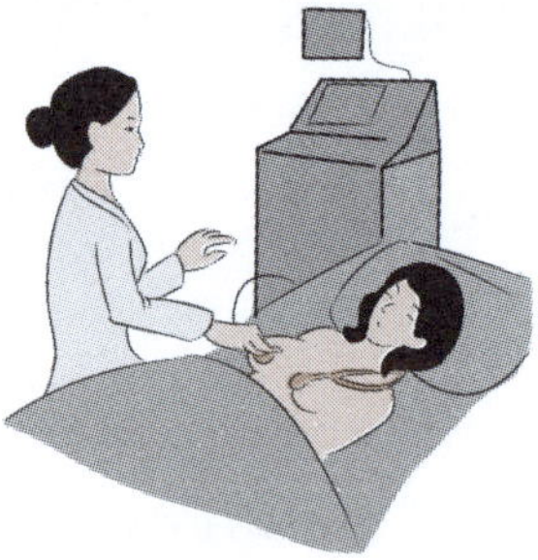

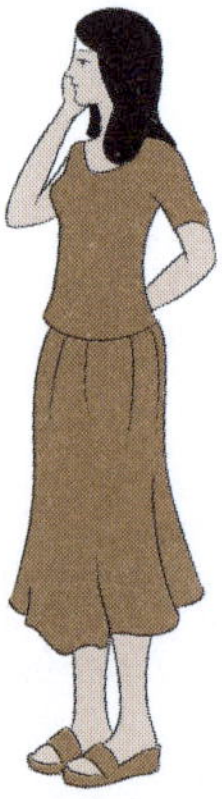

40岁以上

每年去医院进行一次乳房摄影检查。

还要进行乳房超声波检查。

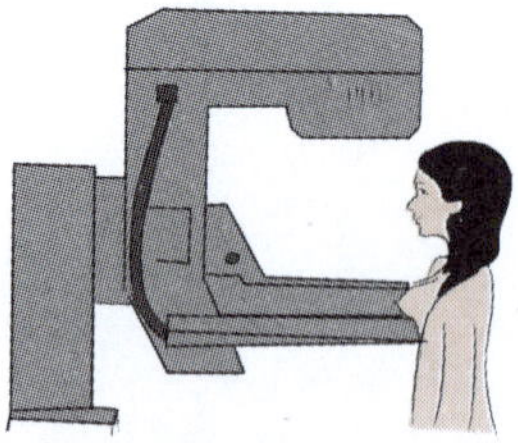

乳癌的检查流程

问诊

确认患者家族病史以及症状并及时把握。

视诊、触诊

检查乳房以及腋下是否有凹陷、硬块或变形。

X 射线检查、超声波检查

用乳房专用 X 线照相术将乳房用夹板夹成平状，摄影并检查，年轻人由于乳腺发达，用超声波就能发现肿瘤。

细胞学检查

一旦发现肿块，用注射器刺入肿块，吸取一定数量细胞，检查细胞是否良性。如果乳头有分泌物，还要对分泌物进行检查。

活体组织检查

如果细胞学检查无法做出准确判断，就要采集肿瘤细胞组织进行观察诊断。

MRI 检查、CT 检查

通过这一步的检查，能确定肿瘤的位置与范围。

乳癌不同病期的治疗方案

病期	症状	疗法
0 期	癌细胞只限于乳管或小叶等病变部位。	乳房温存术、放射线疗法或胸筋温存乳房切除术。
Ⅰ期	肿块 <2 厘米，没有转移到腋窝淋巴结内。	Ⅰ～Ⅲ a 期：手术前可以进行化疗。根据肿块大小采取适当的治疗方案。
Ⅱ期	a 期：肿块 <2 厘米，已经向腋窝转移，或肿块 <2 厘米，但是没有转移。	
	b 期：肿块 2.1~5 厘米，并且已经向腋窝转移。	
Ⅲ期	a 期：肿块 <2 厘米，已经向腋窝转移并固定在周围的组织上，或没有转移但胸骨内侧淋巴结肿胀，或 >5.1 厘米，已经发生转移的肿块。	
	b 期：肿块固定在胸壁上或肿块处的皮肤已经浮肿、溃烂。	Ⅲ b、c 期：通常采用药物疗法和放射线疗法。但手术前药物疗法、手术、手术后辅助疗法有时也会采用。
	c 期：肿块已经转移到腋窝淋巴结以及胸骨内侧淋巴结中，或转移到锁骨上下的淋巴结中。	
Ⅳ期	转移到其他脏器中。	药物是这一时期采用的主要疗法，有时候也会相应采取放射形疗法以及手术疗法。

按摩赶走疼痛

手术之后的第一天到拔管后的 2~3 天可按摩合谷穴和劳宫穴，同时对手术一侧的上手臂进行按摩。手术后 4 天，就可以按摩乳根穴和云门穴，同时也可以拍打背部。这种方式能有效减缓手术疼痛，防止水肿发生，同时也能防止上肢及肩部的麻木。

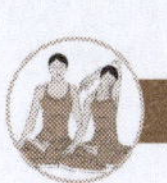

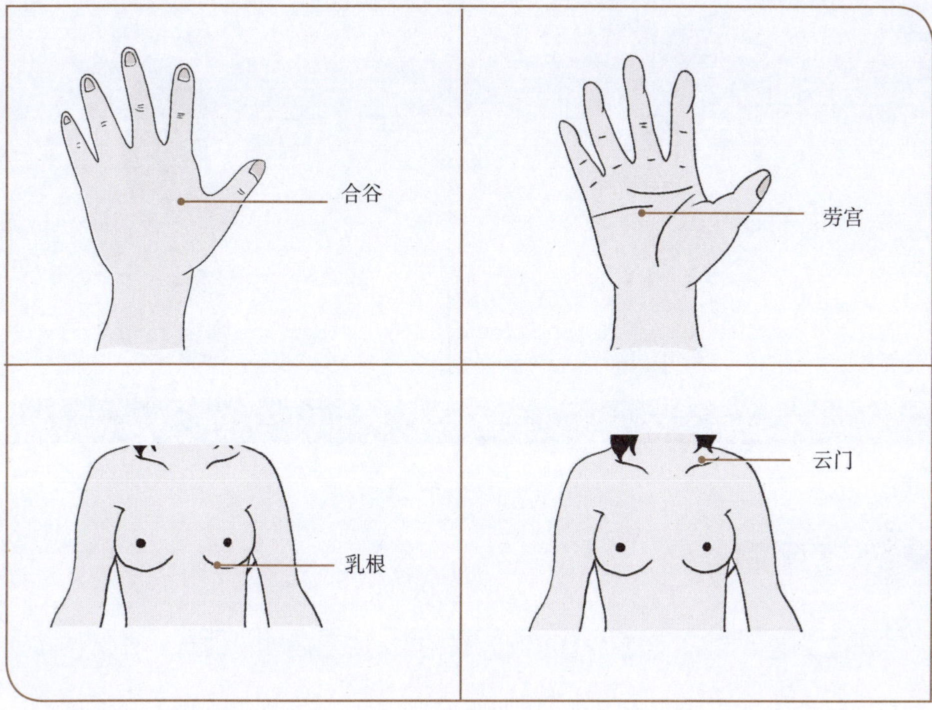

女性
身体

手术后保健操

从手术后的当日就可以适当开始做一些保健运动，如活动手指、屈肘等简单动作，手术后3天，可以用手术侧的手进行洗脸、刷牙、换衣服等简单动作。术后的5~7天，就可以开始正规的医疗指导。术后简单的保健操如下：

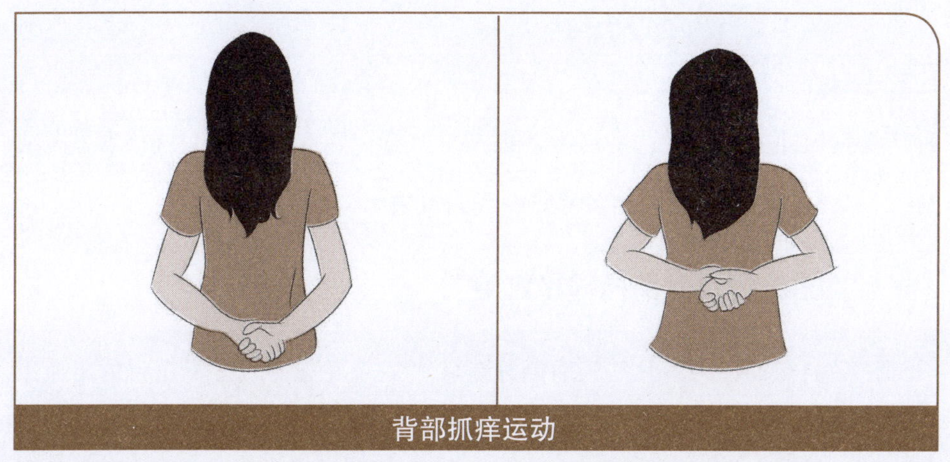

背部抓痒运动

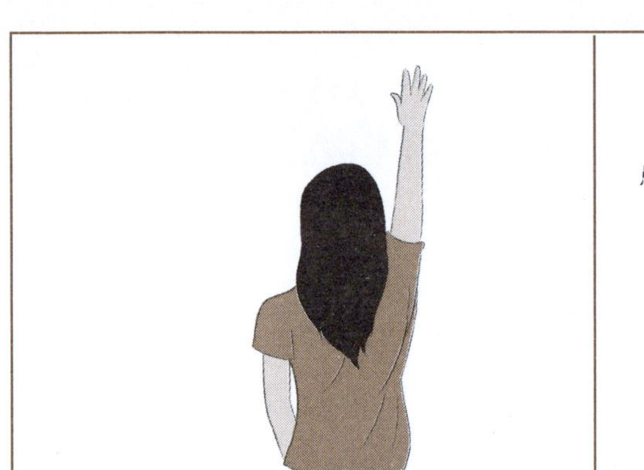
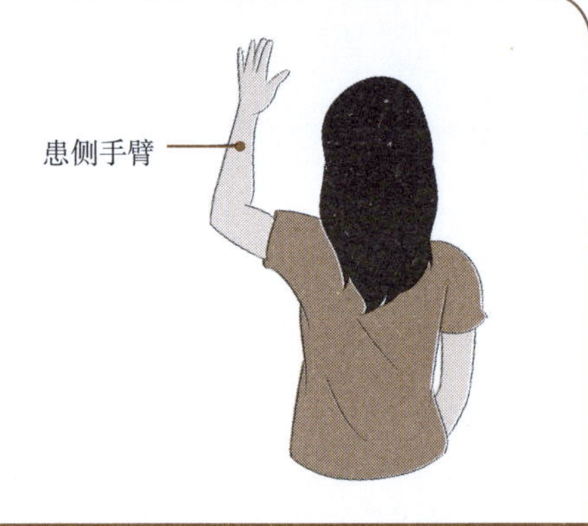

爬墙运动

◆子宫颈癌

子宫颈癌在全部子宫癌中占到60%~70%的发病率，也是一种女性高发癌症。这种癌症主要是发生在子宫颈口附近的扁平上皮细胞癌，靠近阴道侧的子宫颈黏膜病变为癌细胞是导致这种疾病的主要原因。

●性行为变成了致命杀手

如今尚不清楚子宫颈癌的真正致病原因，只知道人类感染乳突病毒就会导致这种癌症。通常认为男性生殖器的分泌物中含有人类乳突病毒，这种病毒通过性交传染给女性。因此性行为比较早，性伴侣较多，怀孕、生育次数比较多的人，是子宫颈癌的高危人群。其实只要有性行为，就有可能感染这种病毒。但即使感染了这种病毒，也不一定都会转变为癌症，只有当患者的免疫力低下及抽烟等原因才会导致癌症的发生。

●初期难察觉，定期体检是对策

该病的初期，患者几乎没有明显症状，最先发现的就是不正常的出血以及白带异常。性交过后出血也是子宫颈癌的症状之一。有时月经会持续很长时间，如果癌细胞不断扩增，患者还会有下腹疼痛和腰痛的状况发生，或者排尿困难，有时甚至会出现血尿和血便的状况。

通常患者有明显症状的时候，癌细胞已经发生了扩散，只有坚持定期体检，才能及早发现并及早治疗。如果是 30 岁以上的女性，每年最好进行子宫颈癌的筛检。筛检时，检查的方式通常是宫颈抹片的方式。

● 熟悉子宫颈癌的检查流程

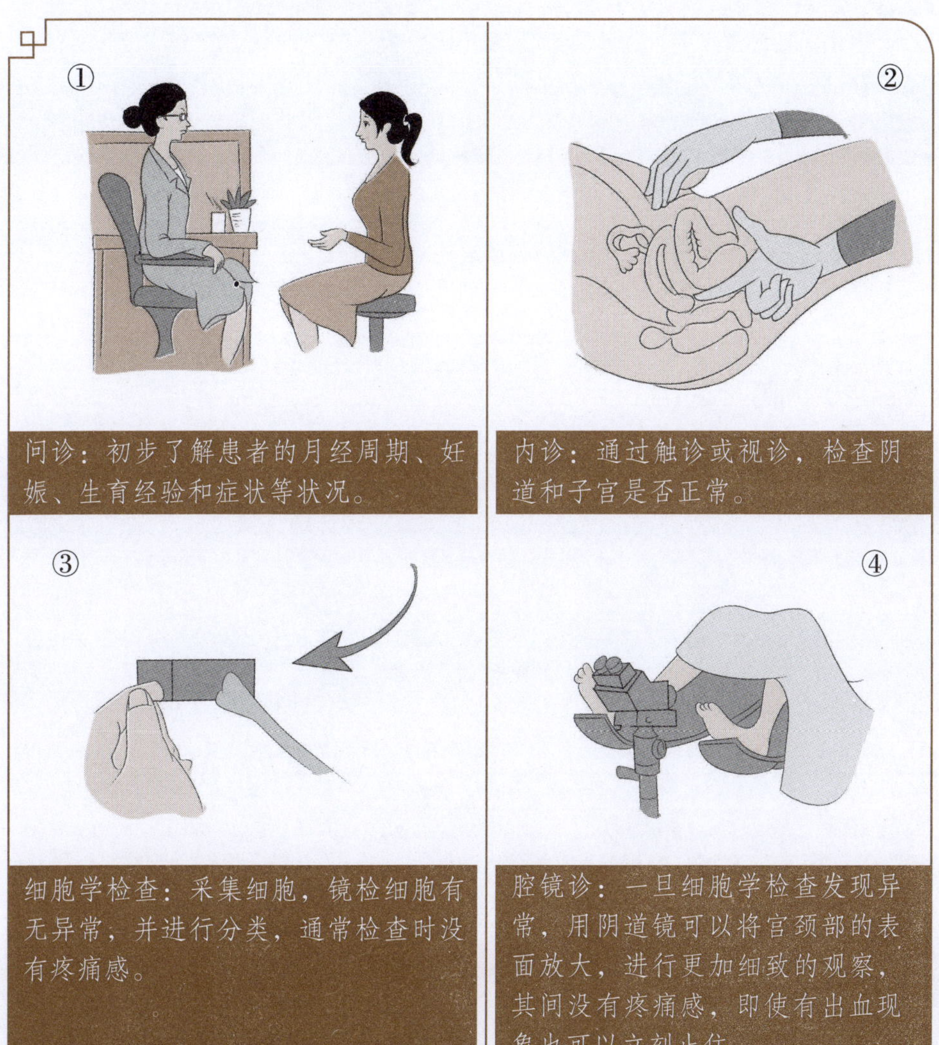

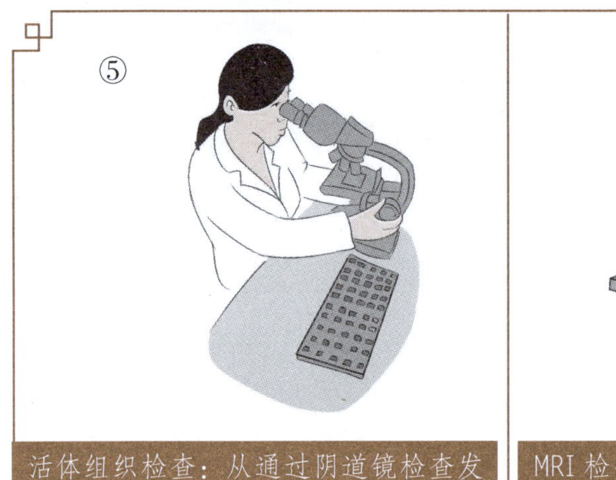

活体组织检查：从通过阴道镜检查发现异常的部位采集小块病变组织，在显微镜下进行检查，可以得知癌的程度和类型。

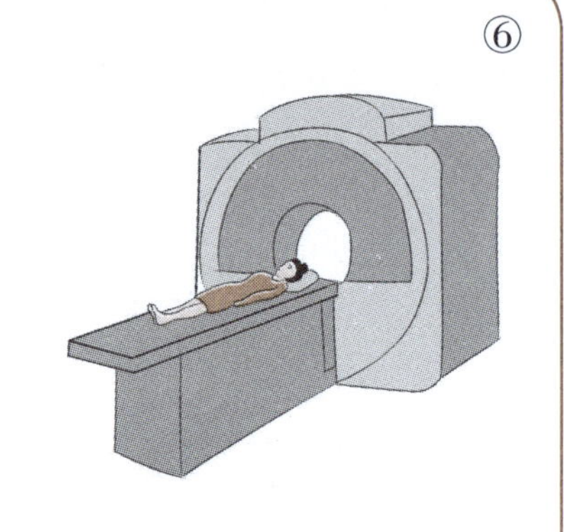

MRI 检查、CT 检查：检查癌细胞是否扩散到其他脏器或淋巴结。

● 子宫颈癌不同病期的对应治疗

病期		症状	疗法
0 期	子宫颈的表面已经病变为癌细胞。	白带有时会增多。	以圆锥形方式切除子宫入口部分。
Ⅰ期	a 期：癌细胞已经扩散到黏膜深处，深度已达 5 厘米以下。	排尿或性行为的时候会有出血现象，茶褐色白带增多。	a 期可采取与 0 期一样的治疗措施，也可将子宫摘除。a 期后就一定要摘除子宫、卵巢、输卵管以及周边的组织和淋巴结，术后也要进行适当的放射治疗。
	b 期：范围仍然在子宫颈。		
Ⅱ期	a 期：癌细胞已经扩散到阴道上半部。	症状与Ⅰ期相似。	除上述 a 期后的治疗外，有时还要将阴道壁也一同切除并进行适当放射治疗。
	b 期：癌细胞已经扩散到子宫附近。		

续表

病期		症状	疗法
Ⅲ期	a 期：癌细胞已经扩散到阴道下半部的 1/3 处。	时而会出现下腹疼痛，由于骨盆内的神经已经受到压迫，有时还会出现腰痛或脚痛现象。	手术治疗已经无能为力，只能进行放射治疗，同时还要进行化学治疗。
	b 期：癌细胞已经扩散到骨盆壁上。		
Ⅳ期	a 期：癌细胞已经扩散到膀胱和直肠黏膜。	会出现血尿或血便，身体已经十分虚弱。	只能进行放射治疗和化疗。
	b 期：癌细胞已经扩散至全身。		

● 改善子宫颈癌的三味中药

宫颈抗癌汤

用法 水煎，每日 1 剂。

功效 清热利湿，化瘀解毒。

主治 湿毒瘀结型子宫颈癌，症见带下量多、杂色，气味恶臭难闻，或者阴道出血淋漓不尽，或发热者。

注 另需赤芍 15 克、紫草 15 克、黄药子 15 克、败酱草 15 克、蒲公英 15 克、白花蛇舌草 20 克。

肾气丸加减

用法 水煎，每日 1 剂。

功效 温肾健脾，化浊解毒。

主治 脾肾阳虚型子宫颈癌，症见带下量多、色白、质稀，或神疲倦怠、小腹冷痛，或阴道出血淋漓不尽。

注 另需半枝莲15克、白花蛇舌草20克、白术15克、熟地12克、山茱萸12克、泽泻10克。

知柏地黄汤加味

用法 水煎，每日1剂。

功效 滋阴，清热，解毒。

主治 肝肾阴虚型子宫颈癌，症见阴道出血淋漓不止，或白带质稠、有臭味，形体消瘦，头晕耳鸣等。

注 另需熟地12克、白花蛇舌草20克、山茱萸12克、泽泻10克。

◆子宫内膜癌

子宫内膜癌就是指宫内膜细胞病变为恶性肿瘤，在子宫癌当中，这类病能占到30%~40%的比例，近几年来，患者呈现出逐年增加的趋势。

通常，只要每个月子宫内膜在月经周期内剥落，就很难发展成癌症。但排卵不规律或绝经后不再有月经，细胞逐渐向恶性方向病变，就有可能发生子宫内膜癌。

●持续出血与停止都比较突然

这种病的患者几乎都会有不正常的出血现象，这种持续性出血通常是毫无前兆、突然发生，之后又突然停止。如果这种情况持续发展，患者最好到医院进行相关方面的检查。有时患者的白带会呈现出脓状，并散发恶臭味，出现排尿疼痛、排尿困难、性交疼痛、下腹疼痛等症状的情况也会时常发生。

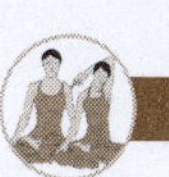

40 岁后每年都要接受子宫内膜癌筛查

通常只要定期进行身体检查，这种癌症就能及时发现。虽然在目前的体检当中，子宫癌已经是筛查对象，但通常是针对子宫颈癌。所以，40 岁以上的妇女，在体检的时候最好将子宫内膜癌也作为筛查对象。

一旦出现不正常的出血现象，患者就有必要到医院进行相关方面的检查，尤其是更年期内的不正常出血现象，经常会因为误判而错失及早发现病情的机会，所以一定要多加留意。

熟悉子宫内膜癌的检查流程

①

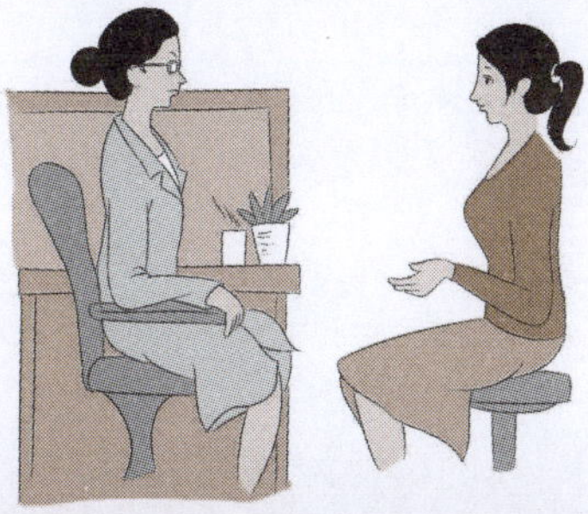

问诊：询问月经周期、妊娠、生育的经验和症状等，初步了解病人状况。

②

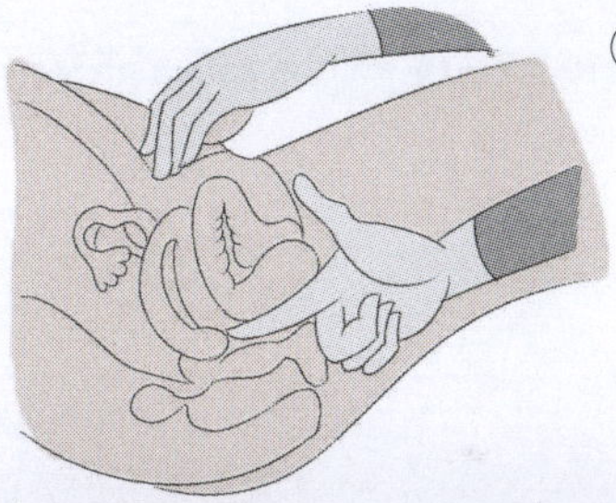

内诊：观察阴道和子宫部位的肿胀情况以及大小位置。

③

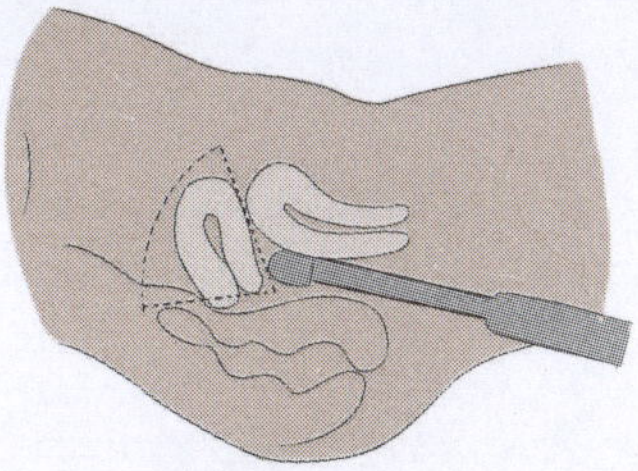

超声波检查：用超声波器具检查子宫内部。观察子宫内膜的厚度，同时检查卵巢。

④

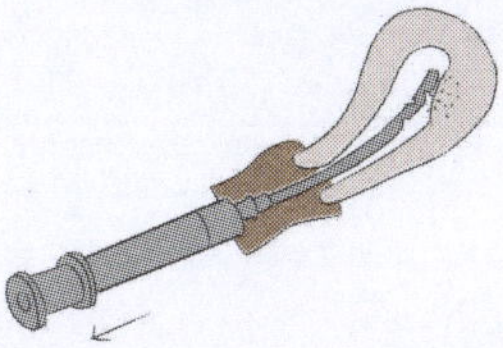

细胞学检查：采集内膜细胞，镜检有无癌细胞。这时会出现轻微的疼痛感与出血情况。

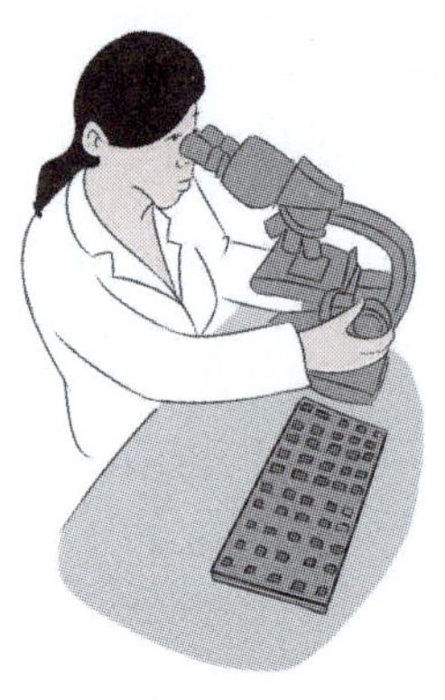

活体组织检查：刮取子宫内部的组织，镜检并诊断，这时候痛感较强烈，检查时有必要进行麻醉。

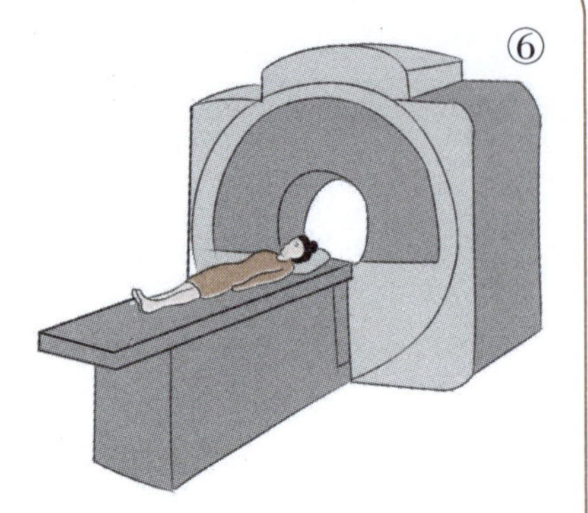

MRI检查、CT检查：已经确定为癌症的时候，通过这种方法观察癌症的扩散范围以及与周围脏器的关系。

● 子宫内膜癌不同病期的对应治疗

病期		病情	症状	疗法
0期		子宫内膜表面已经癌变。	经期变长或经期外仍有出血现象，白带增多。	摘除子宫、卵巢、输卵管，如果还想怀孕，可采用子宫骚刮术或激素疗法。
Ⅰ期	a期	癌细胞在子宫内膜上。	症状与0期一样，分泌的白带呈茶褐色。	a期与0期的治疗方法一致。b期、c期除切除上述器官外，还要将癌细胞容易转移的淋巴结也切除。
	b期	癌细胞扩散至子宫肌层1/2内。		
	c期	癌细胞扩散至子宫肌层1/2以上。		
Ⅱ期	a期	癌细胞扩散至子宫颈黏膜。	症状与Ⅰ期一致，但白带出现恶臭味，还会出现腰痛症状。	广泛子宫摘除术，同时还要进行放射线治疗以及服用抗癌剂。
	b期	癌细胞扩散至子宫颈黏膜以外。		

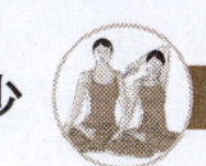

续表

病期		病情	症状	疗法
Ⅲ期	a期	癌细胞已经扩散到卵巢、输卵管、腹水。	症状与Ⅱ期一致，但茶褐色或掺有血丝的白带会不断分泌，有时还会出现发烧或贫血状况。	手术已经无法治疗，如果情况允许，可进行泛子宫摘除术，并一同将淋巴结切除，同时进行放射线治疗以及服用抗癌剂。
	b期	癌细胞已经扩散到阴道。		
	c期	癌细胞已经扩散到盆骨和大动脉周围的淋巴结。		
Ⅳ期	a期	癌细胞已经扩散到膀胱或肠内侧。	症状与Ⅲ期一致，并出现腰痛或腹痛症状。	手术无法根治，只能在术后进行放射线治疗及服用抗癌剂。
	b期	癌细胞已经扩散到肝脏等器官内。		

● 改善子宫内膜癌的三味中药

化瘀汤

用法 水煎，每日1剂。

功效 行气化瘀，解毒散结。

主治 邪毒壅滞型子宫内膜癌，症见经期紊乱、淋漓不断，或绝经后又见阴道出血，带下量多，精神抑郁等。

注 另需石见穿15克、急性子4.5克、露蜂房12克、郁金10克、八角莲10克、香菇30克。

豁痰解毒散

用法 水煎，每日1剂。

功效 化痰除瘀，解毒散结。

主治 湿毒壅滞型子宫内膜癌，症见经期紊乱、日久不止，或者经后又见阴道出血，带下量多、色红质黏，大便黏腻。

注 另需胆南星10克、石上柏30克、蜈蚣2条、白术15克、川芎10克。扶正化瘀解毒。

扶正化瘀解毒汤

用法 水煎，每日1剂。

功效 补气益阴，祛瘀解毒。

主治 瘀毒走窜型子宫内膜癌，症见阴道不规则出血，白带赤白如脓，形体消瘦，口干舌煤等。

注 另需首乌15克、石上柏30克、鳖甲15克、紫河车30克、蜈蚣2条、白术15克、紫草15克。

◆卵巢癌

通常卵巢癌有原发性卵巢癌和继发性卵巢癌两种。但90%以上的卵巢癌都是原发性的。“原发性”是指就像卵巢肿囊一样，是因为卵巢里面的细胞发生病变进而转变成肿瘤，之后恶化成为癌细胞。“继发性”就是指由胃癌或乳癌等其他器官内的癌细胞转移到了卵巢中，进而导致的卵巢癌。

●初期几乎无症状，明显察觉时为时已晚

卵巢的大小与大拇指相似，因此，即使罹患癌症，症状也不是很明显。卵巢癌分为不容易转移型和容易转移型。不容易转移型当卵巢变大后，能在下腹部摸到肿块，或当变大的卵巢挤压到膀胱或直肠时，会有尿频或便秘的

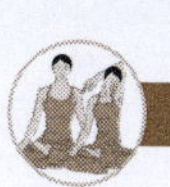

情况发生，这时候的患者才会觉察。容易转移型则很容易转移到腹膜上，进而导致腹膜炎，由于积累过多的腹水，导致腹部肿胀，这时候才会觉察。但这时候通常是卵巢癌晚期，极其危险。

通过超声波和血液化验进行检查

卵巢在子宫的左右两侧，其中一个卵巢虽然已经癌变，但另一个只要正常，依然能发挥作用，持续排卵，也就不会影响受孕。但由于卵巢位于身体内侧，不能像子宫一样通过取出其中的黏膜或者细胞进行相关检查，所以，导致的结果就是这种疾病很难被及早发现。

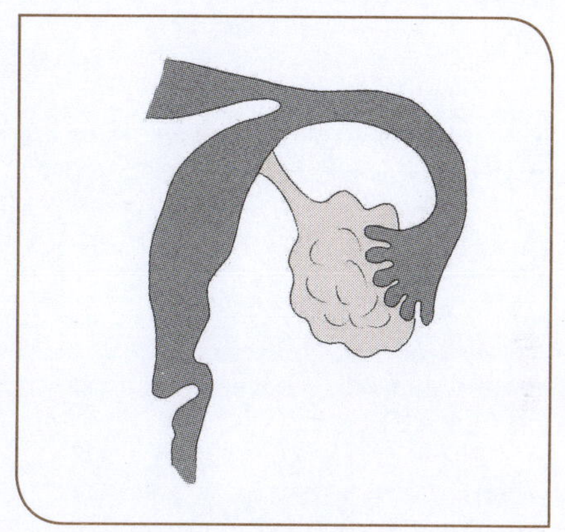

卵巢癌在检查的时候首先要进行超声波检查，确认卵巢内的具体情况，之后抽血，通过肿瘤标记检查血液中有无卵巢癌分泌出来的物质。

熟悉卵巢癌的检查流程

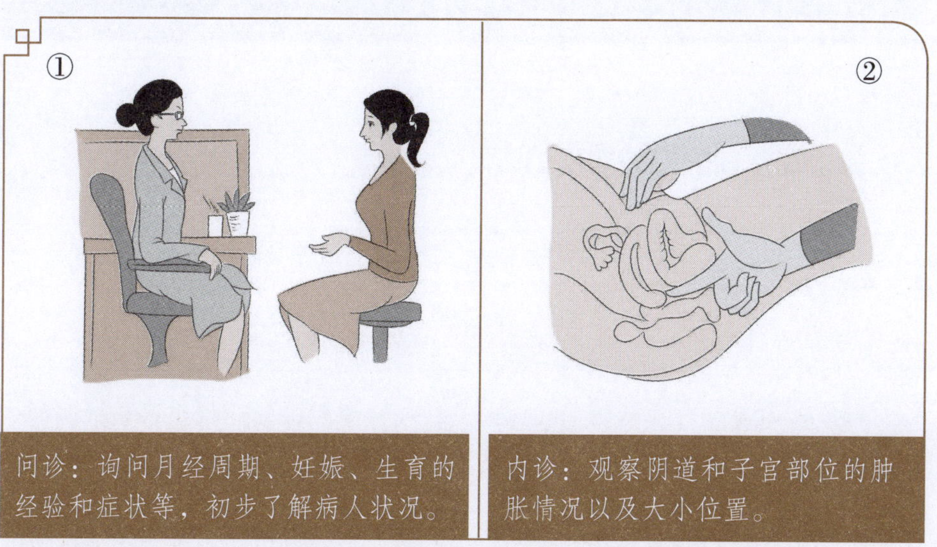

问诊：询问月经周期、妊娠、生育的经验和症状等，初步了解病人状况。

内诊：观察阴道和子宫部位的肿胀情况以及大小位置。

③

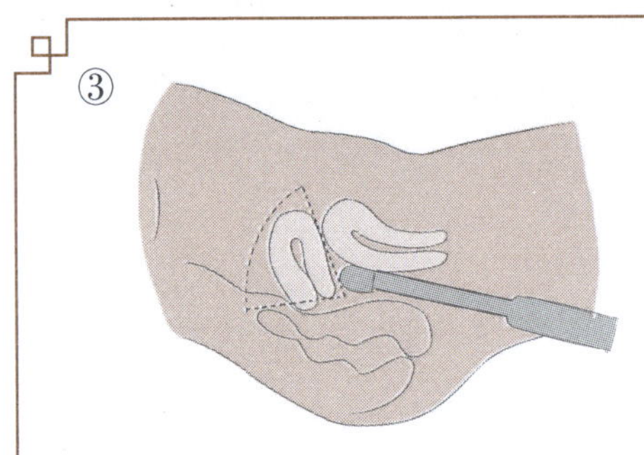

超声波检查：用超声波器具检查子宫内部。观察子宫内膜的厚度，同时检查卵巢。

④

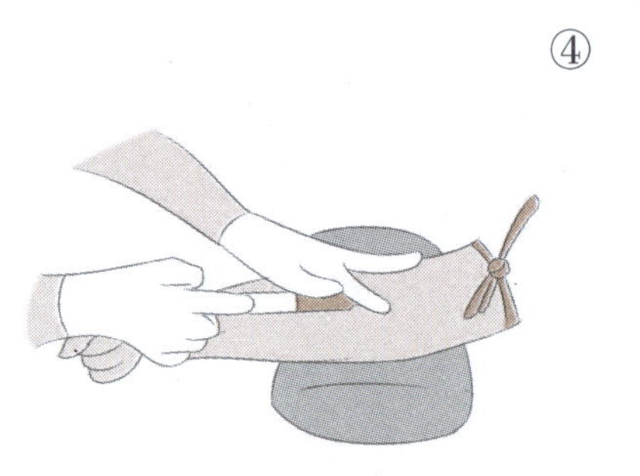

血液检查：检查肿瘤标本，确定其是否为恶性，如果是早期的癌症，这种方式有时无法确定其性质。

⑤

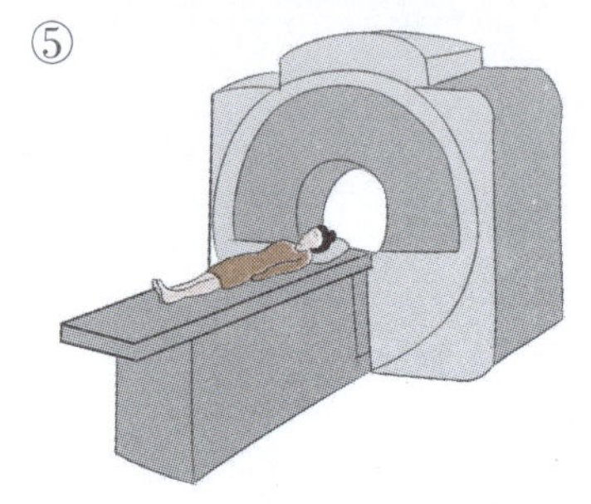

MRI 检查．CT 检查：确定肿瘤的大小、位置、性状，检查腹水情况以及与周围脏器的关系，是否转移。

⑥

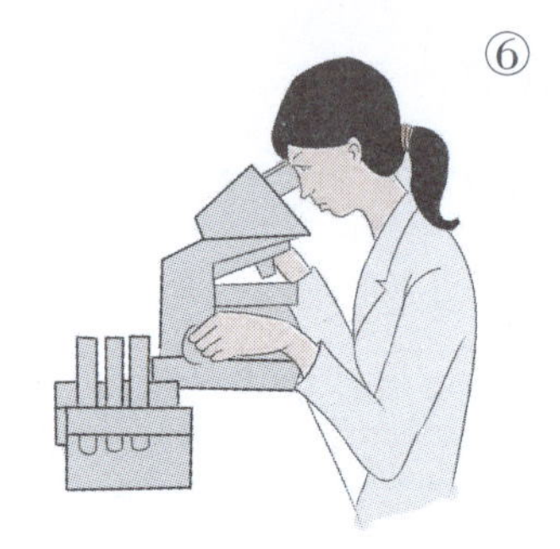

细胞学检查：如果腹腔中有积水，要检查腹水中有无癌细胞。

● 卵巢癌不同病期的对应治疗

病期	病情	症状	疗法
Ⅰ期	卵巢的一侧或两侧有癌细胞。	几乎没有症状。	如果没有怀孕需求，可摘除患病部位的卵巢和输卵管，但通常会摘除全部卵巢、输卵管、子宫和大网膜，有时甚至还要将淋巴结也切除，术后还要根据情况进行化疗。

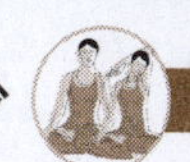

续表

病期	病情	症状	疗法
Ⅱ期	癌细胞已经扩散到输卵管和子宫等部位。	几乎没有症状，下腹部会突出，腰围变粗。	必须摘除上述器官，术后根据情况继续进行化疗。
Ⅲ期	癌细胞已经扩散到了下腹部的各处。	触摸下腹部能摸到肿块，同时还会出现便秘或尿频等症状。	卵巢、输卵管、子宫、大网膜以及周围的淋巴结必须摘除，之后继续进行化疗。
Ⅳ期	除上述部位，癌细胞已经扩散到了肺和肝脏等器官。	患者会出现发烧、贫血、体重减轻或易疲劳等症状。	为确定准确的癌症种类，还要切除部分正常的器官进行检查并化疗。

● 改善卵巢癌的三味中药

行气化瘀消症汤

用法 水煎，每日1剂。

功效 行气活血，软坚消积。

主治 主治气滞血瘀型卵巢癌，症见腹部包块坚硬不移，腹胀腹痛，面色无光，形体消瘦，疲乏无力等。

注 另需莪术15克、龙葵20克、郁金10克、干蟾10克、生牡蛎30克。

涤痰消症饮

用法 水煎，每日1剂。

功效 燥湿豁痰，化瘀消症。

主治 痰湿凝聚型卵巢癌，症见腹部肿块按之不坚，推揉可散，时有恶心感，疲乏无力。

注 另需胆南星10克、郁金10克、赤芍10克、瓦楞子30克、苍术15克、海藻15克。

清热利湿解毒汤

用法 水煎，每日1剂。

功效 清热利湿，解毒散结。

主治 湿热瘀毒型卵巢癌，症见小腹肿块，腹胀，或阴道不规则出血等。

注 另需白花蛇舌草30克、白英30克、大腹皮10克、龙葵30克、车前草30克、败酱草30克。

卵巢肿瘤可以预防吗？生活中的女性应该怎么做？

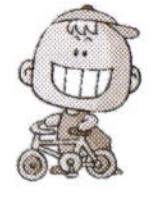

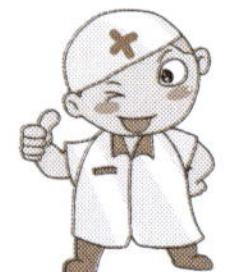

目前还没有找到卵巢肿瘤的致病原因，所以，也就没有行之有效的预防方法，但如果早发现、早治疗，对该病的治疗很有意义。

（1）定期进行检查，及早发现，把握治病良机。

（2）发现卵巢肿瘤的时候，要及时进行治疗，必要的时候还要考虑手术方案。

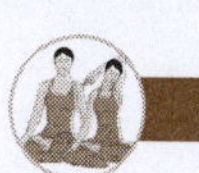

第六节 心理疾病

◆ 压力是心理疾病的元凶

近些年，有愈来愈多的人患上了适应障碍、抑郁症、自主神经失调症，或过度换气等心理疾病，压力为此类心理疾病最大的诱因。压力会一直存在于我们每个人的生命当中。那么，我们应该怎样应对压力呢？

● 压力的来源随处可见

有很多原因造成了压力，不仅有来自环境的压力，如气温、湿度、噪声、异味等，而且也有来自日常生活中的压力，如疲倦、睡眠不足，或需求没有得到满足，人际关系的烦恼等。甚或是结婚、分娩，或职位升迁之类的喜事，也会让人们视作一种压力。

我们在日常的生活当中，基本上每时每刻都能感受到压力。只要在一定的限度之内，压力就不失为一件好事，能够促进我们成长。此外，在人类的进步史上，压力是不可缺少的动力。然而，压力一旦过大，使身心难以承受，特别是当一个人长时间承受超负荷压力的时候，身心想要维持正常的状态就会变得异常困难。

● 心灵受压，身体便会“打抱不平”

由压力引起的心理疾病会导致心理上出现一些不良的症状，如心情一直处在抑郁、低潮之中，无论做任何事情都感到没有意思，或是对一切事物都没有兴趣。有时，心理疾病也会使身体上出现种种不适的症状，如常常胃痛、心悸、食欲缺乏、肚子“咕噜咕噜”地响等。

如果感受到了压力，可以听一听自己喜欢的音乐，或做一些自己喜欢的运动，也可采取芳香疗法，或和宠物一起玩耍，还可偶尔去泡泡温泉，或外出旅游，好好地将自己的心情调整一下。

● 需要特别留意的压力症状

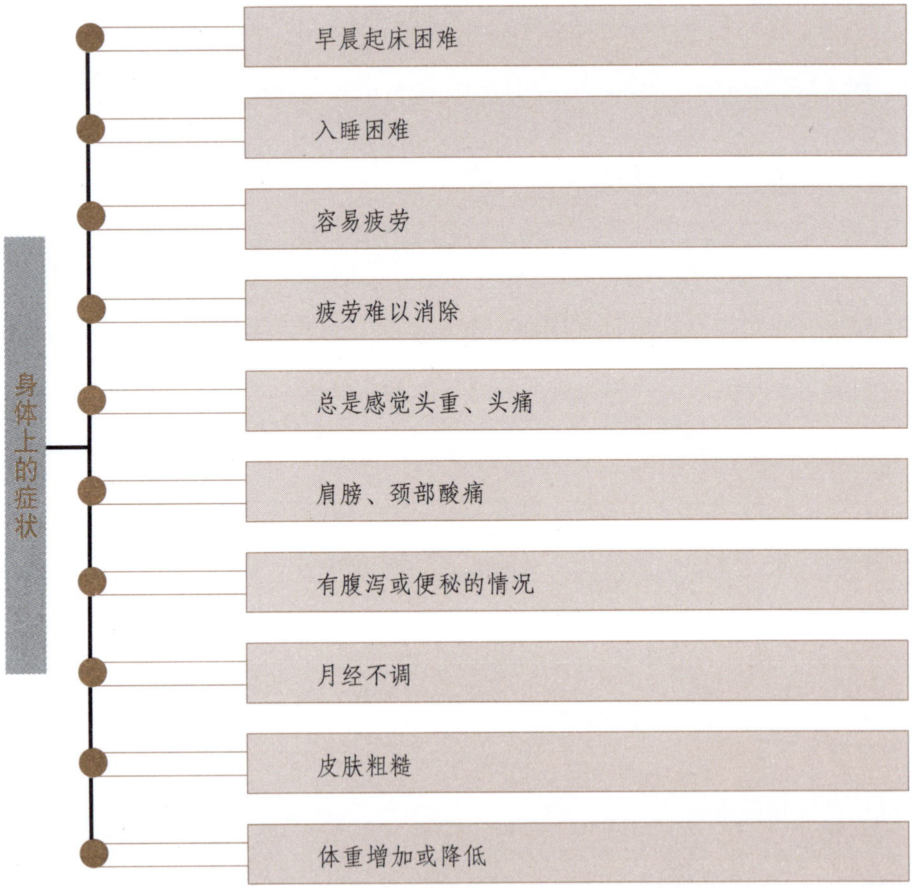

身体上的症状

- 早晨起床困难
- 入睡困难
- 容易疲劳
- 疲劳难以消除
- 总是感觉头重、头痛
- 肩膀、颈部酸痛
- 有腹泻或便秘的情况
- 月经不调
- 皮肤粗糙
- 体重增加或降低

精神上的症状

- 常因一些小事而感到焦躁不安
- 容易激动
- 莫名地感到不安
- 总觉得有些压抑
- 没有自信
- 总是感觉心情无法平静、焦虑
- 注意力难以集中
- 在与人交流时爱唠叨
- 感觉出门是件麻烦事

疏解压力的方式有以下几种

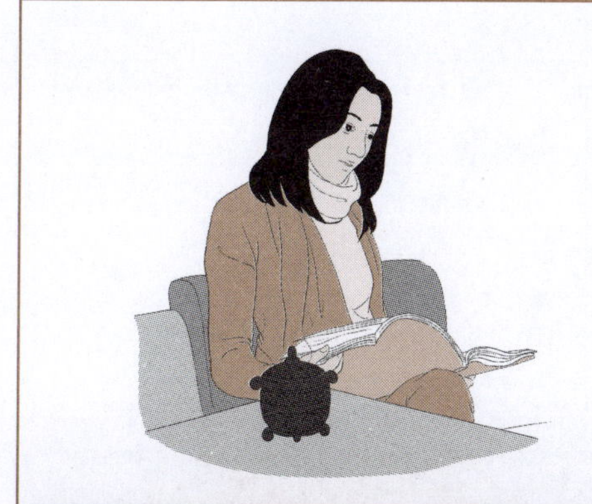

将香熏点上，将咖啡泡好，靠在沙发上看一看杂志，使自己的心灵稍做休息。

芳香疗法

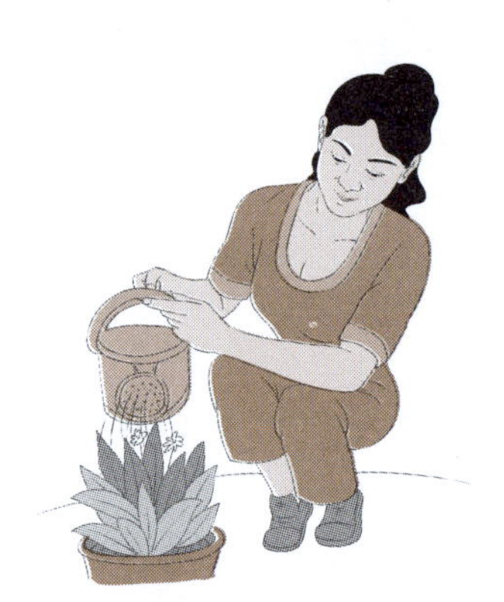

养几盆自己喜欢的鲜花放在阳台上，每天为其浇水，看到美丽的花朵，心情也会舒畅。

照料花草

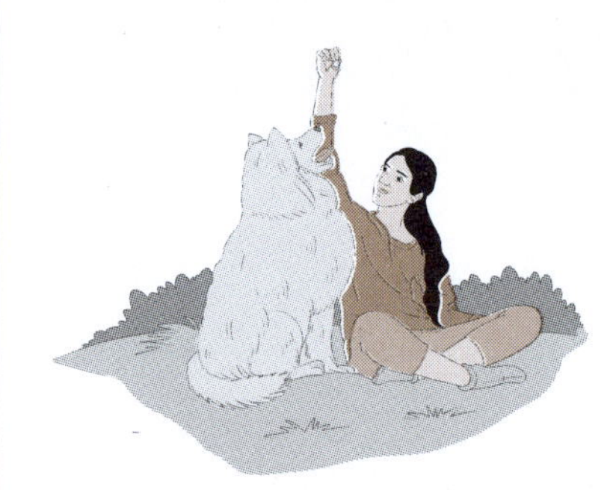

带着心爱的狗狗去户外呼吸呼吸新鲜的空气吧，在和宠物的玩耍中会感到快乐。

和宠物玩耍

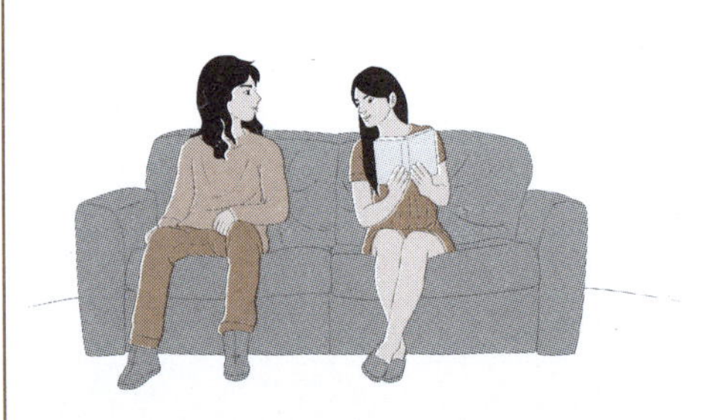

朋友就像是一个港湾，你的心灵永远可以在那里停靠，不开心的事不妨多倾诉给朋友。

和朋友聚会聊天

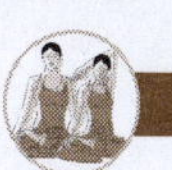

◆ 抑郁症

抑郁即情绪低落。每个人都有可能出现情绪低落的情况。人如果感到抑郁，身心活力就会降低。若是情绪长期处于低落状态，久而久之，身心的活力便极易被损耗殆尽，人就难以再正常生活，这便是得了“抑郁症”。

● 不知不觉你已经忧郁

人的个性也会对抑郁症的发病概率产生影响。有些人容易罹患抑郁症，有些人却不易罹患抑郁症。越谨慎，责任心越强，越是在意周围的环境与身边的人，言行举止越循规蹈矩，此类人若是面对大的压力，更易出现反应，也更易患上抑郁症。

另外，产后抑郁症也是一种抑郁症，主要是由于女性在怀孕与分娩的时候，体内的雌性激素分泌会出现骤变，女性经常会由此变得脆弱，容易哭，或变得容易焦虑，甚或育儿方面的事情也会使其感到不安，情绪愈来愈不稳定。调查显示，10%左右的女性会得产后抑郁症。若是症状严重，一定要尽快进行检查与治疗。

● 阳光心态，远离抑郁

要是连续两个星期情绪低落，一定要及早到医院去就诊，有的时候，甲状腺异常或糖尿病等疾病也会引发抑郁症。通常来说，医生是通过对患者所做的血液检查，来判断患者的抑郁症是否是因这些身体疾病所致的。倘若是身体疾病引发了抑郁症，就要先对身体的疾病进行治疗。若是抑郁症并非是因身体疾病所致，那就要去医院的心理咨询科或精神科进行检查。若是心理因素引发了抑郁症，就要暂且停止工作或学习，好好休养。另外，要根据医生所开的处方按时吃药。

三个小穴位让你轻松摆脱抑郁

劳宫穴

大概是在手心的正中间，作为一个穴位，其是用来减轻或者消除紧张情绪的。以另一只手的拇指加以按压，可以促进睡眠。

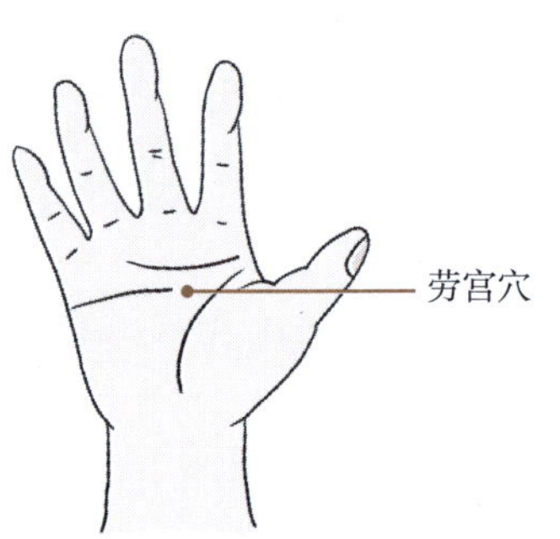

神门穴

在手腕部小指侧的凹陷处，作为一个穴位，其是用来调整自主神经功能的。将手腕托住，以拇指对凹陷的部位进行按摩。具有抑制神经兴奋，很好地消除压力的功效。

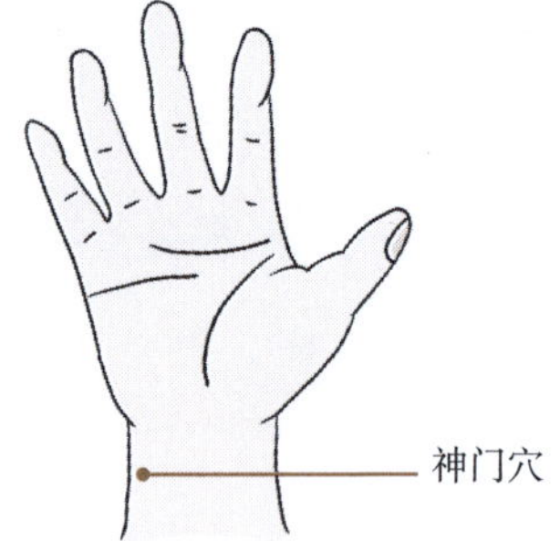

郄门穴

在手臂内侧中手腕和胳膊肘的中间且更接近手腕2厘米的地方。作为一个穴位，其能使心情平静下来。抓住手腕，边呼气边以拇指指尖用力进行按摩。

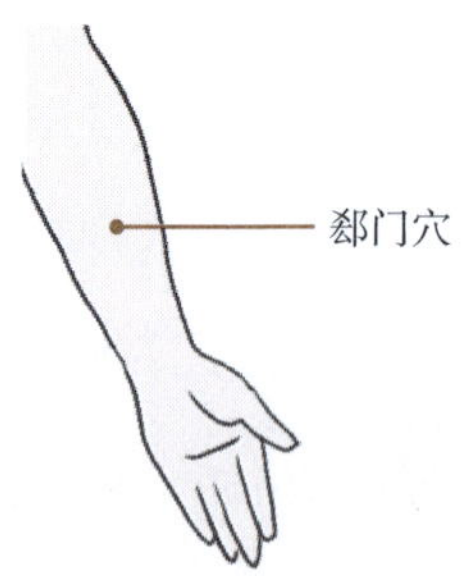

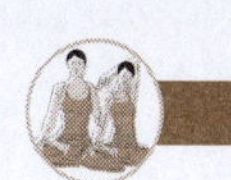

◆失眠

在生活中，失眠是一种常见的现象。失眠的表现形式有多种：如有的人整个晚上都难以入睡；有的人一旦醒来，就再也不能睡着，或者整个晚上都在半睡半醒之中。如果失眠是由物质原因（如身体不适、寒冷、饮食习惯不良）导致的，一般都极易矫正：比如，保证房间温暖且通风条件良好，床铺坚实平稳；防止在深夜喝咖啡或者茶；每天都要进行运动，令身体疲劳但头脑清醒等。

失眠大多是因心理因素所致，如压力、情绪不稳或抑郁等。千万别将缺觉看得太重要——这样就会产生紧张焦虑的恶性循环。倘若的确睡不着觉，可以尽量地培养积极的睡眠心态，并养成良好的睡前习惯（如喝杯热饮、洗个热水澡、安静地读会儿书等）。但无论是何心理原因导致的失眠，都务必想办法让自己将这件事忘掉。如把思想努力集中到身体的某一个部位或者调节呼吸等；让朋友或者家人给自己做身体放松按摩；如若真的没有办法可以借助安眠药，但是不要长期依赖安眠药进入睡眠。

●失眠的危害与治疗

危害
引发意外事故
影响正常工作和生活
精神衰弱心理失常
心理障碍轻生自杀
诱发心脑和身体疾病

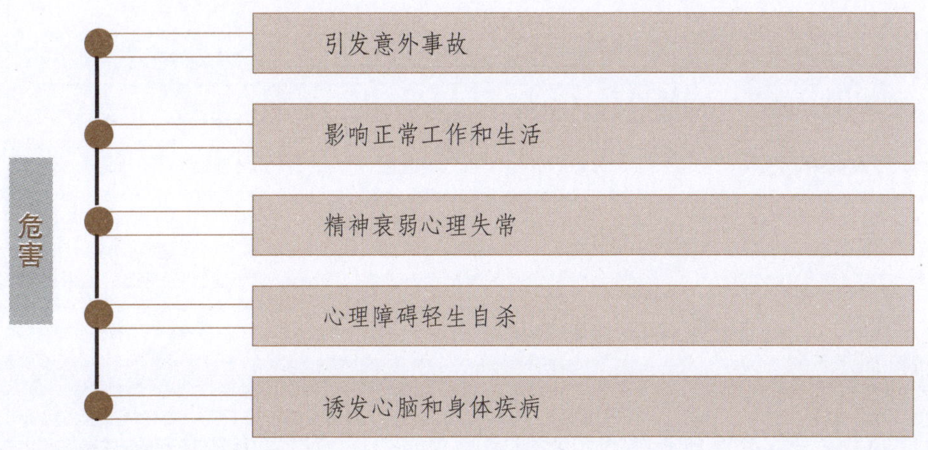

治疗

失眠多是由心理因素造成的，如压力、抑郁或情绪不稳等。不要把缺觉太当回事——这样只会形成紧张焦虑的恶性循环。如果确实睡不着，可努力培养积极的睡眠观念，并养成节奏舒缓的睡前习惯（如洗个热水澡、喝杯热饮、安静地读会儿书等）。

● 促进睡眠的两个小穴位

百会穴

百会穴在头顶的正中心，适用于由神经紧张不安所致的失眠。

涌泉穴

涌泉穴在脚掌中央略靠前的凹陷处，适用于由恐惧情绪而难以入睡的失眠。

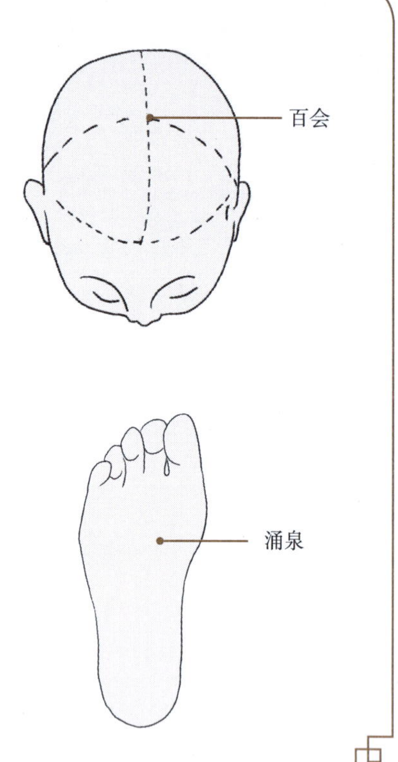

◆ 依赖症

依赖症，与必须要喝酒、必须要买东西一样，是必须从某种特定的行为或者事物获得刺激及快感的一种状态。主要表现为对恋人等的关系依赖、对酒精等的物品依赖和对购物等的行为依赖。

●过度依赖是病态的表现

任何人都会对某一件物品或者某一件事情表现出热衷的情绪，若是自己能加以控制，我们可以将其称作习惯。但若是这种习惯渐渐无法自我控制，甚则对生活产生了一定障碍，那么就是过度依赖，也叫依赖症。

在很多情况下，最初以发散压力、排遣抑郁的心情而进行的某种行为，但是慢慢地耗在上面的金钱与时间愈来愈多，便会渐渐发展成为依赖症。依赖症发作的时候一般都会出现的症状为：情绪难以平静，有焦虑感出现，甚或会出现手颤抖等身体上的症状。

●克服依赖，做坚强独立的女人

罹患依赖症的人往往容易滋生出这样的想法：“停止下来无论何时都能回到原来的生活”“这种程度应该没问题”……渐渐地就会走到自己不能控制的地步。故而若是发现自己出现依赖症的倾向，就要努力去将依赖克服掉。但若是依赖症的症状比较明显，已经影响到了生活和健康的时候，仅仅依靠自己的意志是不能将其克服的。为了消除导致压力的原因，有必要接受专家的指导和依靠药物的治疗。

另外，人们会常常看到这种情况，因为家人不会反对当事人的任何做法，致使当事人的依赖症加重了。所以，在对依存症进行治疗的时候，家人和周围人的正面力量都是不可缺少的。

● 盘点依赖症的三大类型

物品依赖——酒精、药品、甜食、尼古丁、咖啡等

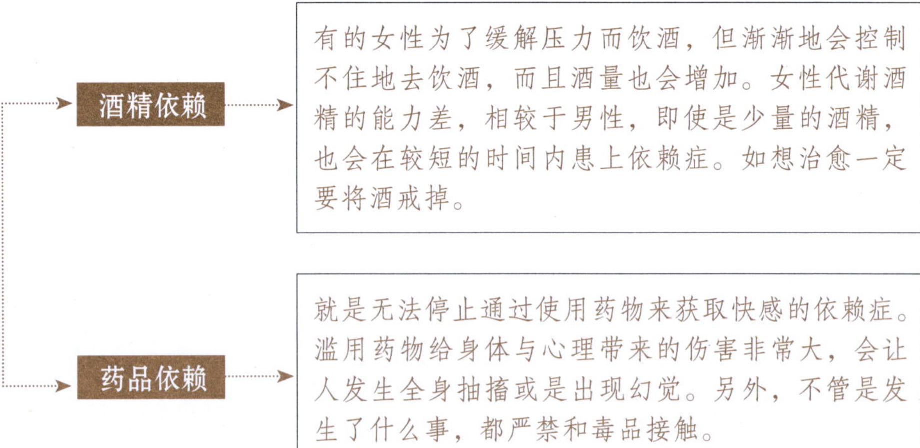

行为依赖——购物、赌博、工作、上网、占卜等

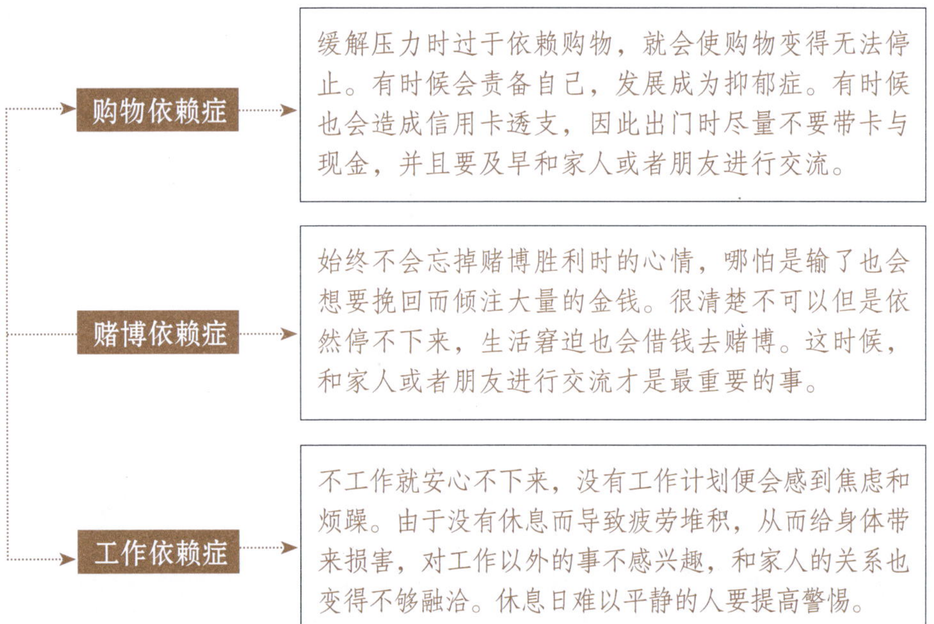

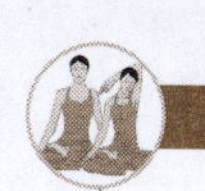

关系依赖——恋爱、亲子、夫妻、宠物等

恋爱依赖症 → 女性会经常患上的依赖症，她们没有恋人便会变得焦虑难安。究其根本，是小时候缺失父母的爱导致的。觉得建立对等的人际关系存在困难的人，最好到心理科进行咨询。

◆ 过分焦虑

在日常生活中，人们总会遇到一些与自己的意愿相违背的事情，由此而产生的焦虑感只要对心情加以调整就会消除。但焦虑若是长时间没有得到缓解，就会影响到日常的生活，所以要尽早加以警惕，防止转化为抑郁症等心理疾病。

● 焦虑的三大元凶

①压力——自主神经紊乱

工作、家庭、照看孩子等是否会使你感到过于劳累呢？身体疲惫的时候，心理也会发生疲劳。焦躁感也会渐渐变得强烈，这极有可能意味着压力过大。

不要总是抱怨太忙了，没有闲暇。在自己感到焦躁不安的情况下，要尽量有意识地抽出一些时间自我放松一下。若是能使自己得到放松，便可将压力消除掉，焦躁感也会得到减轻。

②月经前综合征（PMS）——雌性激素激增

不少人在月经来潮之前会感到烦躁不已。这种烦躁是月经前综合征（PMS）的一种表现，这是因为在排卵后黄体素骤增而导致的。

如果这种焦躁感十分强烈，就要到妇科进行检查。服用调节激素量的低用量避孕药可使症状得到缓解。另外，“抑肝散”“加味逍遥散”“当归芍药散”等中药也具有这种作用。

③更年期——雌性激素骤减

如果女性处于更年期，也会表现出焦躁的症状。这是因为此阶段的女性卵巢功能下降，雌性激素的分泌量减少，容易造成精神上的不安。

若是遇到了这种情况，就要到妇科接受检查。按照症状的强弱来摄取缺乏的激素。

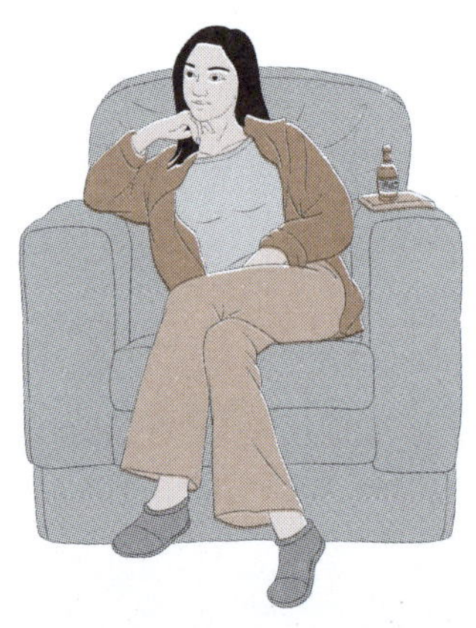

消除焦虑的秘密武器——柑橘系精油

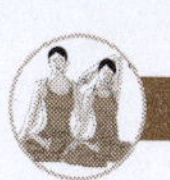

为安抚焦躁的情绪，可以尝试利用香味使自己放松下来。嗅觉神经与脑神经相连接，所以，芳香味道可使精神疲劳得到有效消除。芳香味道不同，其功效也各不相同，然而，精神发生疲劳的时候，最好是选用自己喜欢的香味。在对焦躁进行治疗的时候，建议使用香橙、甜橙、柠檬等柑橘类的香味，当然也可先试一下自己喜欢的味道。

◆健忘

某一件事或是某一个人的名字“明明知道，但无论如何也想不起来了”，这样的事情也会发生在年轻人的身上。随着年龄的增长，这种状况也会加重。这离不开大脑的学习、记忆功能的影响，是由神经元接点的老化造成的。

●健忘的三大元凶

①年龄——脑部功能在老化

在人的年龄不断增加的情况下，女性体内的雌性激素分泌会日益减少，大脑的功能会日益老化，健忘自然也就会出现。特别是在闭经前的更年期女性最容易出现健忘。

②忙碌——人的精力很有限

倘若生活与工作长期处在繁忙的状态，身体上及心理上的疲劳就会不断累积，这样就会引发大脑疲劳，由于疏忽而造成的错误也会增多。长时间积累的压力也会对大脑产生不利。故而长期过度劳累的时候要尽情放松，让大脑好好放松。

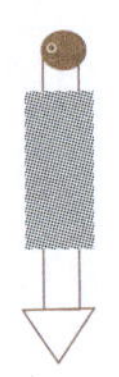

③疾病——健忘是初期症状

任何人都会遗忘一些事物。在极少数的情况下，此为认知障碍的症状。如果遗忘是因年龄的增长所致，只要进行一些提示，就能够想起来，而且，自己也可以对忘记的某些事物有所察觉。病理性遗忘是与之相对的一个概念。储存新近发生事情的能力降低了，出现了同一件事会问许多遍的倾向。而且，自己一般并不会察觉到此种情况。

●好记性不如烂笔头，养成记录的习惯

如果出现轻微的健忘，不妨尝试做一下回忆练习。比如，晚上入睡前，在脑海中回忆一遍当天发生的事，或是昨天与哪些人相遇，或昨天晚上吃了什么饭菜等，养成回忆一些琐事的习惯。这种练习对预防大脑老化的发生具有显著的效果。对于不能忘记的事情，可以将其记在笔记本上，边写边在大脑中记忆会非常容易记起。

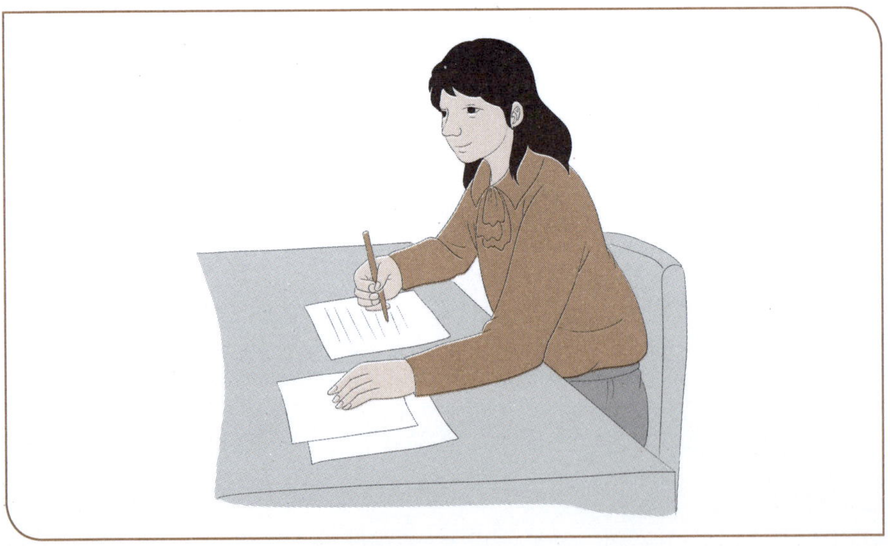

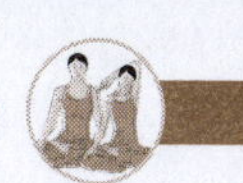

◆ 过度睡眠

如果是晚上熬夜了，第二天白天就会感到头昏脑涨，或是在饭后发困，这些均是生活中常见的事。然而，也会出现睡眠时间充足，但白天仍然很想睡觉，就是在重要的会议中、约会中也会不由得入睡的情况，这些都表明发生了过度睡眠。

● 过度睡眠也是睡眠障碍

睡眠障碍包括两个方面的内容，即失眠和过度睡眠。睡眠中的无呼吸综合征或者睡眠中的周期性无呼吸同样可以造成白天极强的睡意。此种疾病自己是很难察觉到的，大部分人在从别人那儿获悉自己在睡眠的时候出现呼吸异常及很大鼾声的时候，才会到医院就诊。在晚上睡眠充足，但白天依旧有强烈睡意的情况下，务必及早去找专治睡眠障碍的医生进行咨询、检查。

● 利用醒觉食物

能够消除睡意的饮料或者刺激性的薄荷口香糖等都能从市场上购买到。红茶与咖啡中含有的咖啡因，也对大脑有刺激作用。在感到睡意后，先考虑尝试一下这些食物。

咀嚼口香糖可以刺激大脑，含有薄荷的薄荷醇可令此种功效愈加明显。在会议中不允许咀嚼口香糖，然而口香糖可用来消除饭后的困倦。早起后大脑昏沉的时候，在上班前咀嚼一块口香糖能够使大脑保持清醒。

香茶不仅能使大脑清晰、提高注意力，而且也能够消除困意，建议使用薄荷、茉莉、柠檬草、迷迭香属等。也可在手绢上涂上具有这些味道的精油，放在包中随身携带。

具有醒觉功效的两大穴位

在白天，用尽一切方法还是不能消除困意，可以尝试对随手可以摸到的百会穴与合谷穴进行按摩。百会穴在头顶两耳尖直上连线和鼻梁的延长线的交叉处，作为一个穴位，适用于治疗头痛及眼疲劳。将两手的中指重合，轻轻进行按摩，用力要适度。合谷穴在拇指与食指的中间两根指骨相接处，稍稍靠近指尖方向的部位。可以另一只手的拇指与食指对该穴进行捏揉。

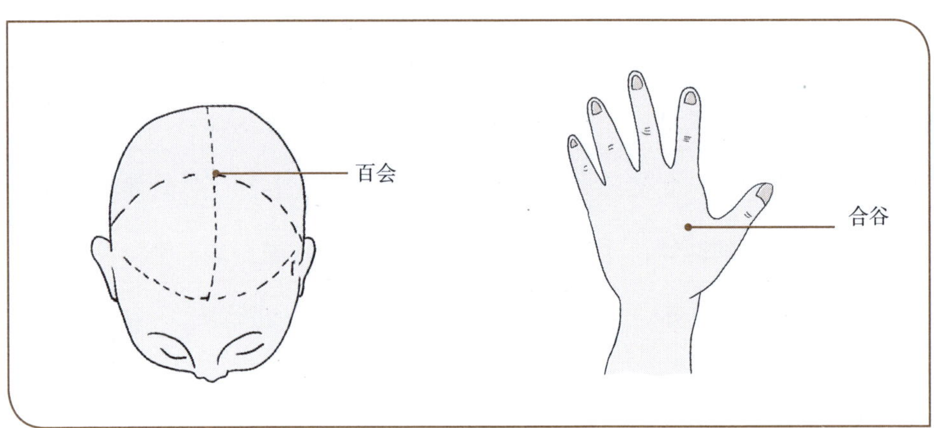

失眠应该去看神经科还是心理科?

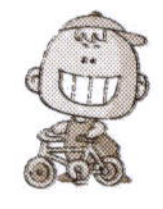

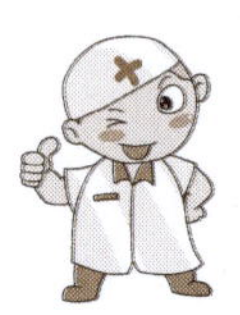

患者如果出现抑郁倾向或内心只是感到不安，只是精神方面出现一些症状，那去医院就应该接受精神科的检查。如果因为压力而导致失眠，或出现身体不适的症状，就要去接受心理咨询科的检查。如果只是出现一些令患者在意的症状，去医院的普通门诊也可以接受检查。不论是外科、内科或妇产科，如果有必要医生会给你适当的建议。

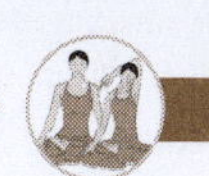

第七节 健康生活

◆饮食

对于时间的流逝，人类是无能为力的，在现代医学研究看来，衰老有其复杂且综合的发生机制，迄今为止还没有药物能够有效抗衰老，然而可以采取一些措施使衰老延缓，并使病理性衰老得到阻断。关于衰老的延缓，中医学有着丰富的理论和实践，其对女性抗衰老也有独到的见解。女性在生理上具有经、孕、产及哺乳等特点，其衰老的过程和发生的机制同男性存在差别。很多原因造成了女性衰老，随着年龄的增加，虚损和痰浊、气滞、血瘀等相互作用，致使全身功能衰减。

饮食疗法为千百年来人们在同疾病进行斗争的过程中，发展并逐渐形成的独特的强身健体、抗衰老的措施。饮食疗法除了具有药物和食品的综合作用之外，还能使营养和保健的需求得到满足，是近些年来广受女性青睐的养生方法。下面将传统医学理论作为指导，同时与现代科学研究成果相结合，介绍一些具有抗衰老作用的食物，多食用这些食物，能够使体质增强，使衰老延缓，不仅饱了口福而且还能永葆青春。

黑芝麻：《本草纲目》言："服黑芝麻百日能除一切痼疾。一年身面光泽不饥，两年白发返黑，三年齿落更出。"在所有植物性食品中，黑芝麻含有的维生素E最多，而维生素E对细胞分裂具有促进作用，可使细胞衰老延迟，经常服用，可以将自由基的积累抵消或者中和，具有抗衰老及延年益寿的功效。科学实验显示，维生素E能够使实验动物的寿命延长15%~75%。

蘑菇：味甘，性平；具有化痰理气、益神开胃的作用。蘑菇富含的成分有蛋白质、维生素、无机质等，可以使免疫力提高，对癌细胞的生长加以抑制。蘑菇虽然富有营养，但是热量极低，经常食用也不会发胖。蘑菇中的植物纤维素含量十分丰富，可以防止便秘，使血液中的胆固醇含量降低。蘑菇中维生素 C 的含量远远高于一般的水果，其对人体的新陈代谢具有促进作用。

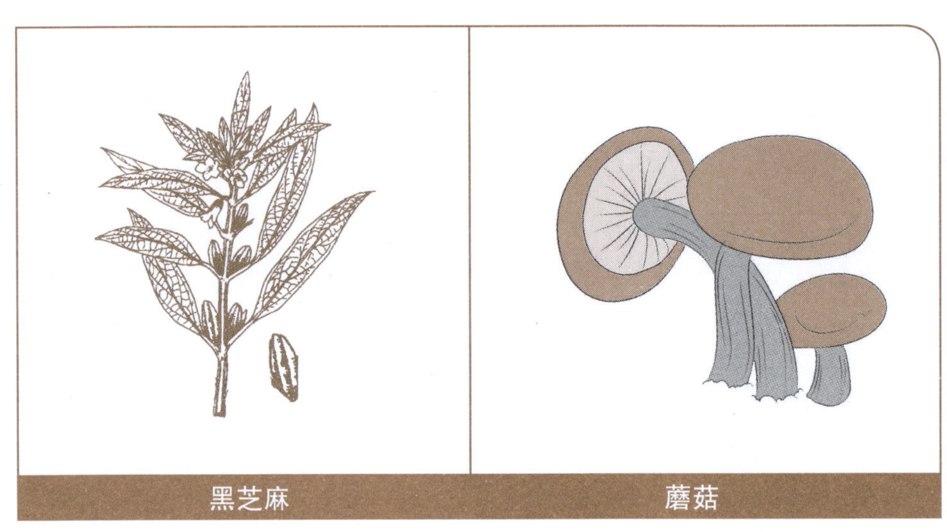
黑芝麻　蘑菇

蓝莓：蓝莓同黑莓和黑色的葡萄一样，在抗衰老方面都具有很好的效果。这些食物含有丰富的花青素，而以蓝莓中的花青素含量为最高。花青素是目前所发现的最有效的天然水溶性自由基清除剂，其清除自由基的能力最强。实验表明，花青素能够防止胶原蛋白分解，胶原蛋白主要在肌肤、关节和血管中分布，其功能是把养分输送给大脑，并使肌肤保持弹性，如果这种蛋白发生分解，人体便会逐渐衰老，所以，就抗氧化能力而言，花青素要比维生素 E 强 50 多倍。另外，蓝莓中含有的花青素、类黄酮等成分还能使血液循环得到改善，使代谢加快等，其也能使皮肤的弹性增强，促进皮肤健康，是不容置疑的美容佳品。花青素还能使眼部疲劳减轻，使夜间视力提高，对眼睛具有良好的保健作用，可以说，保护眼睛的微血管进而促进眼部血液循环，并加速视紫质的再生是其保健机制。长时间驾车、频繁使用电脑和专注细微工作的女性，都要多补充一些花青素，以使眼疲劳问题得到缓解。

西蓝花：甘蓝的变种有参西蓝花及花椰菜、结球甘蓝。在中医看来，西蓝花具有健脑壮骨、补肾填精、补脾与胃的作用，主要对久病体虚、耳鸣健忘、脾胃虚弱、肢体痿软等病症进行治疗。西蓝花除了含有丰富的营养、口感极佳之外，也能很好地抗癌，其含有的萝卜硫素，可以很好地防癌、抗癌，特别是在防治胃癌、皮肤癌、乳腺癌方面有良好的功效。此外，西蓝花也富含胡萝卜素、维生素 A 以及维生素 C，可使皮肤的抗损伤能力增强，并对保持皮肤弹性有帮助，含量丰富的维生素 C 能够有效清除自由基。

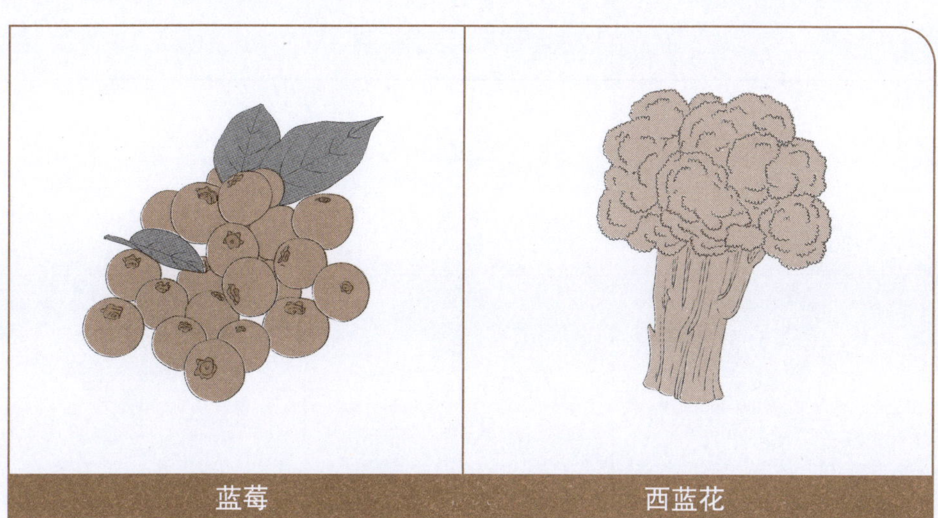
蓝莓　　西蓝花

香蕉：香蕉性寒，味甘，可以清热生津、润肺养阴、润肠通便。《名医别录》认为香蕉的药用性能为“根大寒，主痛肿，清热”。常常使用电脑的人往往会感到眼睛干涩、疼痛，若是每天吃一根香蕉，便能在一定程度上使症状得到缓解。香蕉之所以对眼睛具有保护作用，主要是因为其含有丰富的钾。人体若是摄入太多的盐分，就会造成大量水分存留在细胞中，从而导致眼睛红肿。

香蕉中的钾有助于人体将这些多余的盐分排出来，使身体中的钾、钠实现平衡，使眼睛的不适症状得到缓解。此外，香蕉中含有的丰富的钾元素还对腿部肌肉的伸展与腿抽筋的预防有帮助。

百合：在中医看来，百合味甘，性微寒，可以清心安神、清肺润燥。现代研究认为，百合在平喘、镇咳、止血等方面具有显著的功效，可使淋巴细胞转化率得到提高，使机体的免疫功能得到增加。百合中有不少具有活性的生物碱，对癌细胞增殖具有抑制作用，能够有效抗癌。百合中含有矿物质、维生素等多种营养物质，这些物质对机体营养代谢具有促进作用，能增强机体的抗疲劳和耐缺氧能力，此外，百合也能将体内的有害物质清除掉，使衰老的过程延缓。

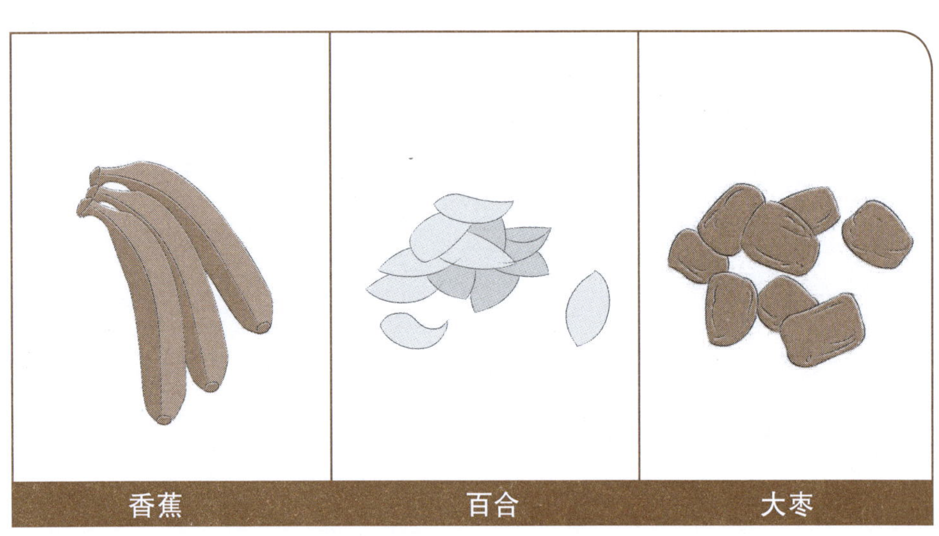

大枣：性味甘平，入脾、胃经，可以补气益血，为益气健脾的佳品。中医经常用大枣对失眠、气血不足、脾胃虚弱等症进行治疗。药理研究表明，大枣可以保护肝脏、降低血脂等。大枣虽然味甘、无毒，但其性偏热，所以不可多食，特别是内有湿热的人，多吃会出现胃胀、口渴等不良反应。

◆ 瑜伽

瑜伽发展至今，在世界上已成为广泛传播的一项身心锻炼修习法。由印度传到欧美、亚太、非洲等地均备受推崇，这是由于它对心理的减压及对生理的保健等具有明显作用。大多数女性练过瑜伽功后，感觉身心受益。

● 项目规则

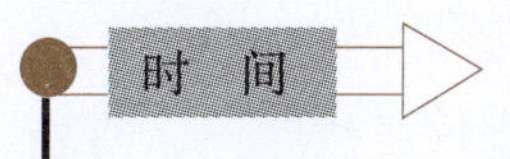

通常，人们练习瑜伽姿势时均是利用早晨、中午、黄昏或睡前来进行的。其实，只要保证空腹的状态，何时都可练习。通常认为练习瑜伽的最佳时间为清晨 4~6 点。

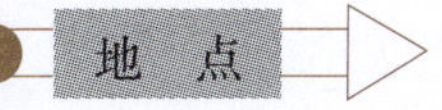

最好能在干净、舒适的房间里进行瑜伽练习，这样具有足够的伸展空间。房间内空气流通且清新，并能自由地吸入氧气。可摆上鲜花或是绿色植物，或播放轻缓的音乐来帮助神经松弛。当然，也可选择在露天的自然地进行练习。

衣 着

练习瑜伽姿势时应穿着柔软、宽松的衣服，最好为棉、麻质地，且必须保证练习时肌体不受限和透气。并应去除眼镜、手表和其他饰物，以及脱掉鞋子。

道 具

练习瑜伽时最好使用专业的瑜伽垫，但若无专业的瑜伽垫，也可用其他代替，如地毯或对折的毛毯。不要在太软的床上或是过硬的地板上练习。初学者也可使用一些道具来辅助练习某些姿势，沐浴前或沐浴后 20 分钟内不可进行瑜伽练习，因为这样不但得不到应有效果，且易致身体受伤。此外，在长时间的太阳浴后也不可进行瑜伽练习。若能在练习前 1 小时左右洗个冷水澡，其效果更佳。

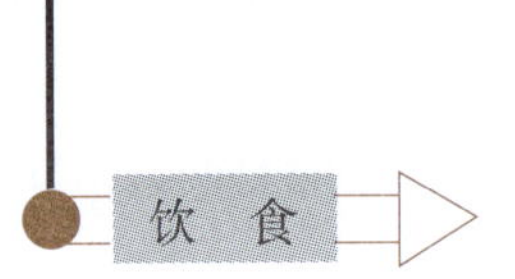

如前所述，饭后3小时内不宜瑜伽练习。但可在练习前1小时左右喝少量饮料（如牛奶、果汁、蜂蜜等）或是食少量流质食物。练习时，可喝少许清水以助毒素排出体外。瑜伽练习结束1小时后进食为佳。

● 技巧

瑜伽练习宜保持空腹状态。练习的最佳时间为饭后3~4小时、饮用流质食物后半小时左右，练习中另外规定的不依此规定。

身体在做各种瑜伽练习时一定要在极限的边缘温和地伸展，千万不可用力拉扯。若超出自己极限边缘的动作即为错误的练习。

若在练习的过程中有体力不支或身体颤抖现象出现，请立刻收功还原，不可过度坚持。

● 减轻疼痛的瑜伽

快节奏的生活方式与繁重而无休止的工作，给人们带来了极大的压力与无尽的烦恼；此时，身体为表示对生活的不满意也会出现各种各样的疼痛。人们可以花少许时间来练习瑜伽，进而缓解一下身体疲劳。

肩膀酸痛：手臂拉伸式

1. 坐在地上，一条腿置于另一条腿之上。

2. 将左臂弯曲并紧贴在大脑的后部。若时常感觉肩膀和手臂有沉重状况出现，可随时做此动作。

3. 右手将左手的手肘紧紧抓住，并将它往后脑勺方向进行拉伸。坚持该动作10秒。在做此动作时不可将头低下或弯曲。

4. 伴随胸式呼吸法进行呼气，并弯曲上半身，使身体呈弧形，坚持该动

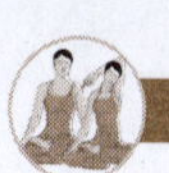

作 5 秒。将身体弯曲至颈后与后背，待出现绷紧感即可。

5. 重复两遍 3~5 步的动作后，慢慢地吸气并将上半身抬起，换身体另一侧重复刚才的动作。

肩膀酸痛：手臂拉伸式

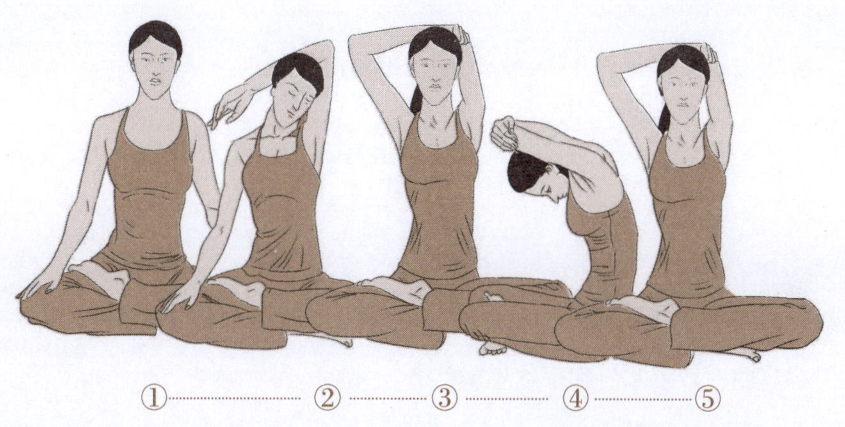

作用 长时间在电脑前或者身体长时间是弯曲的姿势易使肩膀产生疲劳。该姿势可使脊柱、手臂、肩膀、颈部等处的肌肉疼痛得到缓解。每天坚持做两遍以上。

头痛：兔子式

1. 首先将膝盖弯曲，跪坐在地面。

2. 向前弯曲上半身，腹部微微贴于膝盖，向前伸展并绷直双臂。

3. 双手置于后背部并交叉在一起，将身体保持上述姿势。

4. 缓慢地将臀部向上抬起，首先前额接触地面，再是头部，最后固定在地面上。若想将动作效果提高，可将头在地面上如球般转动 5~8 次，如此有助于迅速缓解头痛。

5. 最大限度地往前伸展交叉的双手，坚持该动作 35~50 秒，进行腹式呼吸法的练习。

6. 缓慢地蜷起身体并起身恢复至初始动作。

消化不良：眼镜蛇式（变式）

1. 首先面部向下趴在地面上，打开双腿至一定宽度，与肩大约同等宽度，将肘部弯曲，双手掌心朝下置于胸部旁。

2. 缓慢地伸直手臂，上半身向上抬起。若为初学者，感觉该姿势不易完成，可向前挪动手臂，只要不影响脊柱即可。

3. 缓慢地进行吸气，尽量向左扭转上半身。视线置于右脚的后跟上，使上半身呈现螺旋状。

4. 然后呼气，向正前方转动头部。进行胸式呼吸法的练习。

5. 身体放松后，换另一侧重复刚刚的动作。将第 3~4 步动作重复 10 遍。若合拢双腿来做该套动作，则可将动作的效果提高。

头痛：兔子式

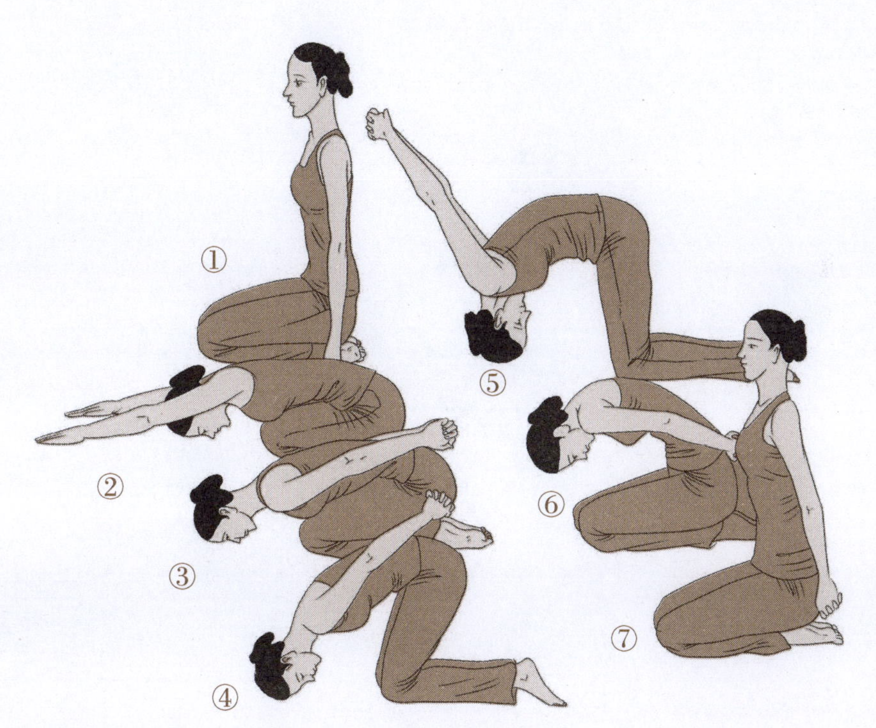

作用 使得颈椎与头部的紧张得到舒缓，促进头部血液循环，使得头部变轻。开始工作或就寝前，每天坚持做两遍以上。

消化不良：眼镜蛇式（变式）

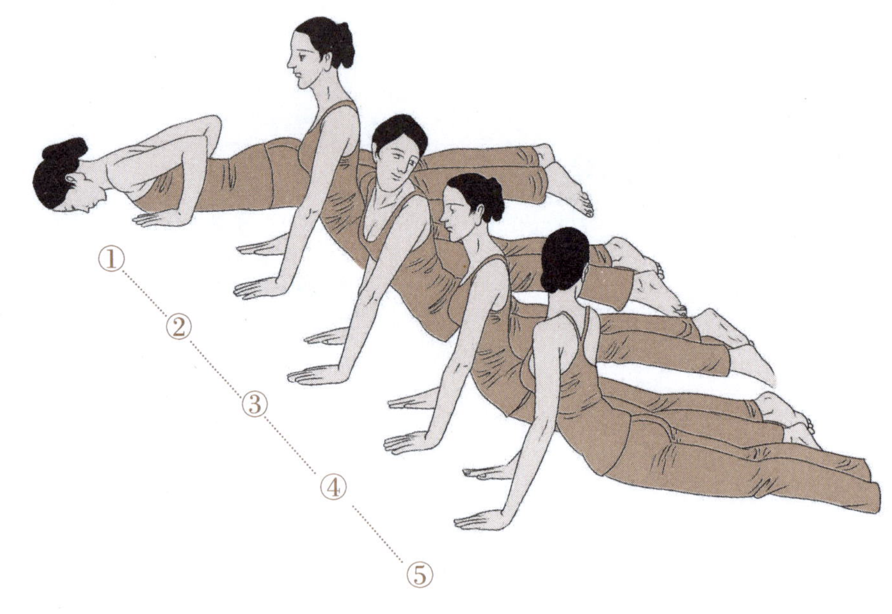

作用 饭后或是饭前扭动上身可增加胃的蠕动，使得食物对内脏器官产生的压力得到缓解，进而增强消化功能。习惯性消化不良应每天重复做2~3遍。

颈部僵硬：船式

1. 首先坐在地上伸直双腿。双臂撑在身后的地面上，指尖方向面向身体，臀部与手掌间的距离大概为一掌宽。尽量并拢臀部与膝盖。

2. 使用胸式呼吸法进行吸气的同时伸直双腿，臀部向上抬起。尽可能地向上抬起臀部，使身体呈一条直线，并拢踝骨。若为初学者，腿部力量不足，没有办法将膝盖并拢，可用瑜伽辅助皮带将双腿捆绑。

3. 微微向后仰起头部，后颈保持自然放松，将眼睛闭上，坚持呼吸 10 秒以上。若为初学者，可将双腿张开，与臀部同宽，将膝盖弯曲成直角。

4. 然后先将臀部接触地面。

5. 将腰部轻轻向后推动，然后将上半身缓慢地向上抬起。

疲倦：下犬式

1. 首先将膝盖与手掌均撑在地面上。双臂平行地面，并拢双膝。

2. 用胸式呼吸法进行吸气的同时将臀部向上抬起，伸直双臂与双腿并保持。双手指尖相互平行，牢牢地将手指与手掌固定在地面上，如此可避免手臂与手腕的负担过重。

3. 缓慢地进行呼气，将头部向下低，使身体呈三角状，坚持该姿势 10 秒。尽量将双腿伸直，使小腿至绷紧状态。若为初学者，可分开双腿，与臀同宽。

4. 保持左腿离开地面动作 3 秒，双腿轮番操作就仿佛是在行走，重复该动作 3~5 遍。

5. 然后双膝与地面接触身体，使身体恢复到初始姿势，稍做休息。

颈部僵硬：船式

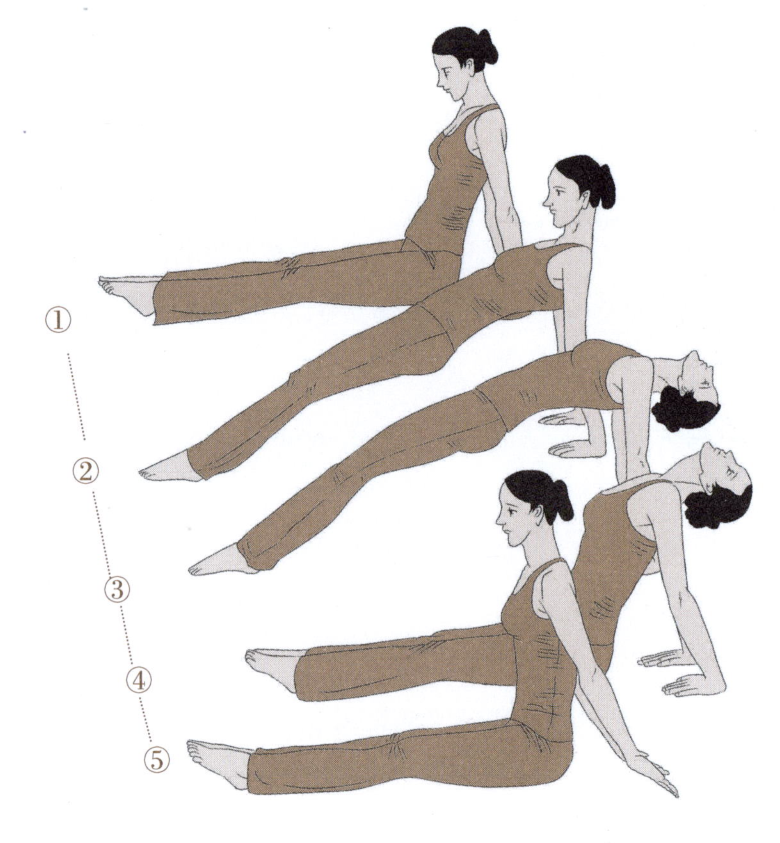

作用 颈部的疼痛会使双肩与脊椎产生影响，因此要及时将颈部的疲劳进行消除。船式可有效地使后颈、前胸与双肩僵硬的肌肉疲劳得到解除。每天做 1~2 遍。

疲倦：下犬式

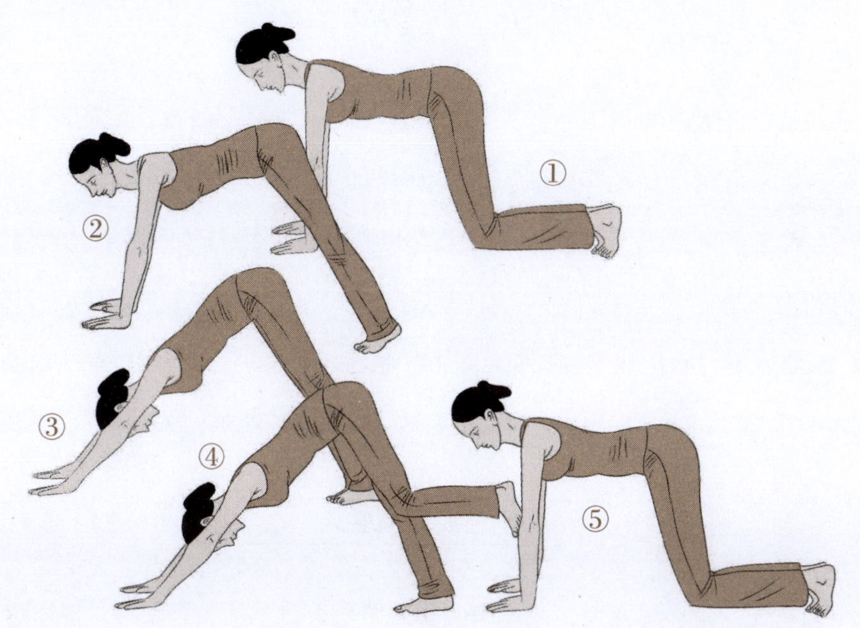

作用 若人体缺乏日常生活所必需的能量时，就极易感觉疲劳。该姿势可促进肩膀、脊椎、腿部的血液循环，使得僵持的肌肉得到舒缓，进而增强身体活力。每天坚持做两遍以上。

腰疼：桥式

1. 首先平躺在地面上，将双膝分开，与臀部齐宽，并使其垂直于地面。尽量放松双肩。

2. 用腹式呼吸法进行吸气的同时将重心移到手臂与脚掌上，使其撑在地面上。自臀部起脊柱缓慢地向上弓起。初学者如感觉膝盖压力过大，可将膝盖张得开一些。

3. 将臀部进一步向上抬起并使身体呈弓形，深呼吸 3~5 次。若腰部力量充足的话，可在将双臂举起并垂直于地面的状态下再进行呼吸。

4. 伴随着呼气，身体慢慢地自颈部以下部位开始与地面接触，重复 2~4 步的动作 5 遍。

5. 将双臂与双腿放松，并使其自然着地，轻轻摇晃双腿与双臂并结束动作，休息片刻。若在该动作中脚掌未完全着地，而是稍稍外倾，易致脚背产生疲劳。

生理痛：蝴蝶式

1. 首先平坐在地面上，双脚脚底相互紧贴，尽量使后脚跟与身体贴近。

2. 双手将脚抱住，弯曲上半身并使肚脐缓慢与后脚跟贴近。注意不要翘起膝盖。

3. 前额接触地面，用腹式呼吸法进行呼吸，坚持该动作 30 秒。腰部与后臀保持绷紧，向外微微扩张内臀部，尽量使上半身向下弯曲。初学者可改抓脚踝。

4. 慢慢将身体蜷成弧形，然后将身体直起。重复该动作 5~10 分钟效果更佳。将膝盖像蝴蝶挥动翅膀般上下进行摇晃，会使动作更具效果，重复该动作 30 次。

腰疼：桥式

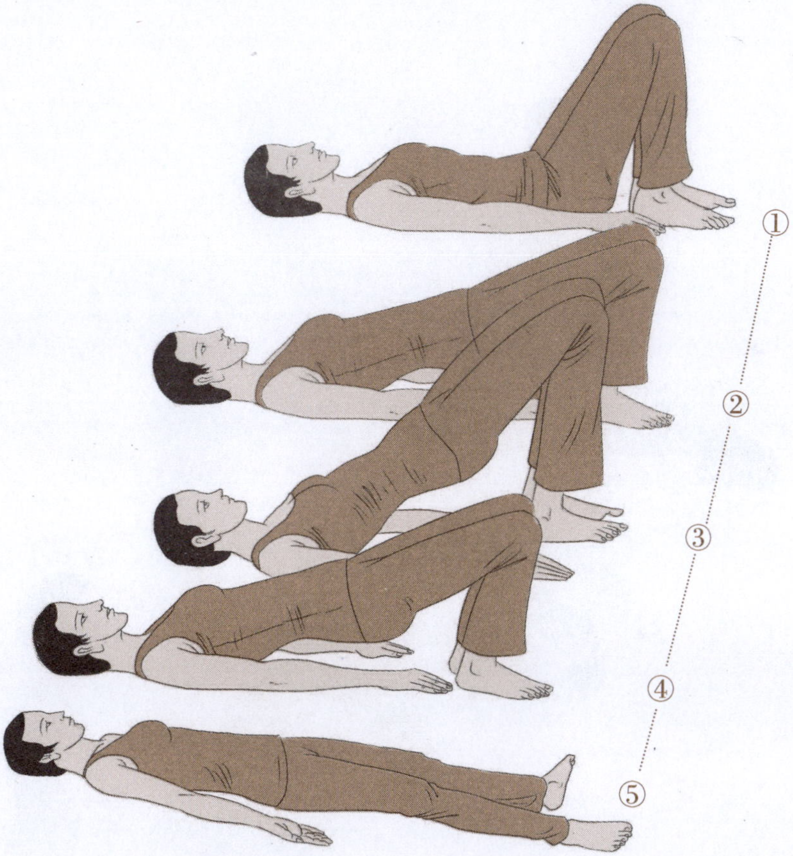

①
②
③
④
⑤

作用 腹肌力量不足，腰部承受力量过重的话，易引发腰痛。该姿势可使脊椎的力量增强，进而减轻腰部负担，使腰痛症状得到缓解，还可起到矫正脊椎的作用。每天坚持做六次。

生理痛：蝴蝶式

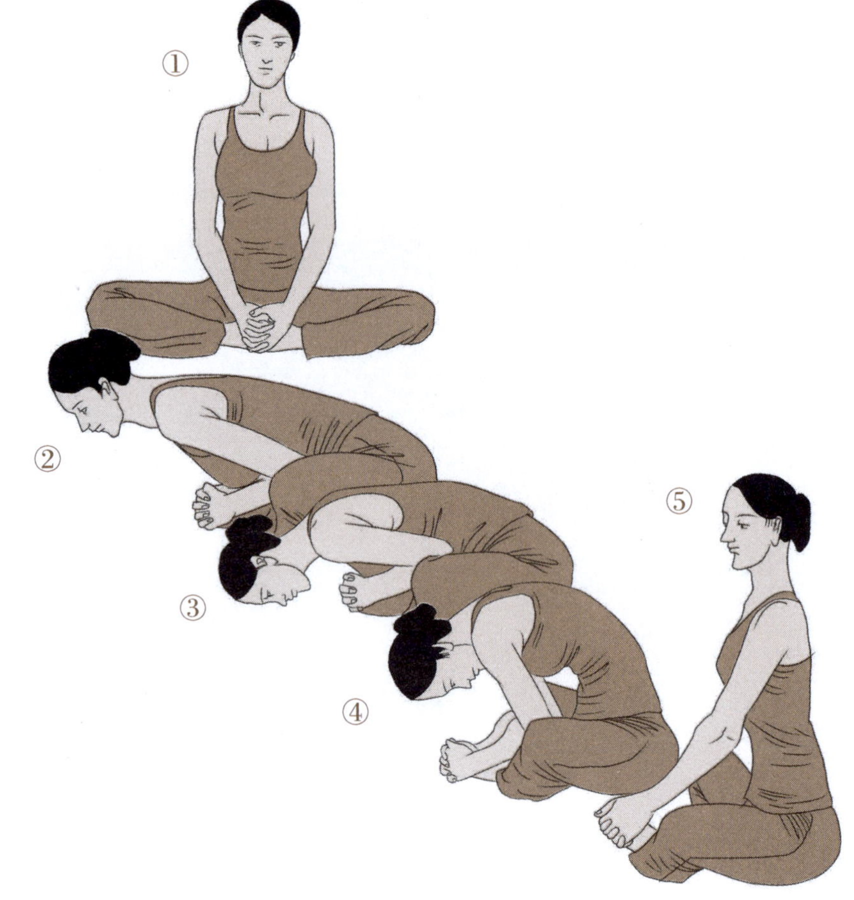

作用 蝴蝶式能刺激与打开髋关节，从而使得生理上的疼痛得到消除，将非规律性生理周期进行调整，使卵巢功能正常化。坚持锻炼一个月，其效果能够持续两个月左右。

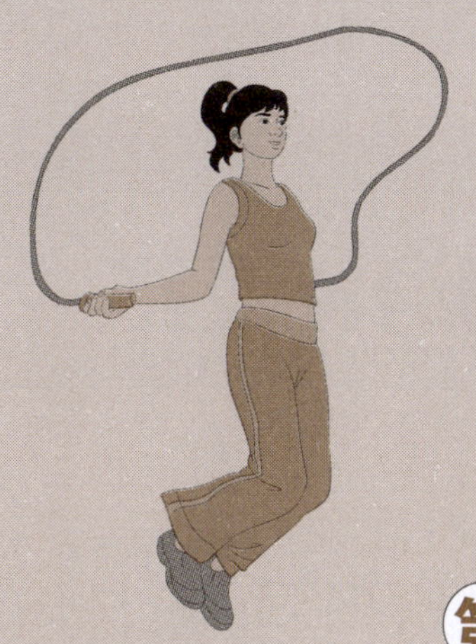

第五章 安全度过更年期

40 岁以后，可以说是女性一生中最为困扰的一段时期。因为这时候的女性开始进入更年期，这一段时期，可以说是所有女性的噩梦，因为要面临种种问题，身体方面逐渐由青壮年向老年转变，工作中还有不断增加的压力，疾病也在这一段时间内集中体现。如何平稳度过更年期，对处于这一时期的女性来说尤为重要。

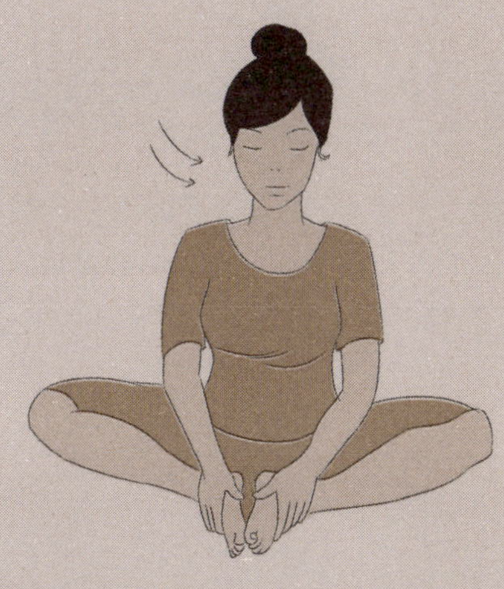

第一节 更年期的身体变化

更年期是指妇女从生育能力旺盛逐渐衰退到老年的一段时间，所有妇女一定都会经历这一生理过渡时期。更年期妇女的身体各内分泌腺体、器官、生理及心理均发生改变。性腺的变化尤为突出，雌激素水平的下降引起了体内一系列的平衡失调，机体的精神活动与神经功能的稳定性受到了影响，致使人体适应性降低，情绪容易波动，会有多种疾病被诱发。

妇女大多都通过内分泌和神经功能的自身调节及进行适当的保健服务，思想准备做好做足，对这种变化则能更好地适应，使各种症状的发生减少，从而使更年期可以平安度过，再顺利步入老年期。

人体内所含的激素有很多种，共有五种和女性生殖系统有关的激素，主要是性激素（孕激素、雌激素、雄激素）和促性腺激素（促黄体生成素和促卵泡成熟激素）。妇女进入更年期之后，这些激素都会随着卵巢功能的衰退而发生变化。

雌激素

在正常的月经周期中，卵巢会分泌大部分雌激素，由肾上腺分泌的雄激素也可转化成一小部分。进入更年期之后，卵巢由于萎缩，会导致雌激素的性质和来源有重要改变发生。肾上腺分泌的雄激素转化成的会占一大部分，血中雌二醇水平在绝经后会明显降低。

孕激素

正常情况下，孕激素主要来源于排卵后的黄体分泌。体内孕激素水平会随着月经周期的变化而同样出现周期性变化。到了更年期以后，孕激素的水平会随着无排卵性月经的出现而明显降低。

雄激素

体内雄激素水平在绝经后也会有所下降，但相比雌激素来说幅度较小。

促卵泡激素

促卵泡激素（FSH）和促黄体生成素（LH）雌、孕激素在卵巢中的分泌量明显减少，无法对下丘脑和垂体形成负反馈，从而导致分泌促性腺激素FSH、LH的量都升高了一些。其中首先上升的是FSH，最高可达以前的13~14倍，LH的上升量是原来的3倍左右，在持续20年后才慢慢下降。

●更年期的变化

妇女的卵巢功能到更年期以后开始衰退，但增加了无排卵性周期，月经周期逐渐变得紊乱。在卵巢功能衰退到完全停经的时期之中，月经大致有三种表现：

月经周期紊乱

月经周期无规律，经期变长，经量增加，甚至会出现阴道大出血的表现，有时会出现淋漓不断1~2月不止的现象，可能导致病人贫血。然后慢慢减少至完全停经。

月经稀少

月经间歇期变长，出现经期缩短，间歇性闭经，经量减少的情况，然后逐渐停止。

突然绝经

妇女也有以前月经周期及经期一直很规律，但却突然绝经；还有些妇女月经量仅仅有几次慢慢减少，之后突然停经。需要事后回顾才能诊断确定绝经，无来潮至少保持半年到1年才能确诊。

第一、第二种是以上三种表现中的主要表现，占80%以上，第三种则不常见。

更年期妇女的自主神经系统有哪些变化?

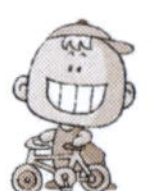

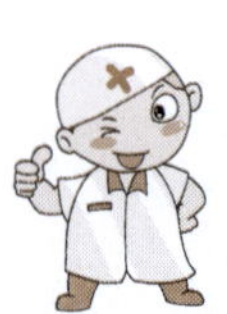

妇女步入更年期之后由于正处于一个内分泌改变的转折期，会有轻重不一的自主神经功能失调的现象（如出汗、潮热、心悸、头晕等）出现。其他表现还有不能集中注意力、易怒、烦躁、紧张、抑郁、失眠等。上述现象可能不会全部出现，轻重程度也有所不同，大部分都会慢慢减退到最后完全消失。

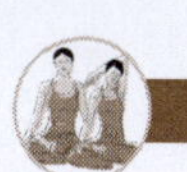

第二节 更年期的心理变化

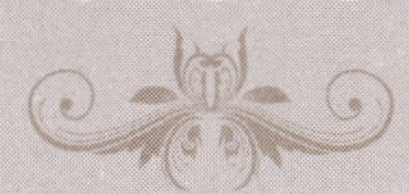

● 更年期的心理特点

更年期是所有妇女一生中无可避免的生理过程。由于大脑功能的某些方面在到了更年期之后开始衰退，内分泌系统的状态也会重新调整，从而导致了心理上的一系列变化的产生。通常会有以下几种表现：

（1）

不能集中注意力，记忆力减退，常会使工作效率受到影响，表现特别突出的是从事脑力劳动的妇女，她们会觉得自己不中用了，老了，怀疑自己的存在价值，致使消极悲观情绪的产生。

（2）

当察觉到自己开始发胖、风韵减退、面部皱纹增多时，往往会有一种失落感产生，担心丈夫会出轨，担心两人之间出现第三者，情绪紧张焦虑。

（3）

如果更年期症状较严重，甚至会把自身过去的性格和感情改变。平时脾气宽容大度、温文尔雅也可能会变得喜怒无常，脾气暴躁，自私冷漠，心胸狭窄，不近人情，敏感多疑。

（4）

过于自信，主观臆断，高估自己，不信任他人，无论是工作还是生活都会把缺点和错误看成是别人的，看问题主观片面，好胜心强，无事生非，多事多虑，偏执妄想，猜疑妒忌等。

（5）

情绪沮丧低落，抑郁悲观，反应迟钝，思维懒散，有很强的负罪感，常有“度日如年”或“生不如死”的感觉，严重的甚至有轻生念头。

并不是每个更年期妇女都会产生上述各种心理状态，很多人会没有表现或症状很轻微。个人的性格特征、精神状态、经济状况、文化程度等，与是否出现症状及轻重程度都有关系。如果妇女年轻时心情开朗、心态平和，那进入更年期后其精神状态也较为稳定；而年轻时情绪脆弱、气急躁的人，进入更年期后上述精神症状易产生。容易产生各种心理症状的通常是生活条件优越、社会地位和知识层次较高的妇女，而较容易度过更年期的反而是农村妇女。

更年期妇女如何保证睡眠?

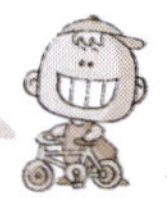

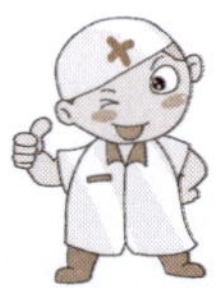

处于更年期的妇女，充足的睡眠尤其重要，它不仅可以消除疲劳，还可以预防某些疾病的发生。但这个时期的妇女，很容易出现睡眠障碍，要想保证睡眠，就要做到以下几方面：1. 晚餐不宜过饱；2. 不要用脑过度；3. 运动要适宜，避免剧烈运动；4. 睡前用热水泡脚；5. 如果条件适宜，睡前可喝一杯热牛奶。

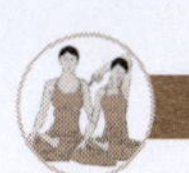

第三节 更年期要做的自身保卫

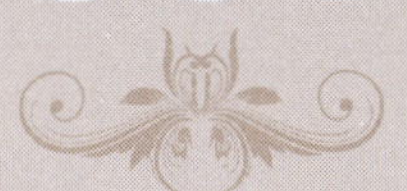

更年期是人生的“多事之秋”。步入更年期后，身体机能开始慢慢衰退，各脏器功能逐渐衰老。往往会被各种疾病乘虚而入，有些老年病通常都是更年期时埋下的祸根，如高血压、糖尿病、肿瘤及冠心病等。并且大多数中年人都是工作、家务一把罩，每天都很忙碌，没有时间关心自己的身体，而某些疾病在发病早期又没有明显的症状与体征，通常无法引起人们的注意。因此，尽早发现疾病的有效措施是进行定期健康检查。

◆ 典型的更年期综合征

我们通常所说的更年期综合征就是指由于更年期妇女受到雌性激素分泌减少及其他原因的影响，使其身体和精神上都有很大的改变发生，有时还会有各种不适的症状出现。下面就对更年期综合征的主要症状及如何解决进行介绍。

◆ 身体上的典型症状

1 **脸颊发烫** 脸颊不受季节、温度的影响，随时都会潮红发烫。

2 **易出汗** 身体不受季节、气温的影响，会出大量汗，甚至有潮红出现。

3 **身体冰冷** 由于自主神经失衡，从而导致血液循环不良，致使身体冰冷。

4 **心悸、气喘** 突然心跳剧烈，或者有快要窒息的感觉。

5 **失眠** 以前入睡很容易，进入更年期之后，想睡一个好觉却很难。

6 **肩痛、腰痛、四肢疼痛** 身体血液循环越来越糟糕，体内分泌的雌激素减少，导致骨骼老化，从而引发腰痛、四肢疼痛和肩痛。

7 **眩晕** 处在更年期之内，有时出现如地震似的眩晕感。

8 **易疲劳** 因为体内激素分必失调，所以易疲倦，甚至有烦躁之感。

◆ 精神上的典型症状

1 **易怒、心烦** 他人无心的一句话或很小的小事，就会使其感到莫名其妙的烦躁或者愤怒，无法对自己的情绪加以控制。

2 **不安、抑郁** 有时对未来有不安的感觉，还有一些更年期的不适症状出现，会感到很痛苦，有人甚至会得抑郁症。

◆ 应对更年期综合征的轻松解决办法

1 **脸颊发烫** 多食用豆制品，如豆芽、豆浆、豆腐等，为补充雌性激素还可服用大豆异黄酮。

2 **肩痛、腰痛、四肢疼痛** 忌长时间保持单一姿势，平时尝试将动作的方向进行改变，尝试一下“反向”运动。

3 **易出汗** 多吃如西瓜、梨、丝瓜、银耳等滋阴生津的清凉蔬果，勿食辛辣。

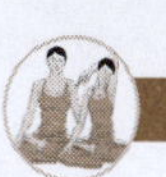

4 **眩晕** 平时适当做些运动，维持心情舒畅，有必要的话去医院的耳鼻喉科进行一下检查。

5 **身体冰冷** 好好泡泡温水，多添几件衣服，吃些能够使身体温暖的食物，尽可能使身体温暖起来。

6 **易疲劳** 多休息，做到起居有常，学会如何解压。

7 **心悸、气喘** 通过一些方式缓解紧张情绪，如听音乐、散步、阅读等，症状严重的话要到医院进行检查和治疗。

8 **易怒、心烦** 经常和朋友聊天，或者去逛街购物进行消遣，想办法将自己的心情转换一下。

9 **失眠** 建议睡前好好泡个热水澡，或者稍微做做伸展操，想办法放松一下身心。

10 **多疑、抑郁** 无论身体还是心理有一点儿不安或者抑郁倾向出现时，都必须要尽早咨询医生。

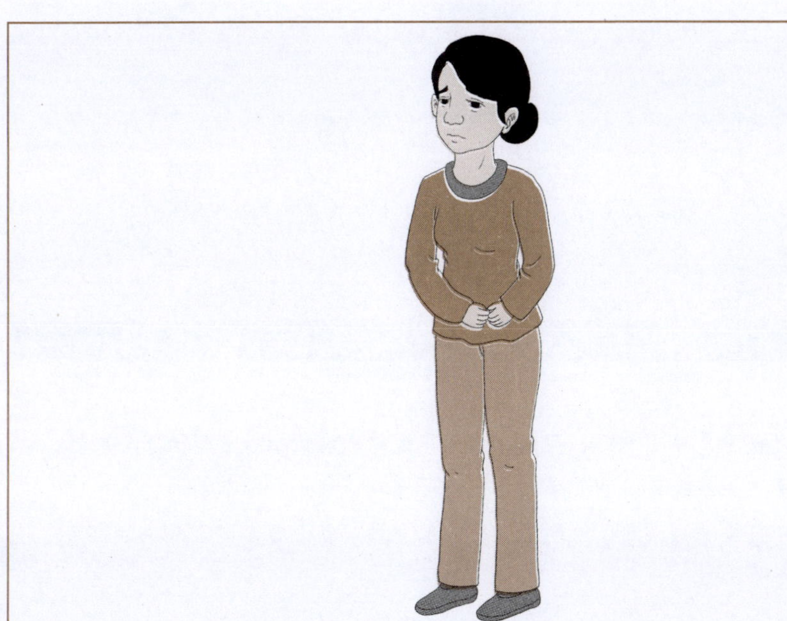

◆打响更年期的“身体保卫战”

处于更年期之中时，常常会有各种莫名的症状出现，就算是身体上出现的，可是有时检查时大部分也查不出明显原因。不过，若此类症状过于严重，使日常生活受到了影响，就一定要治疗，以使身心的痛苦得到减缓。

●三大疗法对抗更年期综合征

①激素补充法——最直接有效的疗法

激素补充法不仅能使冒汗、心悸、脸颊潮红等更年期综合征的一些症状得到缓解，还可以使焦虑或忧郁的情绪得到改善，甚至可以使由于雌性激素减少引起的体内钙流失得到预防，防止女性在完全停经以后患发常见的骨质疏松症。此外，激素补充法还可以对皮肤干燥加以改善，让更年期女性重返年轻状态。

②中药——适合症状较轻时的疗法

如果症状比较轻不一定非要使用激素补充法，或者身体因为患了某些疾病而不能采取激素补充法进行治疗，这时就能采取中药疗法。有时，中药疗法和激素补充法可以同时进行，或配合激素补充法来进行辅助治疗。

③抗抑郁剂和心理辅导——对抗抑郁的疗法

如果有较为严重的不安、抑郁或焦虑等情绪。进行抗抑郁剂治疗会起到一定的作用。能够收到明显效果的还有心理辅导治疗。抗抑郁剂的处方在医院的内科和妇科都可以开，但要去医院的精神科或者心理咨询诊所才能为患者进行心理辅导。

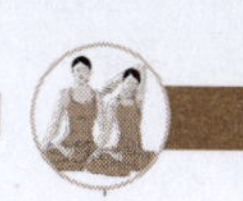

◆ 对抗更年期综合征的重要疗法

更年期综合症

身体症状

症状	疗法
头晕、恶心、喉咙有异物感	半夏厚朴汤
小腹左侧压痛、面色晦暗、眩晕、便秘	核桃承气汤
腰腿痛、头晕、面色无光	芍药当归汤
因受凉引起的腰痛和腹痛	五积散

精神症状

症状	疗法
后背不明原因出汗、出汗后怕冷	加味逍遥散
眩晕、伴随不良情绪	女神散
易出汗、失眠、心烦	柴胡加龙骨牡蛎汤
不明原因的情绪起伏、易打哈欠	甘麦大枣汤

◆ 珍爱健康，更年期远离“三高”

步入更年期的女性，由于体内分泌雌性激素的量减少，会很大程度地提高高血压、糖尿病、高血脂的发病率，因此步入更年期的女性要尤其提高警惕，要起居有常，饮食要营养均衡、适度做些运动，远离“三高”。

●更年期女性更容易得“三高”

①高血压——少食盐多食蔬果

体内分泌的雌性激素一旦减少，就可能会导致坏的胆固醇增加，致使血管硬化和提前老化。因此，一旦有肩膀僵硬、头痛等症状出现，就必须考虑这些症状的诱因是不是高血压。为对高血压进行预防，每日可多吃膳食纤维含量丰富的蔬果，均衡摄入营养，少吃盐，提味可用葱、姜、蒜等佐料。

②高脂血症——油腻食物食不得

高脂血症发作的其中一个主要的诱因是肥胖，因此要防止高脂血症的发作就不可太胖，如果现在已经太过肥胖，就必须努力减少体重。每天尽可能多吃豆腐、蔬菜和鱼等食物，做饭选用的材料脂肪含量要少，烹调的主要方法也是少油，不要摄食过多。

③糖尿病——定期检测血糖值

血液中的糖分增高是由于体内胰岛素分泌不足导致的，但是通常无明显症状，这种病会发作大多都是因为出现了其他的并发症。所以，不妨趁着每年进行健康体检时，对体内的血糖值进行测量。

◆健康生活是“击退”三高的秘密武器

●远离高血压的生活习惯

少食盐

如果吃太多盐，血液量会因为要保持血液浓度而增加，进而致使血压升高。

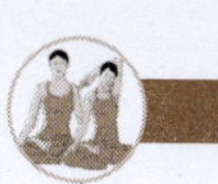

要严格照医嘱摄取盐分（通常每日不超过7克）。餐馆里的食物、经过加工的食品中含盐量较高，因此要减少食用量。

戒烟

血压会因为吸烟刺激了交感神经而升高，这也是动脉硬化的诱因，对心脏也有很坏的影响。所以有烟瘾的人最好戒烟。

学会释放压力

交感神经也会被精神上的压力刺激而引起血压的升高。要设法为自己解压。

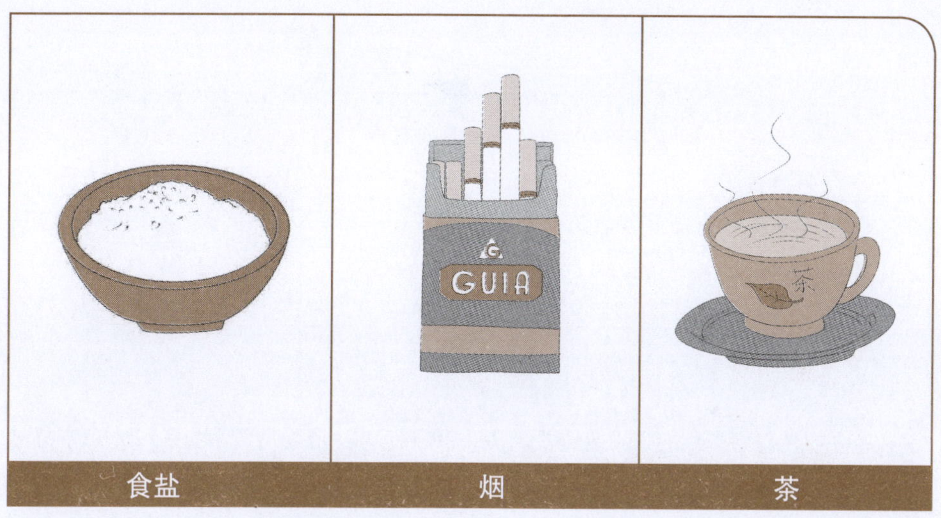

食盐　烟　茶

● 远离高脂血症的生活习惯

少食用动物脂肪类食物

如果过多地摄入动物脂肪，血管壁会因为脂肪附着在血管壁上而发生氧化，从而导致患发高血脂。尽可能多吃蔬果，对脂肪的摄入量进行适当控制。

多运动

心脏的活动可因为适当的运动而促进，血液循环也会因此加速。多运动对于消除压力和预防肥胖也有一定的作用。所以，建议每天进行轻运动，如走路、跳绳半小时左右等。

适量饮酒

喝适量酒对于预防冠心病有一定的帮助，但如果适量饮酒变成酗酒就会使血脂上升。

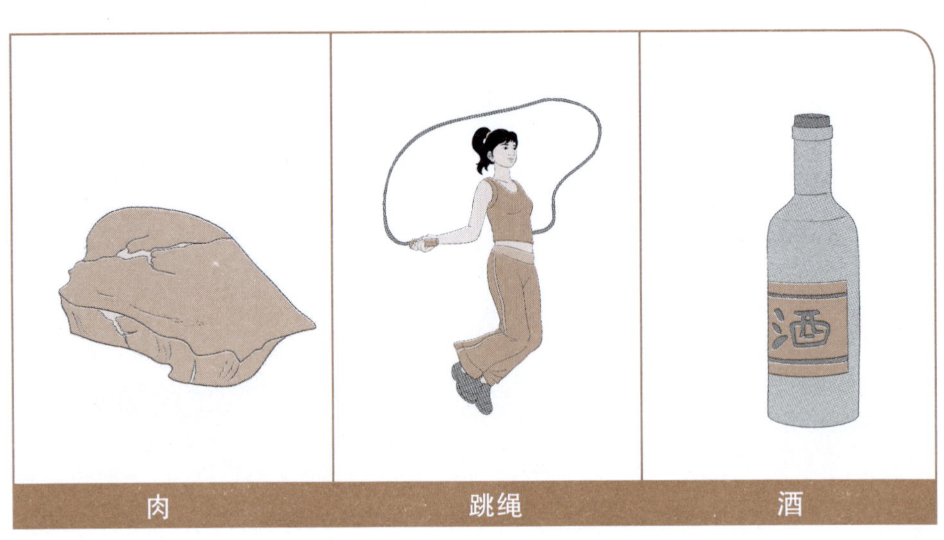

肉　跳绳　酒

● 远离糖尿病的生活习惯

限制含糖食物的摄入

饮食要保持规律，不吃太多，食物种类要丰富，对于含糖食物的摄入量要进行限制，可多吃菇类、鱼类和绿叶蔬菜。

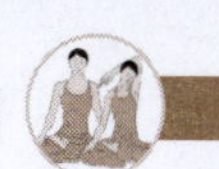

坚持运动

坚持运动能够减肥瘦身、降低血糖、强健体质，可以有效防治糖尿病。

药物治疗

假如患者原来血糖就很高，那应该服用降糖药。当血糖值在空腹时高于200mg/d，就应该考虑采用胰岛素治疗法。

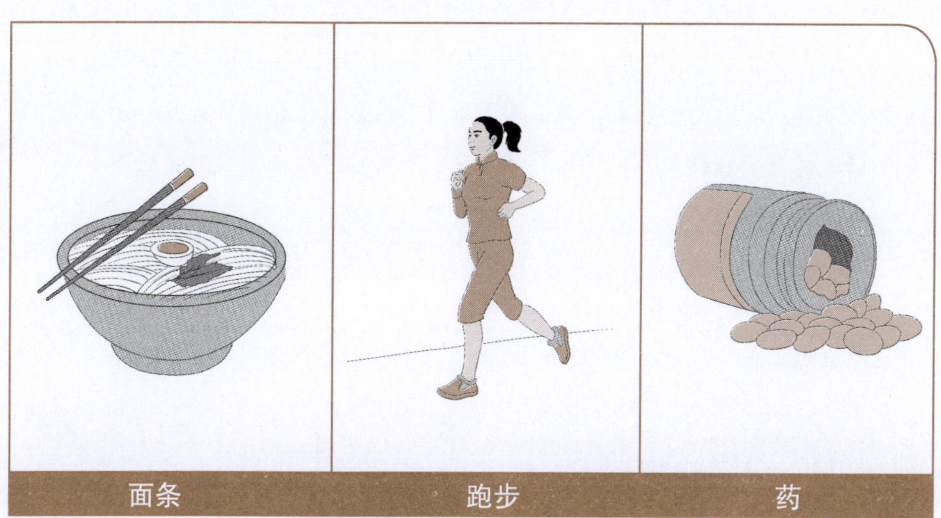

第四节 更年期的健康生活方式

人的身心健康会因为生活中多种多样的有害物质或精神方面的因素而受到伤害，更年期妇女尤其严重，她们会因为在社会中所处的特殊地位以及体内生理变化的特点，更敏感于各种不良因素的影响。因此，对保障更年期妇女的健康来说，将不好的生活习惯改掉，从而起居有常显得尤为重要。

合理营养

保证身体健康的基本要求是均衡膳食。更年期营养的原则是保证和满足必需的活动量，禁食动物性食物，对于食物中的胆固醇和饱和脂肪酸的含量要进行控制，为了维持机体的正常平衡，要有足够的维生素和矿物质进行供给。同时应该培养良好的饮食习惯。

心理平衡

妇女在更年期容易有心理障碍发生。因此，要对自身的修养进行加强，控制住自己的情绪，随遇而安，遇事达观，学会如何自我疏导、自我调节，如有必要一定要主动进行心理咨询。

适当运动

生命在于运动。适量的运动，可以起到很好的保健效果，除了能够减轻和消除更年期的不适症状之外,还可以保持体重正常，避免太过肥胖，为老年期有健康的身体打下基础。对于更年期妇女，能够坚持经常性适量的运动和保证营养均衡一样重要。

充分睡眠

睡眠不仅能消除疲劳，使人有新的活力产生，还可以增强人的免疫力，提高对疾病的抵御能力。因此，要保证睡眠充足。

生活保健

更年期妇女的身体健康与生活保健是否合理关系十分密切。要有规律的工作、起居，要生活在舒适整洁的环境中；作息安排要合理，做到劳逸结合，而不要疲劳过度；尊老爱幼，处理好与亲人之间的关系，家庭和睦；注意保持个人卫生，避免患发各种病症；对于性保健要注重，保持性生活的和谐。

定期检查身体

人到中年，体内的各个器官都开始呈老化趋势，身体的抗病能力也开始下降，这时各种疾病机体都容易患发。而能够尽早发现疾病的有效手段就是定期进行健康检查。

更年期妇女如何合理安排生活？

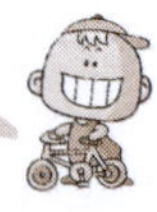

处于更年期的妇女，由于身体的各项功能开始衰退，注意正常有序的生活节奏尤其重要，这对于维护更年期的身心健康起着重要的作用，主要包括以下几方面内容：①生活要有规律，做到“生活有节，起居有常”；②合理安排工作和休息，做到劳逸结合，不连续工作，不过度紧张；③适当参加一些文娱活动，不仅可以丰富生活，还可以锻炼脑力；④如果这时候的妇女已经退休，除安排好日常活动外，还可以进行适当的充电学习，培养一定的兴趣爱好。

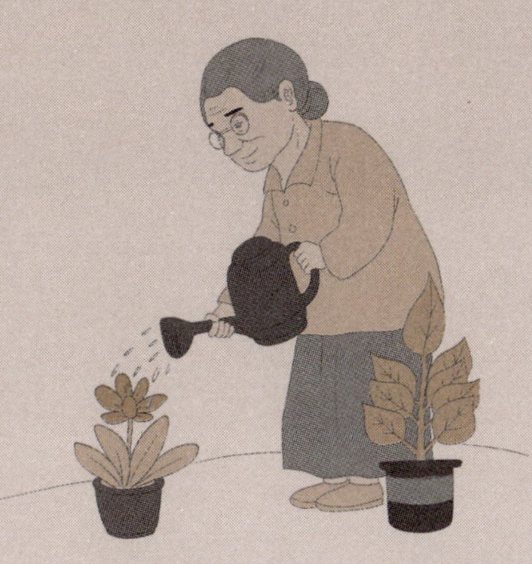

第六章 晚年安享

最美不过夕阳红，身处于这一段时期内的女性，虽然身体状况已经走向衰老，但通过健康的生活方式，依然可以避免老年疾病的困扰，度过一段悠然的老年时光。通过阅读这一章的内容，甩开沉重的思想包袱，安然享受愉悦的老年生活吧！

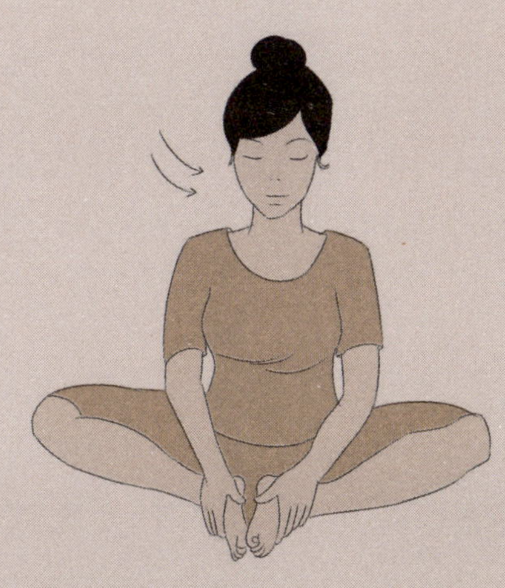

第一节 进入老年

大多数女性在 50~55 岁时，均要做好退休准备的事，尤其是在经济方面，这是由于人生命后期许多压力的来源即为经济与健康问题。

家庭、朋友与其他社会关系，对退休后的女性而言显得尤为可靠与重要。所以，一般不建议退休后很快搬迁到不熟悉的地方。

刚退休后的数周或是数月内，一般情绪具有较大波动。若是独自生活的单身女性，内心则会产生孤独感，退休后的社会地位也会随之降低，且该感觉特别强烈。也就大大增加了老夫老妻在一起共处的时间，无形中可能会发现彼此每天在一起反而更易动怒。

身为家庭妇女，没有工作、专注于家庭和家人，该习惯对她们而言，自身的社会地位也就无足轻重了；但作为事业有成的女强人而言，一旦退休下来，便会无所适从，感觉自己在社会上从独立的财富创造者，变为社会的附属物。她们一般会为丧失了社会地位，感到挫败与失落。

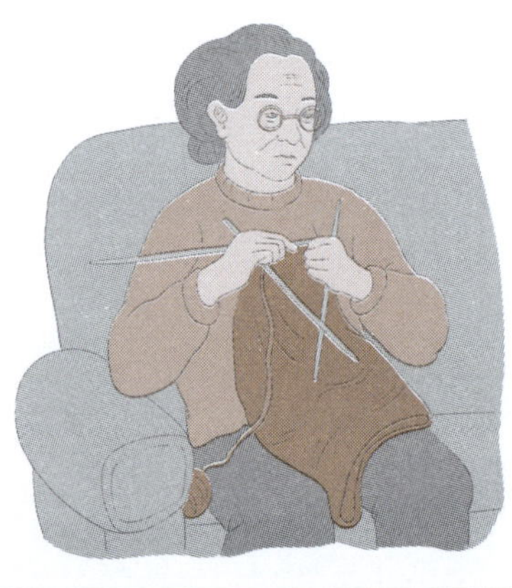

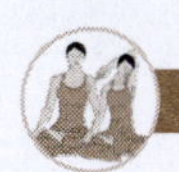

◆独立性的丧失

人一旦进入老年，诸多疾病也就接连而来，如心脏病、关节炎等某些慢性疾病，这些疾病不但使她们的活动能力逐渐受限，且最终会导致她们会在某种程度上对他人产生一定的依赖。如此，强烈的自尊心便会大大受损。

●享受退休生活

到了50~55岁，多数女性均正在考虑退休的事或是已退休了。有些女性，可能会高兴地享受退休生活。但还有些女性，特别是将职业视为社会生活基石的单身女性而言，退休的生活变化可能是不太受欢迎的。且不管一个人的婚姻状况怎样，均可能面临经济问题。

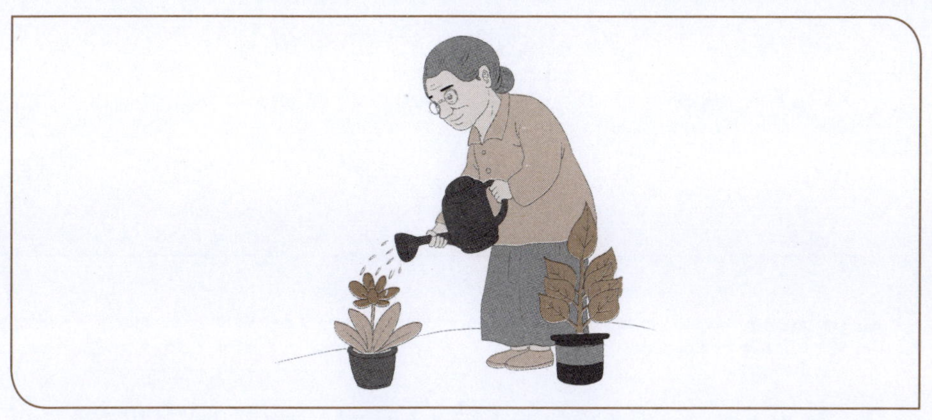

现在的诸多已婚女性，谁都不愿意去过丧偶后的生活。在丧偶的前期，她们最初的表现通常是震惊和麻木，随后便会认识到“世间的生、老、病、死”是如此无助与无奈，因此会有撕心裂肺的痛苦感觉。其实，在丧偶的前期，家中的任何一个角落随时都会勾起其对往日的追忆。最初这种回忆通常在内心感觉特别心酸，但伴随时间的流逝，往日生活中那些比较幸福的回忆会为她带来心灵上的一丝安慰。

◆ 志愿工作

经历过丧偶的最初阶段后，她们对这种生活会慢慢习惯。而此时，丧偶女性就会逐渐将往日的自信恢复起来。可以想象，当她正建立一种助人的坚强信念时，其内心会感到充足及具有价值感。而通常具有一技之长或是经验丰富的老年人可为他人提供一定的帮助，如教学、咨询、争取较好的条件、帮助照料无能力的人等服务。当老年女性受邀参加活动时，通常最爱讲述自己的过去，而这些通常则是历史研究人员或是学生所最看重的活动内容。

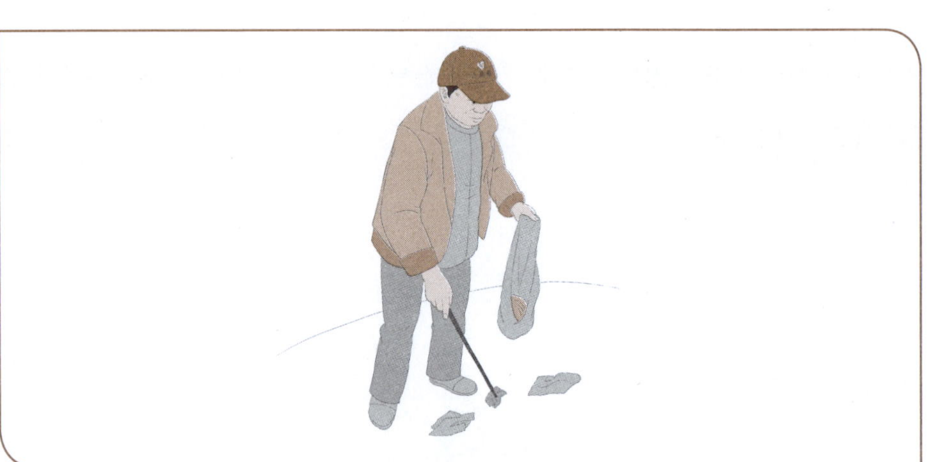

◆ 创造性活动

相信许多人对自己退休后的生活都曾憧憬过，如想要从事某项创造性活动——写小说、画画等。虽然退休前可能很少拥有从事此类消遣的时间，但若现在去参加培训班，尽早去开始学习技巧，如此，等退休时这项爱好就能够做得更得心应手了。

◆ 教育

近年来，各级老年大学像雨春后笋般兴起，为老年教育的开展提供了很好的平台，诸多老年人在此处圆了再受教育的梦想。教育不仅能够磨炼智力，还可参加新活动，将社交圈扩大。若是之前由于经济困难或是其他原因过早地将学业结束的，退休后又有了继续学习的机会，多少能够弥补当初的一些遗憾。而多数老年人可以参加短期课程，上地方大学或夜校。但因年纪较长，若让她们长时间将注意力集中则有些困难，因此，最好在学习一段时间后，可适当地安排一些适度的运动以及力所能及的家务活来进行调节。

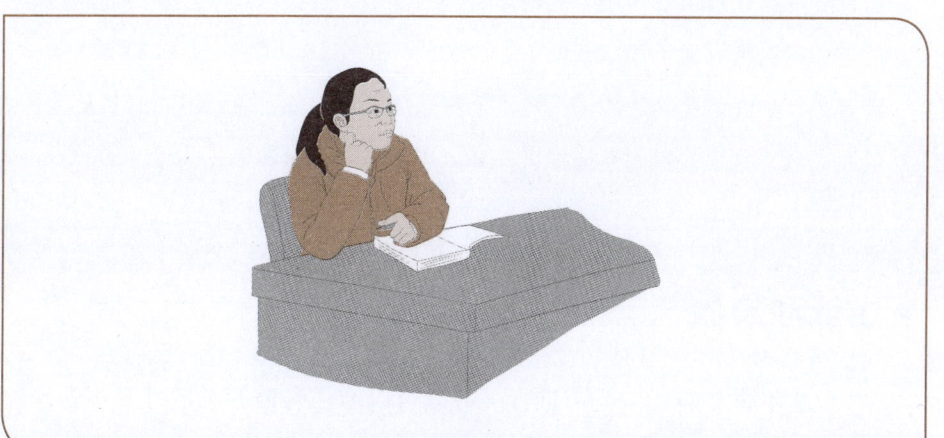

老年人在运动的时候应当注意些什么？

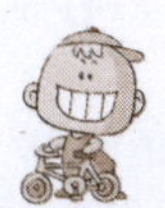

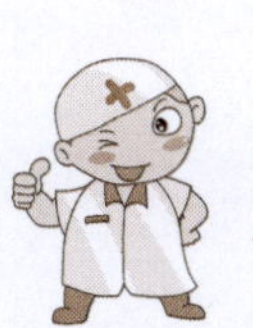

进入老年期的女性应当进行适当的运动，但也不是所有的运动都适合。老年人在运动的时候要注意以下几个方面：①运动强度要适当，过低，没有达到运动的效果；过高，会造成身体器官的压力，引起各种身体不适，如心绞痛、心律失常、心衰等。②运动的时间要合适，通常运动时间要保持在 30 分钟左右，这样既可以达到运动的目的，同时又可以避免不必要的损伤。

第二节 晚年的健康生活方式

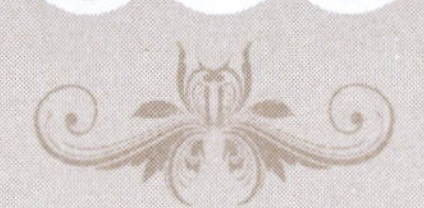

对老年人而言，运动同样很重要。人一旦进入老年阶段，其身体的各项功能与过程虽然在逐渐衰退，但若经常做一些适当运动，能够很大程度地保持肌肉张力（包括心肌）与关节的柔韧性。但也有一些运动不适合老年人，如任何不熟悉的、突然、紧张运动等。同样，任何不熟悉的反复性肌肉压力也可对肌肉造成损害，要想恢复则通常需要很长一段时间。

◆ 游泳和瑜伽

对于老年朋友而言，适当进行一些既可以增强骨骼的柔韧性又不会压迫关节的活动，对身体健康则是十分有利的。如瑜伽与游泳，老年人应尽量多做一些此类运动。但在健身俱乐部，一般游泳对象仅限于60岁以下的老人。尽管如此，不妨多进行其他对健身有利的爱好，如郊区散步、公园漫步或是种种花草等都是不错的选择。

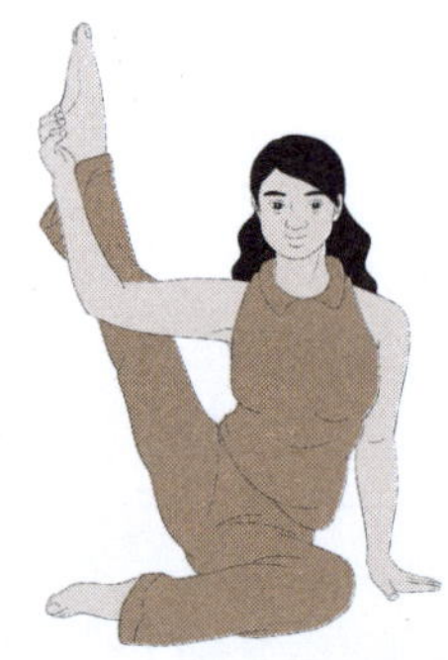

◆手工艺培训课

老人进入老龄化后，视力与头脑的灵活性均有所下降，因此使很多活动会受限。这时，不妨多听听身体理疗师的建议，他们会依据个人情况来拟订适合其本人的运动计划，可能还会安排手工艺培训课，如雕刻、编织或编篮子等手工活，因此类活动可保持手指的灵活性，进而使大脑敏锐性不会有所降低。

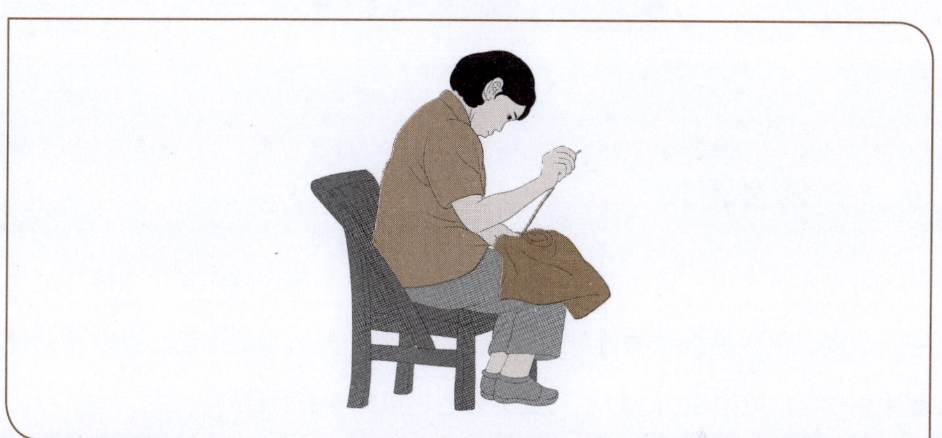

◆良好的饮食

当然，整体健康状况和良好的饮食关系很大。饮食受限的人可能需要补充维生素，但保持身体健康最重要的方法是摄入纤维。对一些加工过的熟食与精制食物，尽可能减少食用的次数。适宜多食用冷冻的或是新鲜的水果蔬菜。若条件允许的话，可种植一小块菜地，既为自己提供了丰富的营养食物，又可活动筋骨。

若老年人患有慢性疾病，如疝气或心脏病，选择合适自己的运动前最好先咨询一下医生，且在平时要养成良好的作息习惯，在进行运动时要尽可能选择不受时间限制，也不可在饭后不久便开始运动。此外，在运动时还应避免穿着的衣服具有限制性，如果感到任何疼痛或是疲劳时，应立刻停止运动。

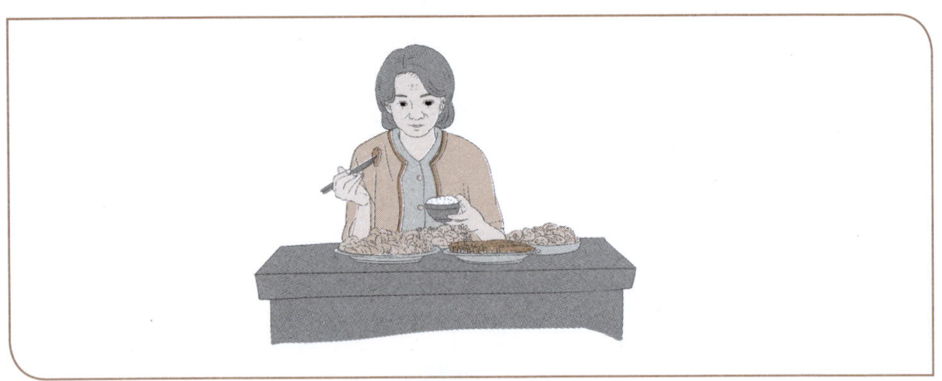

◆ 老年健身活动

对老年人来说，运动同样很重要。虽说步入老年，身体各项功能与过程逐渐减弱，但根据自身的情况与兴趣，经常做一些适当的运动，且在运动过程中要尽可能减少损伤，以达到延缓衰老、强健体魄的目的。

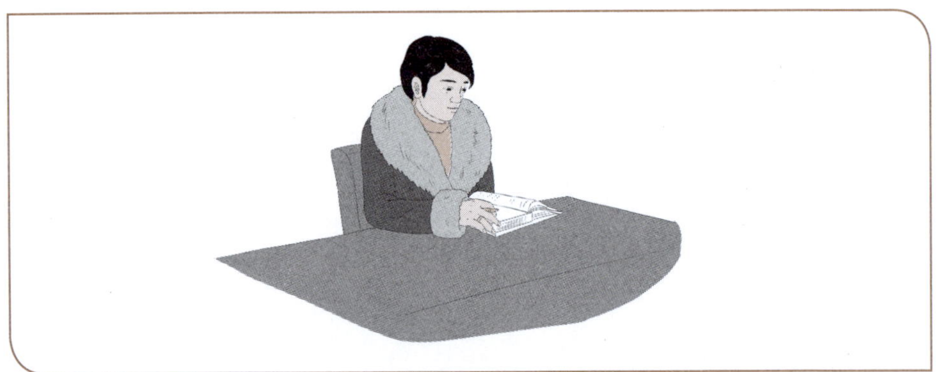